LA BARRERA Y MICROBIOTA INTESTINAL
Y
SU CONTRIBUCIÓN A NUESTRA SALUD

M.ª Anunciación Ana Ilundáin Larrañeta

LA BARRERA Y MICROBIOTA INTESTINAL
Y
SU CONTRIBUCIÓN A NUESTRA SALUD

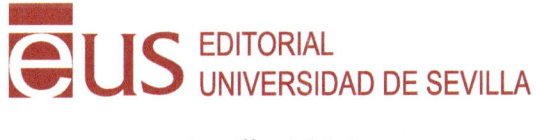

EDITORIAL
UNIVERSIDAD DE SEVILLA

Sevilla 2024

Colección Ciencias
Núm.: 90

© Editorial Universidad de Sevilla 2024
C/ Porvenir, 27 - 41013 Sevilla.
Tlfs.: 954 487 447; 954 487 451
Correo electrónico: info-eus@us.es
Web: https://editorial.us.es

© M.ª Anunciación Ana Ilundáin Larrañeta 2024
Impreso en papel ecológico
Impreso en España-Printed in Spain

ISBN 978-84-472-2572-9
Depósito Legal: SE 2705-2024

Diseño de cubierta y maquetación: ed-Libros. Fernando Fernández
Impresión: Podiprint

Índice

PARTE I
CONSIDERACIONES GENERALES, PRIMERA Y SEGUNDA CAPA DE LA BARRERA INTESTINAL

PARTE II
TERCERA CAPA DE LA BARRERA INTESTINAL

PARTE III
LA MICROBIOTA

PARTE IV
LA MICROBIOTA, LA BARRERA INTESTINAL Y LA SALUD

Prólogo

La microbiota, microflora o flora normal es el conjunto de microorganismos que coloniza las superficies de nuestro cuerpo expuestas al exterior; se estima que su número es similar al de células de nuestro cuerpo. A lo largo de millones de años de coevolución, hemos generado con la microbiota una relación de mutuo beneficio, en la que esta se ha hecho imprescindible para el buen funcionamiento de nuestro organismo. De hecho, muy probablemente, el ser humano como hoy lo conocemos no existiría sin ella. El buen entendimiento con la microbiota no significa que la entrada de sus componentes a nuestro organismo sea siempre inocua; al contrario, puede provocar enfermedad e incluso la muerte.

La superficie intestinal es una de las más extensas y "contaminadas" de nuestro cuerpo, al albergar como el 70% de la microbiota y estar en contacto con unas 60 toneladas de comida, acompañada de patógenos, a lo largo de una vida media. Todo ello supone para el intestino una enorme y continua carga de agentes proinflamatorios que, si alcanzan el torrente circulatorio, generarán enfermedad. La barrera intestinal los mantiene en el intestino y un componente esencial de ella es el epitelio (una capa de células unidas entre sí) con sus uniones ocluyentes, que a modo de solería tapiza la superficie externa de la pared del intestino, siendo las células las losas y las uniones ocluyeres el material que sella las ranuras entre ellas. En condiciones fisiológicas, estas uniones no permiten el paso de los microorganismos o sus componentes, pero su apertura desregulada si lo hace.

El epitelio, demasiado endeble para formar una barrera eficaz, está reforzado por diversas estructuras, que sucesivamente obstaculizan la penetración de los agentes nocivos intestinales y en conjunto forman la barrera intestinal. Por encima del epitelio está la primera capa de vigilancia, constituida por secreciones epiteliales (el moco y las sustancias antimicrobianas) y la propia microbiota, que ofrece resistencia a la colonización intestinal por microorganismos foráneos. La segunda la forma el epitelio y la tercera el tejido linfoide intestinal, componente que, neutralizando los agentes nocivos que atravesaron el epitelio, evita su diseminación por todo el organismo, siempre y cuando la entrada de invasores no supere la defensa inmunitaria.

¿Por qué una monografía sobre la microbiota y la barrera intestinal? La motivación surgió al descubrir la existencia de una extensa información bibliográfica que relaciona la apertura desregulada de las uniones ocluyentes con el desarrollo de enfermedades crónicas, como la diabetes *mellitus* 1, el Alzheimer, el Parkinson, la esclerosis múltiple, etc. Todas ellas destacan por sus efectos sobre nuestro organismo, prevalencia e impacto social. Uno de los factores que controla la apertura de las uniones ocluyentes es la microbiota. Si abundante es la bibliografía que relaciona las uniones ocluyentes con la enfermedad crónica, todavía lo es más y continúa en aumento, la que relaciona la microbiota insana o disbiótica con la desregulación de las uniones ocluyeres y el desarrollo de las enfermedades ya mencionadas, habiéndose observado la secuencia temporal: disbiosis- uniones ocluyentes desreguladas-enfermedad. Estas observaciones me fascinaron y consideré relevante el compilarlas en una monografía, junto con una recopilación de la información disponible sobre la organización y funcionamiento de la barrera intestinal. La obra no busca ser una exposición exhaustiva de la barrera y microbiota intestinal, más bien ofrece una breve visión de su complejidad, relación entre ambos y cómo influyen en nuestra salud y enfermedad.

El volumen comienza con el listado de siglas y el resto se ha dividido en cuatro apartados. El primero estudia la barrera intestinal y consta de tres capítulos, uno introductorio (I.1) y los dos siguientes estudian las barreras formadas por las secreciones epiteliales (capítulo I.2) y el epitelio en sí (capítulo I.3), haciendo hincapié en las uniones ocluyentes y los factores que las modifican. El apartado II aborda el tejido linfoide asociado a la mucosa intestinal e incluye cinco capítulos, que estudian los receptores que detectan los microorganismos e inician las respuestas a ellos de la barrera intestinal (II.1); los componentes y organización del tejido linfoide intestinal (II.2); la inmunoglobulina A intestinal (II.3); los linfocitos intraepiteliales (II.4), y las células linfoides innatas (II.5). El apartado III incluye 4 capítulos dedicados a la microbiota, comenzando con su composición, distribución y adquisición (III.1), los beneficios que nos proporciona (III.2), los factores que la modifican (III.3) y su comunicación con el cerebro (III.4). En el último apartado (IV) se recogen observaciones que relacionan las actuaciones de la vida moderna que desestructuran la barrera y microbiota intestinal con el aumento en la incidencia de las enfermedades crónicas. Cada capítulo se acompaña de la bibliografía, si bien la indicada es muy inferior a la existente. Para facilitar su consulta se ha organizado por apartados, aunque una misma referencia puede haber sido utilizada en más de un capítulo. Su mención en el texto se acompaña del apartado en el que se encuentra. Algunas citas carecen de DOI por ser antiguas o ser novedades científicas no publicadas como artículos.

Siglas

5-HT, serotonina o 5-hidroxi-triptamina
AB, ácidos biliares
AB2º, ácidos biliares secundarios
AC, ácido cólico
ACD, dominio acídico transactivador
ACDC, ácido quenodexosicólico
Ach, acetilcolina
ACTH, adrenocorticotropina
ADC, ácido deoxicólico
AG, ácidos grasos
Ag, antígeno
AGCC, ácidos grasos de cadena corta
AGMI, ácidos grasos monoinsaturados
AGR, anterior gradient protein 2 homologue
AID, deaminasa de citidina inducida por activación
AIM2, ausente en melanoma
ALC, ácido litocólico
APRIL, ligando A inductor de la proliferación
AR, ácido retinoico
ASC, apoptosis-associated speck-like protein containing a caspase recruitment domain
BAFF, factor activador de la célula B
BHE, barrera hematoencefálica
C, colonocitos
CAR, receptor del adenovirus Coxsackie
CARD, dominios de reclutamiento y activación de caspasas
CC-CXC, quimiocinas
CC, célula caliciforme
CCK, colecistocinina

CCL, quimiocina
CCR, receptor de quimiocina
CD, células dendríticas
CD1d, cúmulo de diferenciación
CEE, células entero-endocrinas y enterocromafínicas
CFTR, canal de Cl⁻ y bicarbonato
cfu, unidad formadora de colonias
cGAS, sintasa de cGMP-AMP
cGMP-AMP; c-di-GMP (3–5-diguanilato) y c-di-AMP (3–5 diadenilato)
CK, Cys-rich [cystin-rich]/CK [Cystin-Knot]
CLCA1, regulador 1 del canal de cloruro activado por el Ca^{2+}
CLI, células linfoides innatas
RLCs, receptores lectina tipo C
CM, células M
CNK, cinasa supresora de Raf-1
CP, células plasmáticas
CPA, célula presentadora de antígenos
CPh, células Paneth
CRF, factor liberador de corticotropina o corticoliberina
cs, cadena sencilla
CX-CL, quimiocinas
DA, dopamina
dc, doble cadena
DHA, deacetilasas de histonas
DM1, diabetes me*llitus* tipo 1
DNA, ácido desoxirribonucleico
cs y dc, ácido nucleico de una o doble cadena
E, enterocitos
EGF, factor de crecimiento epidermal
EGFR, receptor del factor de crecimiento epidermal
ELA, esclerosis lateral amiotrófica
eomes, eomesodermina
ERK, cinasa regulada por señales extracelulares
ESAM, molécula de adhesión de la célula endotelial
FA, fosfatasa alcalina
FC3, factor de complemento C3
FCN, factor de crecimiento nervioso
Fcgbp, proteína que se une al segmento Fc de la Ig
FGF, factor de crecimiento fibroblástico
Fgl-2, proteína 2 parecida al fibrinógeno
FI2, factor de iniciación 2
FLA, folículos infoides aislados
FNDC, factor neurotrófico derivado del cerebro
Foxo4, factor de regulación
Foxp3, factor de regulación
FT3, factor trébol 3
GDNF, factor neurotrófico derivado de células gliales

GI, gastrointestinal
GLP-1, péptido 1 parecido al glucagón
GLP2, péptido 2 parecido al glucagón
GM-CSF, factor estimulante de la colonia granulocitos-macrófagos
GPR15, receptor ligado a proteína G
GZ16, proteína de los gránulos de zimógeno 16
HAA, eje hipotálamo- adenohipófisis-adrenes
HMS, hipermutación somática
HSB, hidrolasa de sales biliares
HSP, proteína de choque térmico
5-HTR, receptor de la 5-HT o serotonina
ICAM, molécula de adhesión intercelular
IFN, interferón
IL, interleucina o citocina
iNOS, sintasa de óxido nítrico inducida
IRAK-M, pseudocinasa asociada al receptor de interleucina I
IRAKs, cinasas asociadas con el receptor de la IL-1
IRF, factor de reguladores del interferón
ITAM, motivo activador basado en tirosina
JAM, molécula de adhesión de las uniones
JNK, c-Jun N- cinasa
KGF, factor 3 de crecimiento de queratinocito
KSR1, supresor de la cinasa de Raf-1
L, leucotrieno
LAG-3, proteína de membrana activadora de linfocitos-3
LFA1, Molécula-1 asociada a la función leucocitaria
LFas, ligando del receptor Fas
LGP2, laboratorio de Genética y Fisiología 2
LP, lámina propia
LPS, lipopolisacárido
LSP1, proteína 1 específica de linfocitos
Lypd8, dominio LY6/PLAUR que contiene 8
MADCAM1, molécula de adhesión mucosal
MAL, proteína adaptadora parecida a MyD88
MAPK, proteínas cinasas activadas por mitógenos
MARVELD2 y D3, dominio 2 y 3 de la proteína MARVEL
MAV, proteína de señalización mitocondrial antiviral
MB, microbiota
MDA5, gen 5 asociado con la diferenciación del melanoma
MDP, muramil dipéptido
Mϕ, macrófagos
MG, microglía
MHC I y II: complejos mayores de histocompatibilidad y el II
MICA y MICB, proteínas transmembranales con secuencias que se parecen
    a las MHCI
MLCK, cinasa de la cadena ligera de miosina
MO, microorganismos

MyD88, proteína de respuesta primaria de diferenciación mieloide 88
NA, noradrenalina
NC, núcleo coeruleus
NF-κβ, factor nuclear potenciador de la cadena ligera kappa de células B
    activadas
NFAT, factor nuclear de células T activadas
NFG, factor de crecimiento nervioso
NFG, factor de crecimiento nervioso
NKG2A, receptor de las células asesinas inhibidor grupo 2
NKG2D, receptor de las células asesinas activador grupo 2
NLM, nódulos linfáticos mesentéricos
NLRs, Receptores parecidos a los NODs
NP, neurópodos
NTS, núcleo del tracto solitario
NV, nervio vago
OAS, 2-5-oligoadenilato sintetasa inducible por IFN
PAR2, receptor activado por proteasas
PC, policístico
PChIL, precursor de células linfoides innatas
PG2, prostaglandina E2
PGD2, prostaglandina D2
PGN, peptidoglucano
PKR, proteína cinasa de serina/treonina que responde al dcRNA
PLA, polisacárido A
Pol-III, RNA polimerase III dependiente del DNA
PPARαγ, receptor activado por los proliferadores de los peroxisomas
PS, parasimpático
PU.1, factor de transcripción
PXR, receptor nuclear X de pregnano
Pyrin, dominio de pirina
PYY, péptido YY
QM, quilomicrones
RCT, receptor de la célula T
RHA, receptor nuclear del hidrocarburo de arilo
RE, retículo endoplasmático
RegIII proteína III regeneradora derivada del islote
RELMβ, proteína β parecida a la resistina
RER, retículo endoplasmático rugoso
RFCE, receptor del factor de crecimiento epitelial
RFX, receptor nuclear farnexoide X
RHS, respuesta de choque térmico citoprotectora
RIG-I, gen I inducible por ácido retinoico
Rip2K, cinasa 2 de serina/treonina que interactúa con el receptor
RLR, receptores parecidos a RIG
RNK, receptor de células asesinas naturales
RNA, ácido ribonucleico
RNAm, RNA mensajero

RORγt, factor de transcripción
ROS, especies reactivas de oxígeno
RpIg, receptor de las Igs poliméricas
SAM, sustancias antimicrobianas
SEA, proteína del esperma de la estrella de mar
sFLA2, fosfolipasa A2 secretada
SGLT1, cotransportador Na^+/glucosa 1
SIgA, inmunoglobulina A intestinal
SII, sistema inmunitario intestinal
SIP-CP, síndrome de intestino permeable-cerebro permeable
SIP, síndrome de intestino permeable
SMAD, traductores de la señalización del TGFβ
SNA, sistema nervioso autónomo
SNC, sistema nervioso central
SNE, sistema nervioso entérico
SNPS, sistema nervioso parasimpático
SNS sistema nervioso simpático
SNS-MA, eje sistema nervioso simpático-médula adrenal
STING, proteína estimuladora de genes que codifican interferón
Syk, cinasa de tirosina del bazo
T-bet, factor de transcripción
TBK1, cinasa de serina/treonina
Tc, células T citotóxicas
TCD4, linfocitos T CD4
TEK, quimiocina tímica
Tfh, células T cooperadora folicular
TGFβ, factor de crecimiento tisular transformante
Th, célula T cooperadora
TIR8, miembro de la familia de receptores de IL-1
TIRAP, proteína adaptadora con el dominio TIR
TLI, tejido linfoide intestinal
TL1A, citocina 1 A parecida al factor de necrosis tumoral
TLR, receptores tipo Toll
TNFα, factor de necrosis tumoral α
Tollip, proteína que interacciona con los receptores TOL
TRAM, molécula adaptadora relacionada con TRIF
Treg, células T reguladoras
TRIF, TIR domain–containing adaptor-inducing IFN-β
TSLP, linfopoyetina del estroma tímico
Ucn, urocortina
UO, uniones ocluyentes
VIP, polipéptido vaso intestinal
VNTR, número variable de las repeticiones PTS
VWD y VWC, secuencias homólogas al factor D y C de von Willebrand, respectivamente
YY, péptido YY

PARTE I
CONSIDERACIONES GENERALES, PRIMERA Y SEGUNDA CAPA DE LA BARRERA INTESTINAL

Capítulo I.1

La barrera intestinal: consideraciones generales

El sistema gastrointestinal se desarrolló para nutrir nuestro organismo, función que requiere una gran superficie de contacto con el alimento, siendo la intestinal una de las mayores de nuestro organismo. No hay consenso respecto a su extensión en ser humano adulto: en los trabajos de investigación se dan valores entre 250 y 400 m^2, pero estimaciones más recientes la reduce a 30-40 m^2, de los que el 95 % pertenecen al intestino delgado. Esta gran superficie asegura nuestra nutrición, pero supone una enorme extensión para la entrada a nuestro medio interno de los microorganismos, sus componentes y toxinas que acompañan a la comida: unas 60 toneladas de comida pasan por el tubo digestivo a lo largo de una vida media. A esto hay que añadir que alrededor de 10^{13} microorganismos habitan el intestino, formando la comunidad ecológica denominada microbiota o flora intestinal. La microbiota o microbioma representa una continua amenaza antigénica con potencial de producir inflamación, situación que no se desencadena mientras el microbioma o sus componentes permanezcan en la luz intestinal: es su paso al medio interno lo que puede generar respuestas inmunitarias exageradas con consecuencias indeseables.

El epitelio intestinal lleva a cabo la nutrición de nuestro organismo, pero es demasiado «endeble» para lidiar con la enorme carga antigénica intestinal, por lo que ha sido reforzado con diversos elementos que en conjunto constituyen la *Barrera intestinal.* La obra hace referencia a la función de defensa de la barrera intestinal.

En este capítulo se describen, a modo de introducción, los componentes de la barrera intestinal y la renovación epitelial. También se indican someramente las vías y mecanismos por las que los sustratos y el agua atraviesan el epitelio. La función nutritiva de la barrera intestinal no es objeto de la obra.

1. COMPONENTES DE LA BARRERA INTESTINAL

La barrera intestinal incluye elementos físicos, bioquímicos e inmunitarios generados por el epitelio y el sistema inmunitario asociado al intestino, que se organizan formando un sistema multicapas (Figura I.1.1). La primera capa de vigilancia con la que se encuentran los microorganismos es el moco junto con las sustancias antimicrobianas (SAM) secretadas por el epitelio, las sales biliares, la SIgA y el microbioma que alberga. La siguiente la forman el epitelio con sus uniones ocluyentes (UO), los linfocitos T intraepiteliales (LIE) y las células dendríticas (CD), que extienden sus prolongaciones (dendritas) hacia la luz intestinal. La tercera capa la constituye el tejido linfoide asociado al intestino (TLI) y localizado en la lámina propia. Las uniones ocluyentes impiden el paso de partículas mayores que 20 kDa y la degradación endosomal el paso transcelular de macropartículas. A pesar de que el microbioma representa una amenaza para nuestra salud, paradójicamente, se le considera parte de la barrera intestinal por contribuir a mantener su integridad y por tanto a su confinamiento en el medio intestinal, y proporcionar resistencia a la colonización intestinal por microorganismos intrusos.

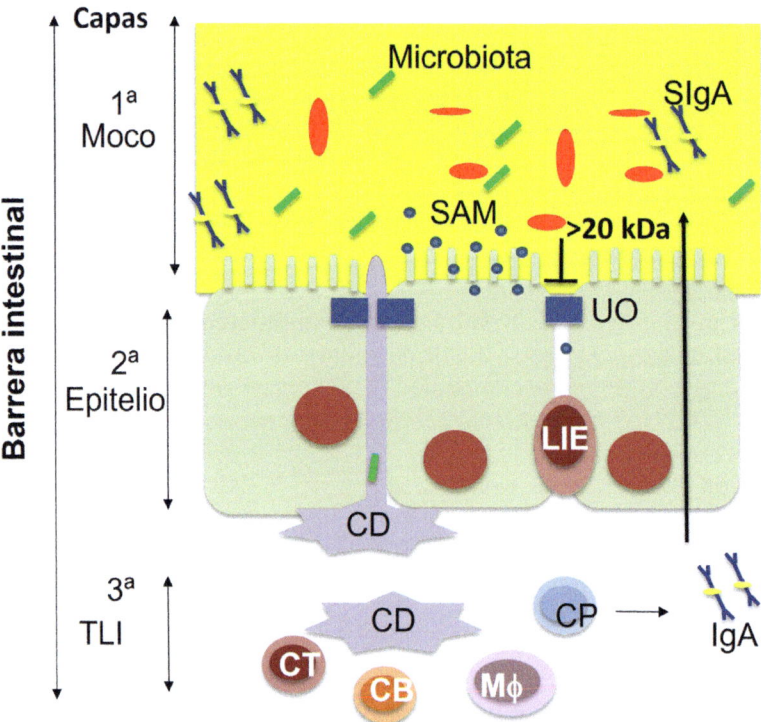

Figura I.1.1. Capas de la barrera intestinal (véase apartado de SIGLAS)
(basada en la de Yu L. C.-H. y col., 2012)

Además de sus funciones de nutrición y defensa, la barrera intestinal discrimina entre los microorganismos nocivos y saludables, permite la convivencia de la miocrobiota y el hospedador y organiza la tolerancia inmunitaria. La relevancia de cada mecanismo varía según la edad y los factores ambientales (Figura I.1.2).

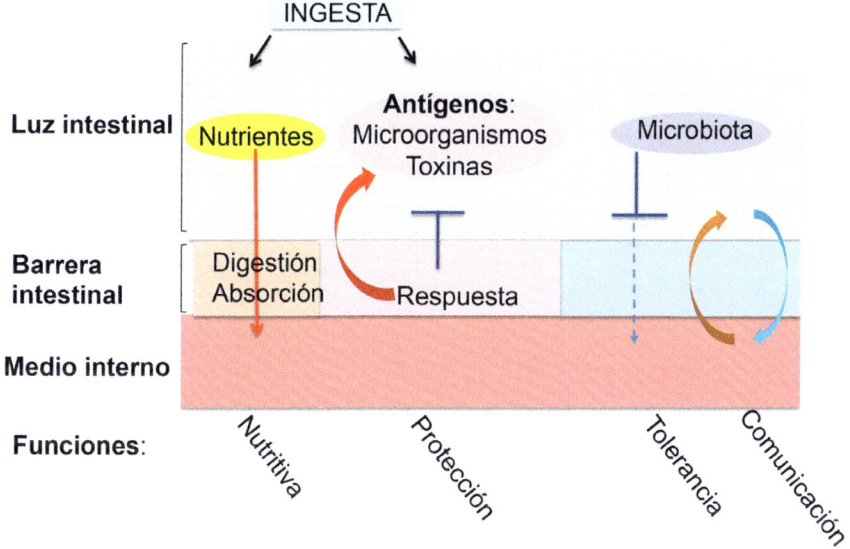

Figura I.1.2. Funciones de la barrera intestinal. Antígeno es cualquier sustancia que interacciona con el sistema inmunitario. Flecha punteada indica el paso de pequeñas cantidades de componentes microbianos

Por debajo del epitelio están los vasos del sistema circulatorio (sanguíneo y linfático), cuyo endotelio forma la barrera vascular, barrera que obstaculiza la diseminación sistémica de los microorganismos que atravesaron el epitelio y llegaron a la lámina propia. La motilidad intestinal impide el estancamiento y excesivo crecimiento de los microorganismos intestinales.

2. MORFOLOGÍA DEL INTESTINO DELGADO Y GRUESO

La pared del intestino la forman distintas capas tisulares, que de fuera adentro son: la mucosa, la submucosa, la muscular y la serosa. La mucosa incluye el epitelio intestinal, la lámina propia y una fina capa de músculo liso, siendo el epitelio la capa más externa y, por tanto, la que contacta con el contenido luminal (Figura I.1.3).

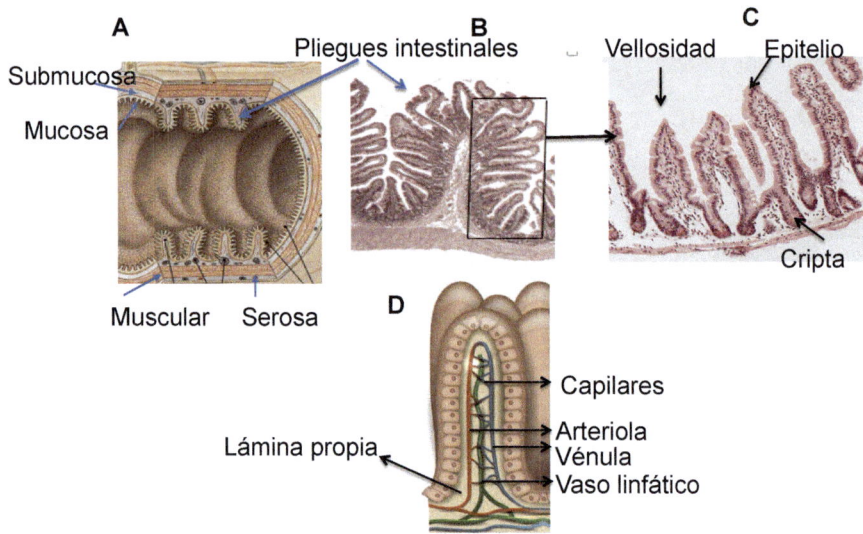

Figura I.1.3. Morfología del intestino delgado. A, corte longitudinal. B, pliegues intestinales (pliegues circulares, válvulas de Kerckring, válvulas conniventes o plicae circular). C, en cada pliegue, la mucosa emite grandes evaginaciones llamadas vellosidades, en cuya base hay invaginaciones o criptas de Lieberkühn. D, circulación sanguínea y linfática de la vellosidad. Lámina propia es el tejido que rellena la vellosidad

3. MORFOLOGÍA DEL EPITELIO INTESTINAL

El epitelio intestinal es una capa de células (epitelio simple) que desempeña dos funciones esenciales para nuestro organismo: nutrir y proteger. El del intestino delgado tiene cuatro tipos principales de células diferenciadas (enterocitos, caliciformes, enteroendocrinas y Paneth) (Figura I.1.4) y el del grueso tres (colonocitos, caliciformes y enteroendocrinas); ambas regiones intestinales tienen células madre en sus criptas. Otros tipos de células epiteliales del intestino delgado son las M y las mechón. En la membrana de las células se distinguen dos zonas o membranas: la apical que mira a la luz intestinal y la basolateral, separadas por las uniones ocluyentes (ver más adelante).

Los enterocitos (el 90 % de las células epiteliales) son células columnares de unos 20 μm de altura, cuya membrana apical emite multitud de evaginaciones a modo de dedo de guante, denominadas microvellosidades, y la basolateral es lisa, lo que se denomina polaridad morfológica. También poseen polaridad funcional por diferir ambas membranas en su composición proteica y lipídica. Los colonocitos que tapizan la superficie del colon poseen polaridad funcional, pero apenas tienen microvellosidades.

Los pliegues de la mucosa intestinal, las vellosidades y las microvellosidas van sucesivamente aumentando la superficie intestinal, para así realizar la función nutritiva.

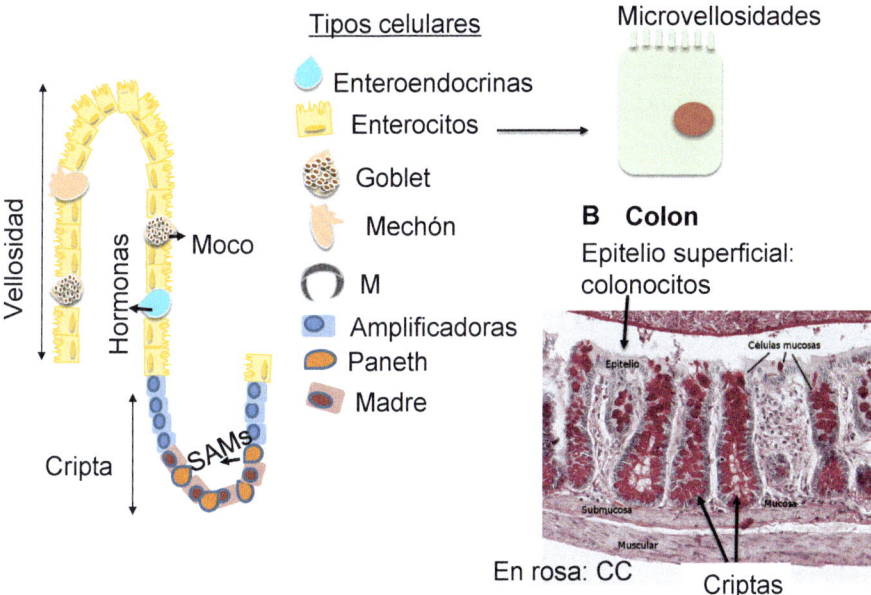

Figura I.1.4. Tipos celulares del epitelio intestinal. A, vellosidades y criptas del intestino delgado. B, corte de la mucosa del intestino grueso que muestra el epitelio superficial formado por los colonocitos y las criptas tapizadas por células caliciformes (CC) y enteroendocrinas. El colon carece de vellosidades

3.1. Uniones intercelulares

La formación de un epitelio requiere la unión de las células entre sí, mediante las uniones intercelulares, y con la membrana basal (estructura formada de matriz extracelular y localizada en la base del epitelio). Cada unión consta de: i) proteínas transmembranales, cuyos dominios extracelulares interaccionan con los de la célula contigua o con la matriz extracelular, ii) la placa citosólica, formada por proteínas adaptadoras que conectan el dominio intracelular de las proteínas transmembranales con el citoesqueleto, y iii) el citoesqueleto. Las proteínas de la placa reclutan diferentes proteínas que regulan tanto el ensamblaje y función de las uniones como el comportamiento y función celular.

El epitelio intestinal tiene tres tipos de uniones intercelulares localizadas en la parte más apical de la membrana lateral: las ocluyentes, las adherentes y los desmosomas; las dos primeras forman el «complejo apical» (Figura I.1.5). Las tres uniones se diferencian en sus proteínas transmembranales y de la placa y en el tipo de citoesqueleto con el que interaccionan: las del complejo apical lo hacen con los filamentos de actina (F-actina) y los desmosomas con los intermedios. Las uniones adherentes y los desmosomas son puntuales y confieren unión mecánica, mientras que las uniones ocluyentes rodean todas y cada una de las células, como el plástico de un paquete de latas de cerveza, y controlan la permeabilidad epitelial. Otro tipo de uniones intercelulares son las comunicantes, morfológica y funcionalmente diferentes a las anteriores y cuyas proteínas forman poros que permiten el paso de pequeñas moléculas (iones, AMPc, etc.) de una a otra célula, pero no son necesarias para estructurar el epitelio.

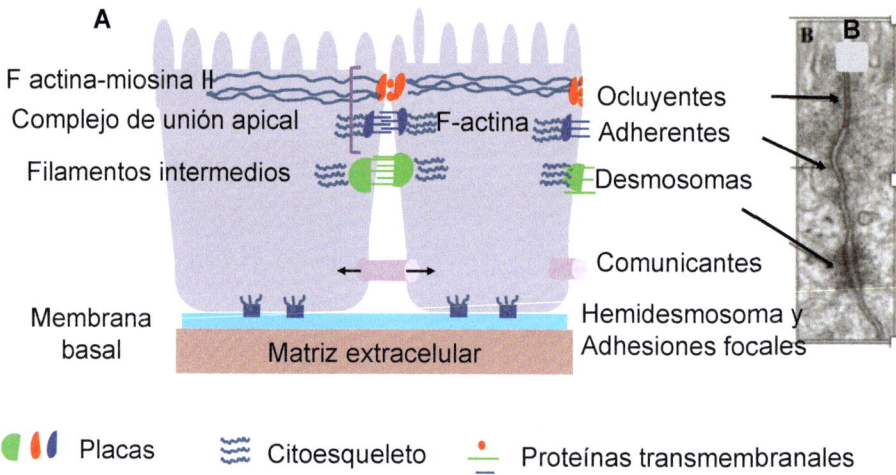

Figura I.1.5. Uniones entre las células epiteliales y con la matriz extracelular. A, esquema. B, las uniones intercelulares vistas al microscopio electrónico

4. LA RENOVACIÓN EPITELIAL

El epitelio intestinal está sometido a factores abrasivos que con el tiempo podrían dañarlo y a componentes del contenido luminal con potencial patogénico (inducir el desarrollo de tumores, por ejemplo), ambos incompatibles con la vida. El epitelio se defiende de estas agresiones mediante su continua renovación a partir de las células madre (Figura I.1.6), renovación regulada por una compleja red de vías de señalización.

Las células madre se localizan en las criptas y en el intestino delgado generan las células amplificadoras que son las precursoras de todos los tipos celulares del epitelio. Salvo las Paneth, las células hijas se diferencian en los tipos celulares mencionados con forme migran a lo largo de la vellosidad y al llegar a la punta de esta mueren por apoptosis o por anoikis (apoptosis inducida por la falta de contacto entre la célula y la matriz extracelular), exfoliándose a la luz intestinal. Según el modelo propuesto para la localización de las células madre, las Paneth migrarían al fondo de la cripta o se quedarían donde se generaron. Lo primero ocurriría en el modelo «fl4» que coloca a las células madre en la posición 4, es decir, a la mitad de la cripta contando desde la base. El modelo aceptado en la actualidad coloca las células madre en la base de las criptas, entre las Paneth

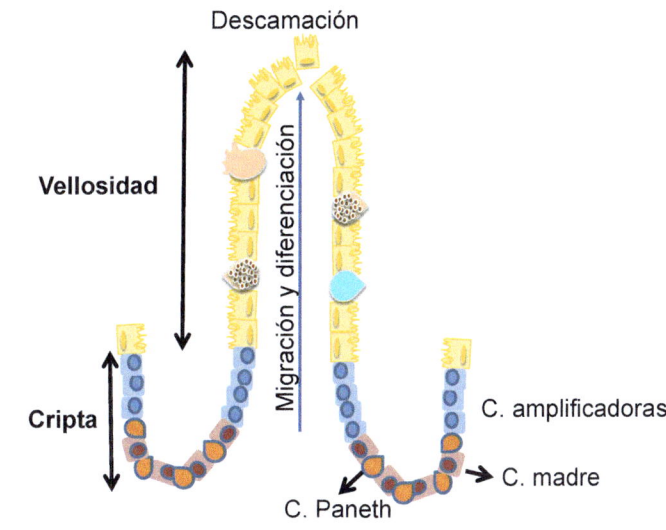

Figura I.1.6. Renovación del epitelio del intestino delgado

(Figura I.1.6). La renovación epitelial dura de 3 a 6 días en el intestino delgado y algo menos en el colon, mientras que la vida media de las células Paneth es de unos 20 días.

5. LAS FUNCIONES DE LAS CÉLULAS EPITELIALES

Las distintas células del epitelio ejercen funciones diferentes. Los *enterocitos* realizan las últimas etapas de la digestión de los nutrientes y los transporta al espacio subepitelial, para luego pasar al sistema circulatorio (sangre y linfa). A este movimiento neto transepitelial de solutos y agua desde la luz intestinal al medio interno se denomina *absorción* y al de dirección opuesta *secreción*. Los *colonocitos* absorben algunos nutrientes, agua e iones. Enterocitos y colonocitos producen sustancias antimicrobianas y citocinas. La principal función de las *células caliciformes* es sintetizar y secretar los componentes del moco. Las *Paneth* tienen doble función: secretan sustancias antimicrobianas y son tróficas para las células madre que rodean. Las *células enteroendocrinas* producen gran variedad de péptidos que regulan la motilidad intestinal, el apetito, el metabolismo y la barrera intestinal. Las células *M* están especializadas en la captación de antígenos y las *mechón* (células quimiosensibles) nos defienden de los parásitos, como los helmintos.

6. EL TRANSPORTE A TRAVÉS DEL EPITELIO O TRANSEPITELIAL

Los solutos y el agua atraviesen el epitelio por dos rutas: a través de las células (transcelular) y entre ellas (paracelular) (Figura I.1.7). El movimiento por la *ruta paracelular* es pasivo (no requiere energía), su dirección la determina el gradiente transepitelial químico, eléctrico o electroquímico del soluto y es mucho menos selectivo que el transcelular. Las uniones ocluyentes regulan este movimiento y seleccionan las moléculas a pasar por el tamaño y la carga. En condiciones fisiológicas, las bacterias y partículas mayores que 20 kDa no pueden atravesar las uniones ocluyentes.

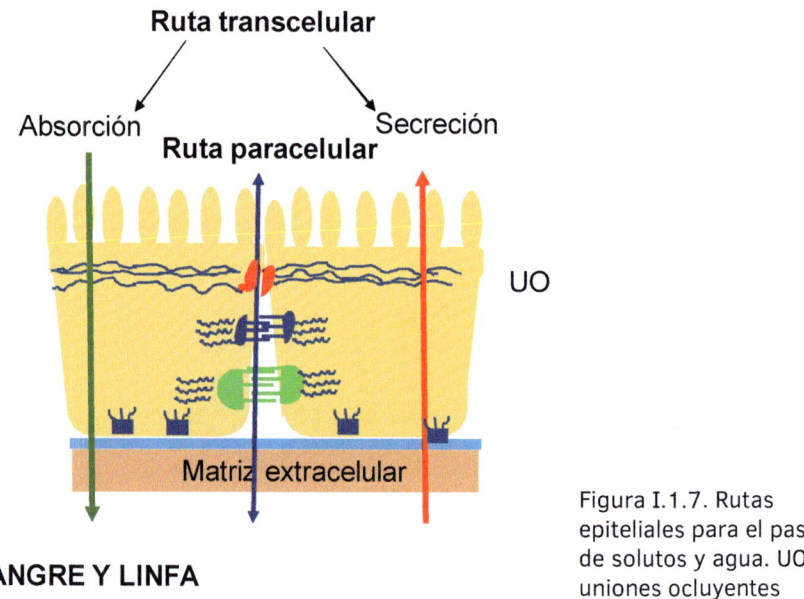

Figura I.1.7. Rutas epiteliales para el paso de solutos y agua. UO, uniones ocluyentes

La *ruta transcelular* requiere el paso de los sustratos por las dos membranas celulares: la apical y la basolateral. Las sustancias hidrosolubles de pequeño tamaño las atraviesan utilizando dos diferentes proteínas transmembranales o permeasas: una en cada membrana (polaridad funcional). Este transporte puede ser activo (con gasto de ATP) o pasivo (sin gasto de ATP). En el transporte activo transcelular el sustrato se acumula en el interior de la célula mediante un sistema de transporte activo en una de las membranas y luego abandona la célula por la otra membrana mediante una permeasa que no requiere energía. Las moléculas de gran tamaño atraviesan el epitelio por transcitosis (Figura I.1.8).

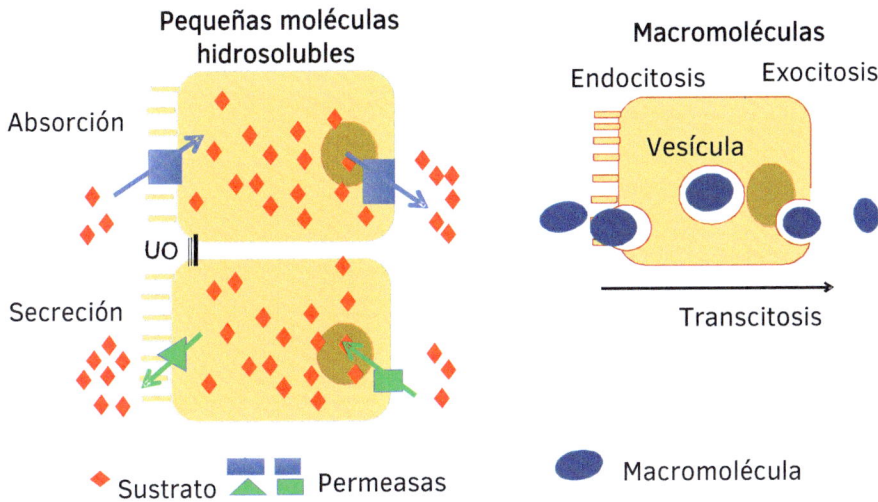

Figura I.1.8. Transporte transepitelial de pequeñas y grandes moléculas

REFERENCIAS

Creamer, B.; Shorter, R. G. y Bamforth, J. (1961): «The turnover and shedding of epithelial cells. Part I: The turnover in the gastro-intestinal tract». *Gut*, 2, 110. DOI: 10.1136/gut.2.2.110.

Fandriks, L. (2017): «Roles of the gut in the metabolic syndrome: an overview». *Journal of Internal Medicine,* 281, 319-336. DOI: 10.1111/joim.12584.

van der Flier, L. G. y Clevers, H. (2009): «Stem cells, self-renewal, and differentiation in the intestinal epithelium». *Annual Review of Physiology*, 71, 241-260. DOI: 10.1146/annurev.physiol.010908.163145.

Wells, J. M. y col. (2017): «Homeostasis of the gut barrier and potential biomarkers». *American Journal of Physiology – Gastrointestinal and Liver Physiology*, 312, G171-G193. DOI:10.1152/ajpgi.00048.2015.

Yu, L. C.-H. y col. (2012): «Host-microbial interactions and regulation of intestinal epithelial barrier function: from physiology to pathology». *World Journal of Gastrointestinal. Pathophysiology*, 3, 27-43. DOI: 10.4291/wjgp.v3.i1.27.

Capítulo I.2

Primera capa de la barrera intestinal: el moco y las sustancias antimicrobianas

La primera capa de la barrera intestinal tiene un componente físico (el moco) y otro químico formado por las sustancias antimicrobianas producidas por el epitelio (SAMs), la SIgA producida por las células plasmáticas de la lámina propia y secretada a la luz intestinal por el epitelio y las sales biliares excretadas al intestino por la vesícula biliar y metabolizadas por el microbioma. Por tanto, en la formación de esta capa interviene el epitelio, el sistema inmunitario y el microbioma.

1. EL MOCO

El moco es un sistema de defensa innato que nos protege de los daños físicos y químicos que la comida, los microbios y los productos microbianos podrían ocasionar en el tracto gastrointestinal; al mismo tiempo permite a los nutrientes acceder a la membrana apical del epitelio. Más del 98 % del moco es agua y el resto son mucinas, electrolitos, lípidos y pequeñas sustancias, por ello su deshidratación lo convierte en una estructura muy fina y difícilmente observable en preparaciones fijadas con formaldehído. Posee propiedades viscoelásticas, hidratantes y lubricantes.

El moco aparece ya en el primer metazoo y sin duda posee propiedades inmunitarias todavía no descubiertas.

1.1. Las células caliciformes o goblet

Las células caliciformes, así llamadas por su forma de copa, producen y secretan los componentes del moco, siendo las mucinas el principal de ellos. Bajo su membrana apical está la teca, región que alberga los gránulos rellenos de mucina para ser secretados. En el intestino delgado, las células

caliciformes se entremezclan con las otras epiteliales; en el colon, las próximas a los colonocitos tienen granos de secreción pequeños y las que poseen
grandes gránulos están principalmente en la parte más alta de las criptas.

Las células caliciformes aparecen en el ser humano hacia las semanas
9-10 de la gestación. Su proporción epitelial aumenta desde el duodeno
(4 %) al colon distal (16 %), como lo hace el número de microorganismos
del microbioma.

1.2. Las mucinas

En el ser humano se han identificado más de 20 genes que codifican mucinas: del *MUC1* al *MUC20* según fueron descritos. Las hay transmembranales y solubles, estas últimas son las formadoras del moco y solo secretadas
por las células caliciformes. Las transmembranales de los enterocitos so-
bresalen mucho más que en otros tipos celulares y generan el *glucocálix*.
Atendiendo a la naturaleza química, se distinguen mucinas neutras y ácidas,
que a su vez pueden ser sulfomucinas y sialomucinas. Las neutras predominan en la mucosa gástrica y las ácidas están a lo largo de todo el intestino,
dominando en el colon. En todas las especies de mamíferos estudiadas, el
tipo de mucina del moco varía durante el desarrollo postnatal y la región del
tracto gastrointestinal: en el intestino delgado está la MUC2 y en el grueso
la MUC2, MUC5AC y la MUC6, entre otras. El tipo de mucina transmembranal es semejante en ambas regiones intestinales.

1.2.1. Estructura de las mucinas

Las mucinas son glucoproteínas alargadas de unos pocos a varios cientos de
residuos aminoacídicos, siendo la MUC2 una de las mayores proteínas conocidas, con más de 5000 aminoácidos. Todas las mucinas tienen un esqueleto
proteico polimérico (apomucina), su parte central está formada por repeticiones en serie de prolina, treonina y serina (secuencia PTS) ricamente glucosiladas y flanqueada por los dominios terminales amino (N) y carboxilo (C)
poco glucosilados y ricos en cisteína. Las cadenas de oligosacáridos, más
o menos ramificadas, suponen hasta el 80 % del peso de las mucinas y les
dan el aspecto de cepillo limpiador de botellas. Cada cadena tiene de 1 a
más de 20 residuos de monosacáridos cargados negativamente, principalmente ligados al oxígeno (O-glucosilación) y con menor frecuencia al nitrógeno (N-glucosilación). Los oligosacáridos son higroscópicos e hidrofílicos,
confieren a las mucinas diversas propiedades y proporcionan beneficios al
microbioma (Figura I.2.1).

Las *mucinas transmembranales* se parecen estructuralmente a la MUC3
y, exceptuando la MUC13 y MUC4, poseen el dominio SEA (Figura I.2.2).
Durante su síntesis en el retículo endoplasmático, las mucinas son corta-
das por el dominio SEA y las dos subunidades llegan a la membrana plasmática unidas de manera no covalente. La subunidad extracelular contiene

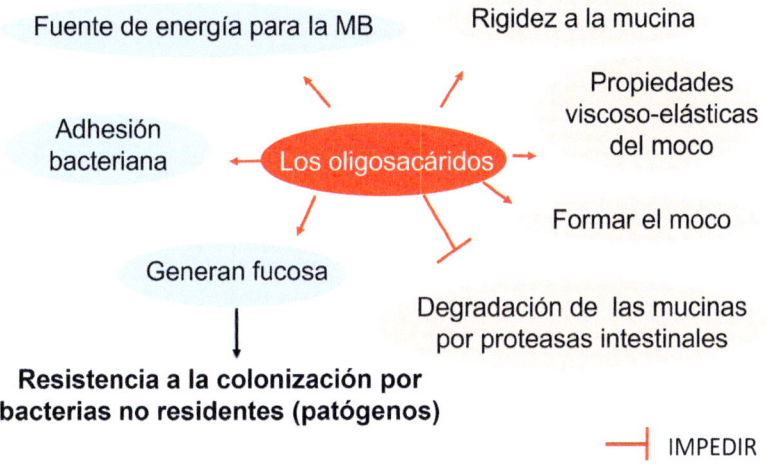

Figura I.2.1. Propiedades que proporcionan los carbohidratos (oligosacáridos) a las mucinas y microbiota. La rigidez se debe a que los oligosacáridos limitan el giro de los enlaces peptídicos y a su repulsión electrostática. MB, microbiota

Mucinas transmembranales: MUC 1, 3A, 3B, 4, 11-13, 15-17, 20 y 21

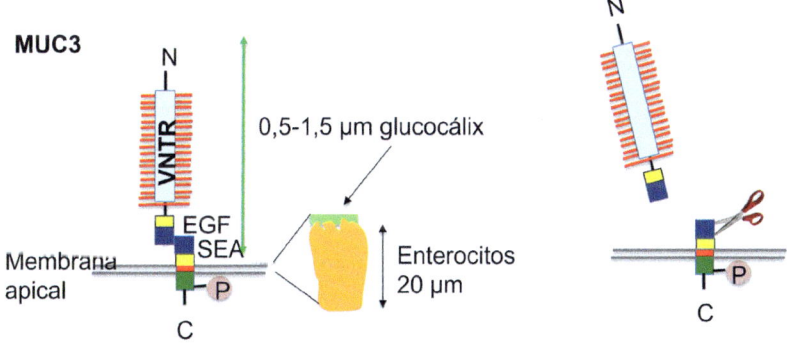

Mucinas secretadas: MUC2, 5AC, 5B, 6-9 y 19

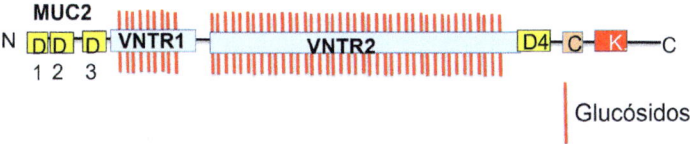

Figura I.2.2. Tipos de mucinas intestinales y estructura de la MUC3 y MUC2. Los dominios CK, VWD y VWC contribuyen a la dimerización y oligomerización de los monómeros de apomucina y su unión con los factores trébol (véase apartado de SIGLAS) (adaptada de Perez-Vilar J. y Hill R.L., 1999; Kim Y.S. y Ho S.B., 2010; Johansson M.E.V. y col., 2011, 2016. En MOCO)

el dominio terminal N, rico secuencias PTS muy O-glucosiladas y cuya longitud es muy corta en la MUC13 y de hasta 22 000 residuos de aminoácidos en la MUC16, sobresaliendo de la superficie celular entre 200 a 1500 nm, respectivamente. La otra subunidad tiene un dominio transmembranal y el C-terminal citosólico, distinto según la mucina. Las metaloproteasas asociadas a la membrana apical de las células y las fuerzas mecánicas intestinales pueden separar las dos subunidades, liberándose la extracelular a la luz intestinal. De las *mucinas secretadas*, la MUC2 es la más abundante y mejor conocida estructuralmente (Figura I.2.2).

1.2.2. Síntesis, secreción y degradación de las mucinas

El espesor de la capa de moco depende del equilibrio entre la síntesis, secreción y degradación de las mucinas y del arrastre del moco por las fuerzas mecánicas del peristaltismo. El *ensamblaje* de las mucinas formadoras de moco es complejo y muchas de las etapas ocurren en la vía secretora, comenzando en el retículo endoplasmático rugoso con la formación de la apomucina y su dimerización mediante puentes disulfuro establecidos entre las abundantes cisteínas de sus dominios terminales. En el aparato de Golgi las mucinas polimerizan y se empaquetan en los gránulos de secreción. El empaquetamiento requiere la neutralización de las cargas negativas de los oligosacáridos y se consigue mediante su unión al Ca^{2+} y H^+. El tamaño del monómero de la MUC2 glucosilado es de 2,5 MDa y el de los gránulos de secreción alcanza los 100 MDa. Las mucinas transmembranales no dimerizan. Las vesículas que se escinden del Golgi con las mucinas solubles o las transmembranales se fusionan con la membrana plasmática: las solubles pasan al medio extracelular y la transmembranales se incorporan a la membrana (Figura I.2.3).

Las células caliciformes *secretan las mucinas* mediante dos mecanismos: el constitutivo o basal (continua) y el regulado (en respuesta a estímulos), este último depende del Ca^{2+} (Figura I.2.4). En el constitutivo, pequeñas vesículas llenas de mucina se fusionan con la membrana apical de las células caliciformes sin almacenamiento previo. En la regulada, las grandes vesículas (granos de secreción) llenas de mucina se almacenan en la teca y, en respuesta a estímulos, que aumentan la concentración citosólica Ca^{2+}, se exocitan todas a la vez, vaciando el interior de la célula. La fusión de los gránulos de secreción con la membrana plasmática expone a las mucinas a las concentraciones de Ca^{2+} y H^+ de la luz intestinal, que al ser menores que en el granulo hace que los iones unidos a las mucinas abandonen los gránulos mucho más rápidamente que ellas y queden libres las cargas negativas de los oligosacáridos. La repulsión de estas cargas permite la entrada de agua a las mucinas densamente empaquetadas e hidratar sus glucanos, hidratación que expande entre 100 a 1000 veces el volumen de la mucina. El resultado es la formación de capas planas de mucina, tipo red, que interaccionan con las ya presentes en las inmediaciones del epitelio.

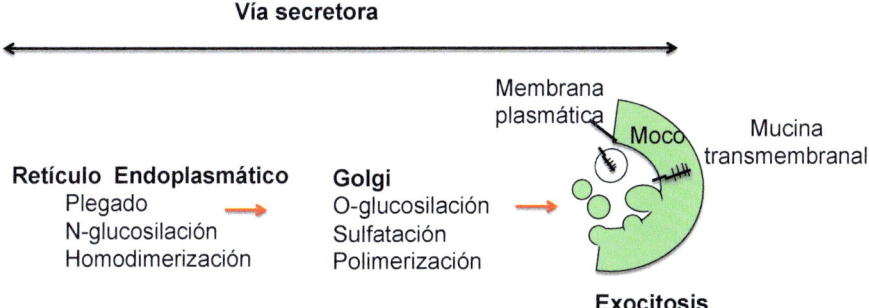

Figura I.2.3. Etapas de la síntesis de las mucinas y los cambios que sufren en cada compartimento de la vía secretora (adaptada de Perez-Vilar J., 2007; McGuckin M.A. y col., 2011)

La exocitosis regulada de los gránulos de secreción reduce tanto el tamaño de las células caliciformes que apenas se identifican; ello ocurre durante la inflamación intestinal e hizo pensar que dicha situación eliminaba las células caliciformes. La reposición de nuevas células caliciformes, la síntesis de la MUC2 y su acumulación en los gránulos requiere de 4-5 h, por lo que la continua estimulación de las células puede limitar la disponibilidad de mucina. La autofagia de las células caliciformes también aporta moco a la luz intestinal.

Junto con las mucinas, las células caliciformes secretan otros factores que entran a formar parte de la barrera intestinal (Figura I.2.4). *El factor trébol 3* (*FT3*), de la familia de los factores trébol formada por un pequeño grupo de péptidos (6.5-12 kDa cada uno), es el producto más abundante producido por las células caliciformes después de la MUC2. Aumenta la viscosidad y estabilidad de la red de mucina, participa en la respuesta inmunitaria innata y contribuye al mantenimiento y restitución de la mucosa intestinal tras el daño. La *Fcγbp* se une a la MUC2 y también contribuye a la formación y estabilización de la red de MUC2. *ZG16*, *RELMβ* y RNasa angiogenina 4 tienen actividad antimicrobiana (ver más adelante). La función de la *AGR* y del *CLCA1* en el moco permanece desconocida.

La *degradación de las mucinas* la inician las proteasas (bacterianas y del hospedador) rompiendo las regiones no glucosiladas y generando acúmulos de péptidos muy glucosilados de > 500 kDa, resistentes a un ataque ulterior por las proteasas. Enzimas de las bacterias mucolíticas (glucosidasas) degradan las cadenas de los oligosacáridos: las sialicasas rompen los grupos de ácido siálico, las glucosulfatasas los de sulfato y las glucosidasas separan un residuo de glucosa cada vez, comenzando por el extremo no reductor. Esto último ralentiza la degradación de los oligosacáridos requerida para llegar al esqueleto proteico de la mucina, que una vez alcanzado es inmediatamente degradado por las proteasas. El hospedador no degrada las mucinas porque no secreta glucosidasas a la luz intestinal.

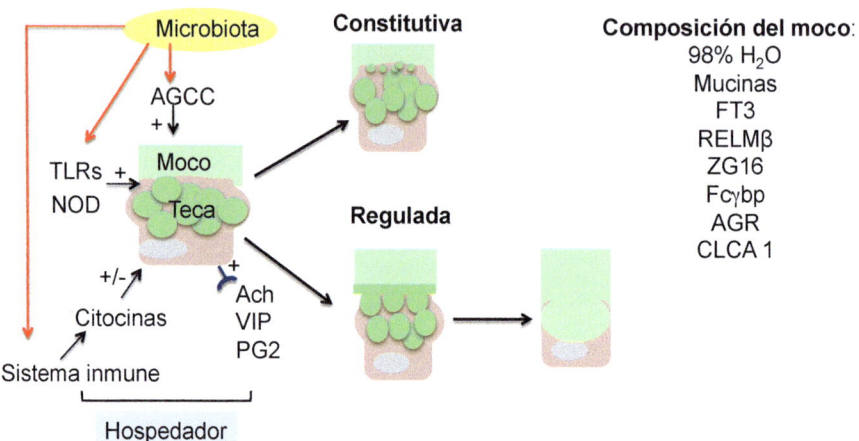

Figura I.2.4. Secreción de las mucinas, su regulación y la composición del moco
(véase apartado de SIGLAS)

La degradación microbiana de las mucinas proporciona beneficios al microbioma y al hospedador: las bacterias utilizan los azúcares liberados como fuente de energía, pero también pueden convertirlos en ácidos grasos de cadena corta, como el butirato, sustancia que otorga beneficios al hospedador. El butirato es fuente de energía para el epitelio, recuperando así parte de la energía empleada en la producción del moco; las células caliciformes lo utilizan para la síntesis de MUC2 cuando escasean otras fuentes de energía, y también contribuye a la homeostasis de la barrera intestinal y otros órganos (se verá más adelante).

1.2.3. Regulación de la síntesis y secreción de las mucinas

Las mucinas transmembranales se expresan constitutivamente, excepto la MUC1 y la MUC16, cuya expresión la aumentan la infección y el cáncer. La síntesis y secreción de las mucinas secretadas, como la MUC2, está regulada por factores del hospedador y del microbioma (Figura I.2.4). Entre los primeros están la prostaglandina E2, abundante durante la inflamación; los agonistas colinérgicos como la acetilcolina (Ach); neuropéptidos como el polipéptido vaso intestinal (VIP), y las citocinas. Los tres primeros la estimulan y las citocinas regulan positiva y negativamente la síntesis de la MUC2. La microbiota activa la secreción de MUC2 por diversos mecanismos: i) interaccionando con los receptores innatos TLRs y NODs de las células caliciformes y otras epiteliales (la ausencia de dichos receptores disminuye la secreción de moco y el número de células caliciformes), ii) liberando factores bioactivos, como los ácidos grasos de cadena corta (AGCC) y iii) induciendo la liberación de citocinas: la IL-10 estimula la secreción de moco, por ejemplo.

1.3. Organización del moco en el intestino

La organización del moco varía a lo largo del intestino.

1.3.1. El moco en el intestino delgado

En general, la capa de moco del intestino delgado es fácilmente aspirable y eliminable, relativamente porosa (importante para una eficiente nutrición), discontinua y penetrable por bolitas del tamaño de las bacterias. La capa de moco del íleon recubre las vellosidades y la que recubre el epitelio asociado a las placas de Peyer es muy fina. Algún autor ha observado una fina capa de moco no eliminable por aspiración, pero parece deberse a que las vellosidades dificultan dicha eliminación. Las bacterias se entremezclan con el moco en la luz del intestino y en la zona alta del espacio entre las vellosidades, si bien dicho espacio está bastante libre de bacterias gracias al peristaltismo intestinal, a la rápida renovación del moco y a la alta concentración de sustancias antimicrobianas. La dirección del peristaltismo dificulta el acercamiento de los microorganismos móviles al epitelio al tener estos que nadar contra corriente. El moco, mezclado con la SIgA y las sustancias antimicrobianas, mantienen al microbioma alejado unos ~50 µm de la superficie epitelial.

1.3.2. El moco en el intestino grueso

En el intestino grueso, la viscosidad del moco aumenta desde el colon proximal (ciego, colon ascendente y transverso) al distal (colon descendente y sigmoideo) y se distinguen dos capas de moco, una interna compacta no separable por aspiración y otra externa separable por aspiración (Figura I.2.5). *La capa interna* del moco, más prominente en el colon distal, está formada por capas de polímeros de MUC2 que le dan aspecto estratificado y denso. Esta capa actúa como un filtro que impide el paso de las bacterias y moléculas con un diámetro superior a 0,5 µm, creando así una zona casi estéril. La lectina GZ16 y la proteína Lypd8 (ver más adelante) también contribuyen a dicha esterilidad. El mantenimiento de esta capa de moco libre de microorganismos requiere su continua y rápida renovación (en el colon distal del ratón esta capa se renueva cada 1 a 2 h) y para ello las nuevas capas de moco secretadas se unen a las ya existentes. *La capa externa* de moco es parecida a la del intestino delgado: menos densa y más porosa que la interna, fácilmente removible y colonizada por bacterias. La colonización bacteriana parece requerir la presencia en las bacterias de adhesinas que se unan a los carbohidratos de las mucinas y se piensa que solo las bacterias que las tienen se adaptan al hospedador. La capa interna se convierte en la externa mediante procesos no bien conocidos e independientes del microbioma intestinal, que incluyen proteasas del hospedador, seguidos por una expansión del moco de cuatro veces el volumen. Se desconoce la naturaleza de dichas proteasas y cómo se activan a la distancia a la que se encuentran del epitelio intestinal: unos 50 µm en el ratón y 200 µm en el ser humano. La separación entre ambas capas está bien delimitada, lo que indica que el proceso está muy controlado. La capa externa del moco eventualmente se desprende generando islas de moco que siguen la corriente fecal, recubren las heces y las lubrican.

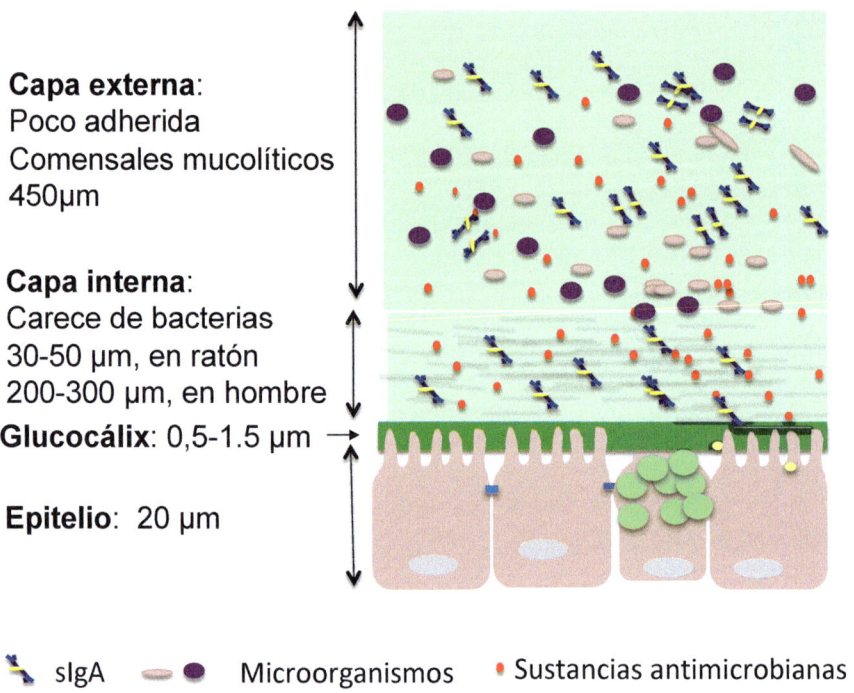

Capa externa:
Poco adherida
Comensales mucolíticos
450µm

Capa interna:
Carece de bacterias
30-50 µm, en ratón
200-300 µm, en hombre
Glucocálix: 0,5-1.5 µm

Epitelio: 20 µm

sIgA   Microorganismos   Sustancias antimicrobianas

Figura I.2.5. Las capas de moco en el intestino grueso (adaptada de Kim Y.S. y Ho S.B., 2010)

En resumen, la capa interna de moco separa el microbioma del sistema inmunitario y protege al epitelio de la adhesión e invasión bacteriana. La externa es el hábitat natural para las bacterias comensales que emplean los glucanos de las mucinas como lugares a los que unirse y fuente de energía.

1.4. Funciones del moco

Durante mucho tiempo se pensó que la única función del moco era proteger la superficie epitelial de las fuerzas mecánicas y lubricar las heces. Hoy sabemos que las mucinas realizan otras funciones (Figura I.2.6). Como barrera física y uniéndose a las bacterias, el moco *reduce la exposición del sistema inmunitario a los antígenos intestinales*. En su ausencia, la carga bacteriana

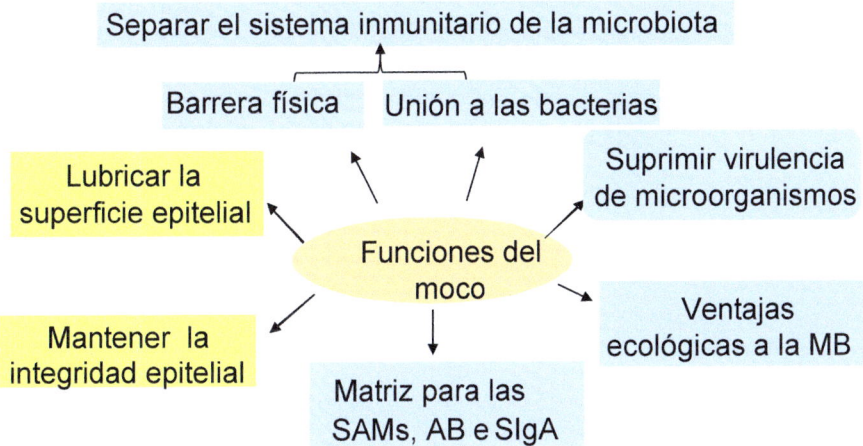

Figura I.2.6. Funciones de la capa de moco. AB, ácidos biliares; MB, microbiota; SAMs, sustancias antimicrobiana

próxima al epitelio aumenta y contacta con él, pudiendo atravesarlo y desencadenar una respuesta inmunitaria exagerada, seguida de inflamación intestinal acompañada de diarrea y sangre en las heces. Los oligosacáridos del moco actúan de señuelos para las adhesinas bacterianas, lo que obstaculizará la unión bacteriana a epítopos similares del epitelio. Esta estrategia de defensa requiere que el hospedador produzca constitutivamente carbohidratos específicos de unión a las adhesinas bacterianas y de esta manera nosotros podríamos seleccionar la microbiota que nos coloniza. Los microorganismos unidos al moco son continuamente arrastrados por el peristaltismo y eliminados en las heces, ello también facilita la renovación del moco y lubrica las heces. Al inicio de las criptas del colon están las células caliciformes centinelas que se comunican entre sí mediante uniones comunicantes y forman un sincitio funcional: basta que una de ellas detecte el microorganismo para que el sincitio exocite el moco. Esta liberación coordinada de moco expele cualquier bacteria intrusa que haya penetrado la capa interna de moco e impide su penetración a las criptas. *Proporciona matriz para las sustancias antimicrobianas y la SIgA* y facilita su difusión desde su lugar de secreción. Se desconocen los mecanismos de interacción de las mucinas con dichas sustancias y si el moco afecta a su función. *Suprime la virulencia* de hongos oportunistas modificando su expresión génica. *Proporciona ventajas ecológicas al microbioma intestinal*: sus polisacáridos son una importante fuente de energía para las bacterias mucolíticas (ejemplo: *Akkermansia muciniphila*), para algunas incluso la única. El número de bacterias que pueden crecer en presencia de solo mucina como fuente de C y N es muy limitado, indicando que las mucinas se degradan mediante la cooperación de diversas especies bacterianas con diferentes capacidades metabólicas. En su mayoría, las bacterias comensales prefieren los carbohidratos no digeribles (la fibra) como fuente de energía, pero su escasez expande las especies mucolíticas que amenazan nuestra homeostasis degradando la capa interna de moco. La composición de las bacterias mucolíticas varía entre individuos y ello parece deberse a la naturaleza de los carbohidratos de sus mucinas, que a su vez depende de la genética del hospedador.

En resumen, el moco actúa de barrera, selecciona la composición del microbioma y favorece la colonización intestinal proporcionando lugares de adhesión y nutrientes. A su vez, las bacterias comensales mucolíticas y las que se adhieren al moco obstaculizan la colonización intestinal por patógenos.

1.5. La microbiota y la formación del moco

Las bases bioquímicas de la sensibilidad de las células caliciformes a los productos microbianos son poco conocidas y lo que se conoce prácticamente se restringe a los patógenos y sus toxinas. La comparación de ratones con y sin microbiota reveló que, además de la expresión, glucosilación y secreción de mucinas, la microbiota regula diversos aspectos del sistema del moco, resumidos en la Figura I.2.7. En condiciones fisiológicas, el moco no está adherido al intestino delgado, pero sí lo está en los animales sin microbiota (axénicos). En dichos animales, las bacterias alcanzan el epitelio del colon y cambian la composición del moco: aumenta la relación mucinas neutras/ácidas y sulfomucinas / sialomucinas. Una vez colonizados los animales axénicos, la recuperación del sistema de moco y el establecimiento de una microbiota compleja y estable puede tardar hasta 8 semanas en conseguirse. Los cambios en el moco y composición bacteriana aparecen primero en el intestino delgado y poco después en el colon, sugiriendo la importancia del primero en la selección de las bacterias comensales.

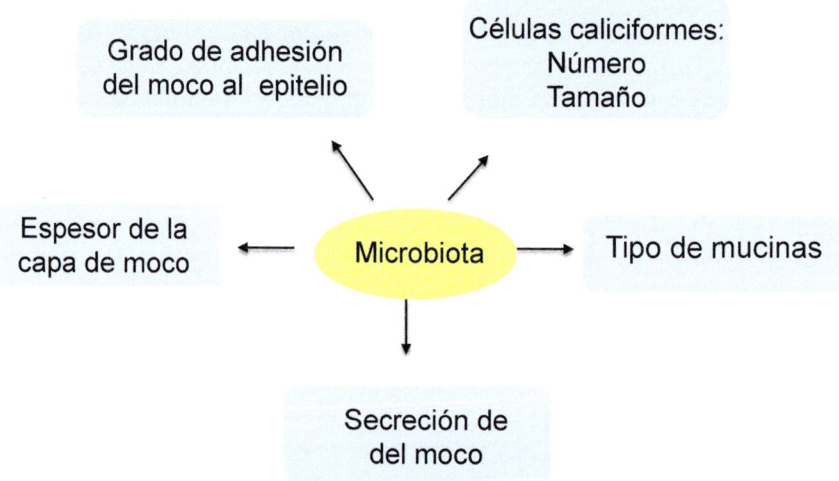

Figura I.2.7. Efectos de la microbiota sobre el sistema del moco

1.6. Funciones de las mucinas transmembranales

La función de las mucinas transmembranales no es bien conocida. La principal es impedir el acercamiento de los microorganismos a la superficie epitelial mediante la exclusión estequiométrica. Podrían también actuar como detectores de la invasión de los antígenos del medio intestinal y del daño epitelial, y como reguladores del medio local de la superficie de los enterocitos. Por ejemplo, las fuerzas mecánicas intestinales pueden separar las dos subunidades de las mucinas por el dominio SEA, separación que detectada por la célula podría proteger a su membrana apical del estrés mecánico. En base a sus lugares de fosforilación y dominios PDZ, el extremo citosólico de las mucinas podría participar en la señalización celular, por ejemplo, en el ensamblaje en la membrana apical de transportadores de iones, como el NHE3 (intercambiador de Na^+ y H^+) y la CFTR (canal de cloruro y bicarbonato). Los dominios tipo factor de crecimiento epitelial de la MUC17 y MUC13 contribuyen a la integridad epitelial inhibiendo la apoptosis (la exfoliación de una célula epitelial deja un hueco que aunque se cierra rápidamente amenaza la integridad epitelial), la primera además estimula la migración celular y la MUC13 protege de la colitis experimental. Otras posibles funciones incluyen la unión a lectinas, selectinas y moléculas de adhesión; afectar al grado de hidratación de la superficie celular mediante sus propiedades higroscópicas, y, asociándose con las mucinas secretadas, crear altas concentraciones locales de moléculas específicas, como los factores de crecimiento, citocinas y quimiocinas.

1.7. Función inmunitaria de las células caliciformes

Las células caliciformes tienen la capacidad de captar antígenos intestinales y llevarlos a las células dendríticas de la lámina propia. Para ello disponen de unas vías de paso transcelular, las GAPs o rendijas, a las que se aproximan las células dendríticas y engullen el material que sale por las células caliciformes sin que nada pase a la lámina propia (Figura I.2.8). De esta manera, las células caliciformes permiten a las dendríticas detectar el ambiente luminal sin necesidad de formar uniones ocluyentes con las células epiteliales. Las células dendríticas involucradas en este proceso están relacionadas con el desarrollo de la tolerancia oral (a antígenos de la comida) y se ha sugerido que esta captación de antígenos contribuye a dicha tolerancia. El material antigénico captado por las células caliciformes ha sido filtrado por el moco, lo que reduce el paso de moléculas mayores a 70 kDa y excluye aquellas superiores a 2000 kDa.

Se desconocen muchos detalles sobre la naturaleza de las GAPs (endocitosis y transporte vesicular o libre difusión por el citoplasma) y del paso del material a las células dendríticas. Dicho proceso parece ocurrir al mismo tiempo que la secreción de moco, ya que a mayor secreción mayor captación de antígenos luminales. Asimismo, la microbiota controla la apertura de las GAPs: la ausencia o la disminución de la microbiota induce la formación de GAPs y aumenta el tamaño de las moléculas que las atra-viesan, mientras que en condiciones normales las GAPs del colon están cerradas.

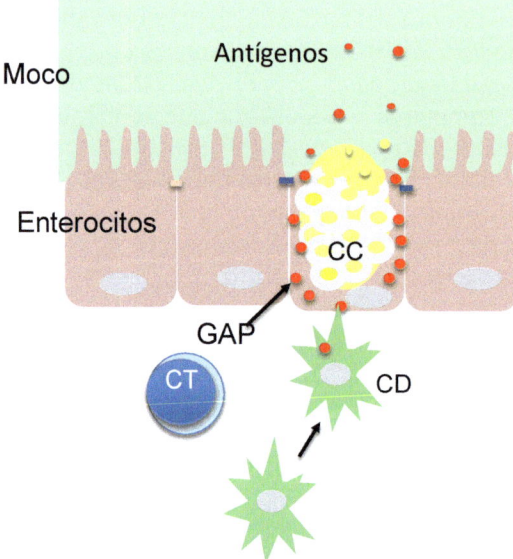

Figura I.2.8. Captación de antígenos por las células caliciformes. CC, células caliciformes; CD, células dendríticas; Células T (adaptada de Pelaseyed T. y col., 2014)

1.8. Estrategias de los microorganismos para burlar la capa de moco

La capa interna de moco es una eficiente barrera física que excluye a los microorganismos (comensales y patógenos) por el tamaño de estos, su continua renovación y arrastre por el peristaltismo. Sin embargo, ciertos microorganismos eluden la capa de moco o la comen mientras la pene-tran, aunque queda mucho por averiguar cómo lo hacen. La Figura I.2.9 resume algunas vías empleadas por los microorganismos para burlar la capa de moco: 1. atravesar el moco mediante los flagelos; 2. degradar las mucinas secretadas y las transmembranales; 3. atravesar las células M, estas tienen pocas microvellosidades y una capa de moco y glucocálix muy finos; 4. liberar toxinas que destruyen las células caliciformes, activan mecanismos pro-apoptóticos o detienen el ciclo celular; 5. interferir con la síntesis y liberación del moco. Estas dos últimas requieren que los microor-ganismos atraviesen la capa de moco. Alcanzada la superficie epitelial, los microorganismos invaden las células y/o permeabilizan las uniones oclu-yentes y pasan al medio interno.

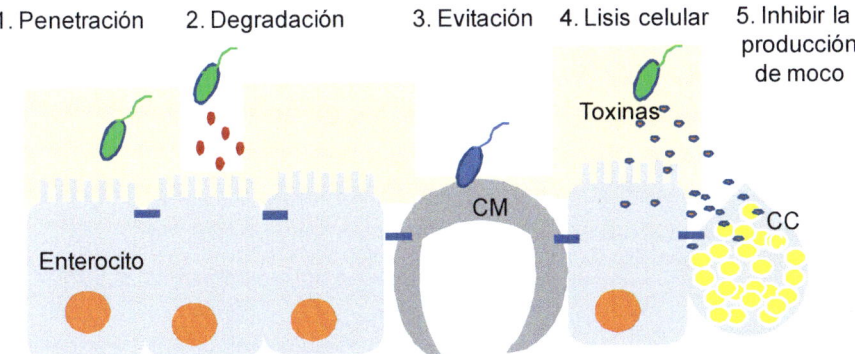

Figura I.2.9. Estrategias de los patógenos para eludir la capa de moco (adaptada de Sperandio B., Fischera N. y Sansonetti P.J., 2015)

2. LAS SUSTANCIAS ANTIMICROBIANAS

Los enterocitos, colonocitos, las células caliciformes y las Paneth producen y secretan sustancias con actividad antimicrobiana, que denominamos SAMs, siendo las Paneth las especializadas en dicha función. También las producen los macrófagos y neutrófilos infiltrados en la mucosa durante la inflamación intestinal. Las SAMs atacan las bacterias, levaduras, hongos, virus, parásitos como los helmintos e incluso las células tumorales.

Las SAMs son de naturaleza peptídica (10-100 aminoácidos) y no peptídica. Las primeras se han conservado en una amplia gama de organismos a lo largo de la evolución; son anfipáticas; poseen abundantes residuos de arginina que las cargan positivamente a pH neutro, lo que entorpece su difusión hacia el contenido luminal; tienen un amplio espectro de acción antimicrobiana a bajas concentraciones, y de manera reversible se unen a las mucinas del moco, aparentemente sin menoscabo de su actividad antimicrobiana. Su unión a las mucinas permite a las SAMs alcanzar la concentración requerida para eficazmente inactivar los microorganismos. Las células Paneth se localizan en las criptas del intestino delgado y el colon carece de ellas, por ello este último tiene pocas SAMs peptídicas y las que posee proceden del intestino delgado, al menos en el ratón. Uno de los cometidos de las SAMs del íleon podría ser obstaculizar el paso del microbioma colónico al intestino delgado a través de la válvula ileocecal. Se estima que el íleon terminal contiene unas 1000 bacterias menos que el colon proximal.

2.1. Regulación de la secreción de las células Paneth

Las células Paneth empaquetan en los gránulos de secreción las SAMs que han sintetizado y la IgA generada por las células plasmáticas de la lámina propia y que captaron por su membrana basal. La secreción de las SAMs puede ser constitutiva e inducida, es decir, producirse en respuesta a

diversos estímulos, por ejemplo, la acetilcolina, (Figura I.2.10). Los estímulos aumentan la concentración citosólica del Ca^{2+}, aumento necesario para
la fusión de los gránulos de secreción con la membrana y liberación de su
contenido (exocitosis) a la luz de las criptas. El epitelio de las criptas secreta
Cl^- (vía el canal CFTR de la membrana apical de las células vecinas) al que
le acompaña el movimiento de Na^+ por la ruta paracelular, la salida de NaCl
arrastra agua y esta diluye los productos secretados. La concentración de
las SAMs peptídicas en las criptas puede alcanzar los 100 mg/mL.

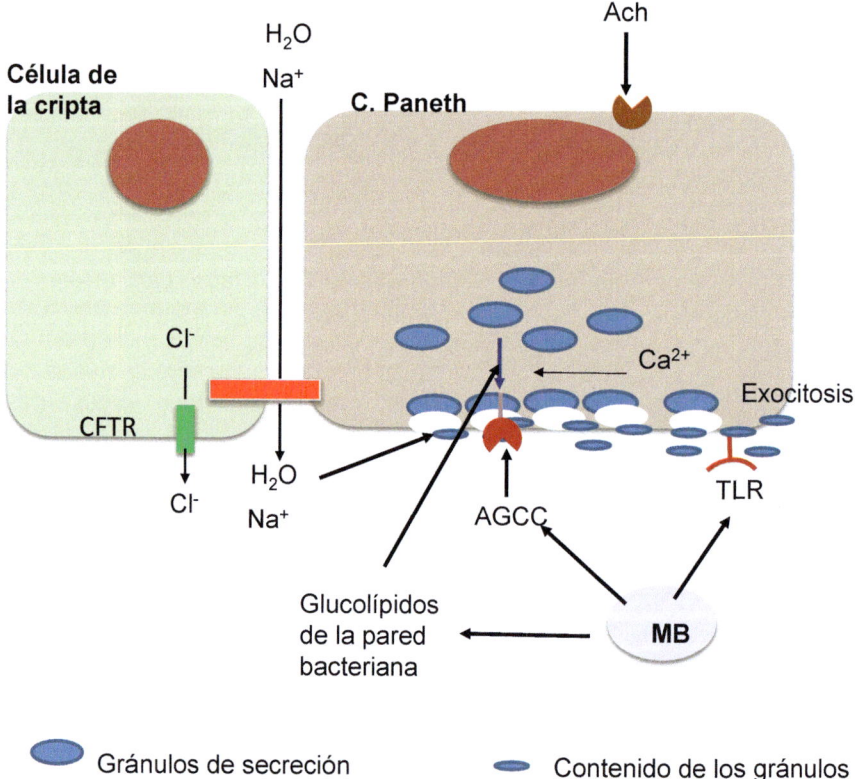

Figura I.2.10. Secreción inducida de las SAMs por las células Paneth. Ach, acetilcolina; AGCC, ácidos grasos de cadena corta; CFTR, canal de Cl- y bicarbonato;
TLR, receptor tipo Toll

Existe una relación recíproca entre las células Paneth y el microbioma:
este regula el número de las células Paneth e induce la secreción de las
SAMs, a su vez, las SAMs controlan la composición del microbioma y lo mantienen en la luz intestinal. Así, la ausencia de las células Paneth o de algunas
de sus secreciones aumenta la entrada bacteriana al medio interno.

2.2. Tipos de sustancias antimicrobianas

La Figura I.2.11 resume las SAMs liberadas por las células epiteliales. Mencionaremos algunas de ellas.

Las *defensinas* poseen un amplísimo espectro de acción antibacteriano, antifúngico y antiviral. En el ratón, las α-defensinas o criptidinas solo las producen las células Paneth; en el ser humano también las secretan los neutrófilos. El ser humano genera constitutivamente dos α-defensinas, la HD-5 y la HD-6, y el ratón y rata varias. La α-defensina HD-6 es muy estable y la tripsina rompe la HD-5 produciendo hasta 8000 nuevas combinaciones de péptidos antimicrobianos (la tripsina posiblemente esté en los gránulos de secreción como tripsinógeno y se activa una vez secretada, desconociéndose cómo). La α-defensina del ratón la rompe la matrilisina. La fragmentación de las α-defensinas incrementa el control de los microorganismos por el hospedador. Las células Paneth, enterocitos y colonocitos producen dos β-defensinas, la HDB1 (constitutiva) y HDB2 (inducible). Las *catelicidicinas* (la más estudiada es la LL-37) las producen las células Paneth, los enterocitos, los colonocitos (principalmente los próximos a las criptas) y los macrófagos y su expresión la estimulan productos bacterianos como los ácidos grasos de cadena corta. *La RELMβ,* además de su amplio espectro de acción antimicrobiano, aumenta la defensa de la barrera intestinal estimulando la

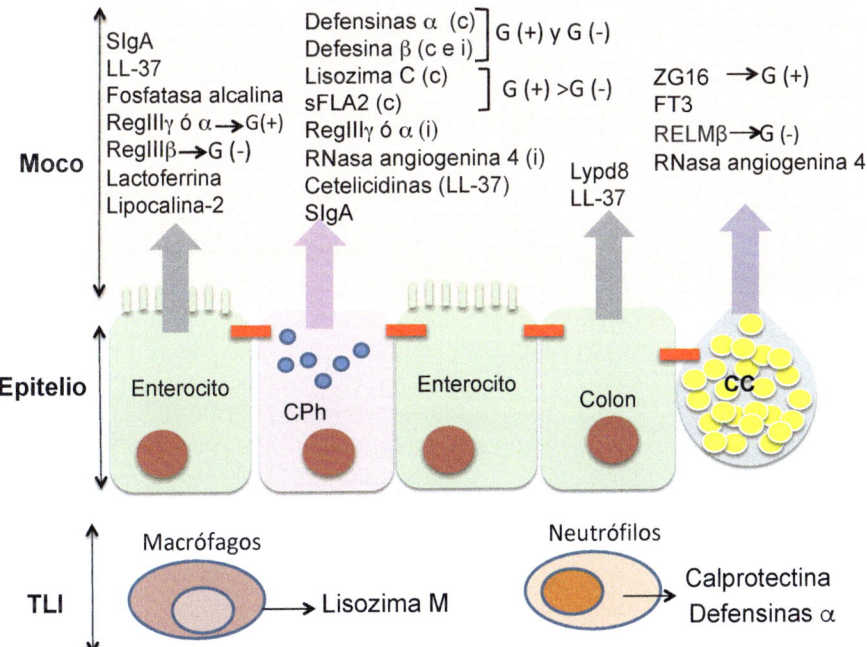

Figura I.2.11. Sustancias antimicrobianas secretadas por el epitelio. Se indica si la secreción es constitutiva (c) o inducida (i) y si actúan sobre bacterias Gramnegativas (G-) o Grampositivas (G+) (véase apartado de SIGLAS)

transcripción de la MUC2 y nos protege de la infección por helmintos, a los que inhibe la quimiotaxis e interfiere con su nutrición. El *GZ16* es una lectina solo expresada en el intestino por las células caliciformes; la *Lypd8* la secretan las células situadas en la parte más alta de las criptas del colon y se une a bacterias flageladas, y la *RNasa angiogenina 4* tiene actividad antibacteriana y antiviral. Otras acciones de la angiogenina son disminuir la producción de citocinas proinflamatorias favoreciendo la salida del núcleo de la subunidad p65 del factor NF-κβ, inducir la fucosilación de glucanos por las células epiteliales (la fucosa es una importante fuente de energía para las bacterias cuando falta o es escasa la fibra en la dieta) y angiogénica. Esta última puede contribuir a los cambios vasculares que aparecen en el intestino delgado de los animales axénicos tras ser colonizados.

2.3. Acciones y mecanismos de acción de las sustancias antimicrobianas

La actividad de las distintas SAMs se solapa e interaccionan con los microorganismos comensales y patógenos: atacan a los últimos y regulan la composición de los primeros al mismo tiempo que los mantiene lejos del epitelio. La RegIII, GZ16 y la Lypd8 son las principales SAMs que impiden la aproximación y adhesión bacteriana al epitelio y, en consecuencia, su translocación al medio interno. En general, las bacterias comensales son muy resistentes a las SAMs de expresión constitutiva, resistencia que contribuye a su estabilidad, pero pueden ser sensibles a las inducidas. En la mayoría se desconoce el mecanismo de dicha resistencia; en el caso de *Bacteroides thetaiotaomicron* reside en una fosfatasa que reduce la negatividad de su pared eliminando al menos un grupo fosfato del lipopolisacárido (LPS) y, por tanto, disminuye su interacción electroestática con las SAMs.

Las SAMs alejan a los microorganismos del epitelio intestinal mediante mecanismos directos e indirectos. (Figura I.2.12). Entre los *directos* está la formación de poros en la membrana interna bacteriana: la unión electrostática de las SAMs peptídicas con la membrana bacteriana la desestabiliza, se incrustan en ella y forman poros, por los que se pierde el contenido citoplasmático de la bacteria. Se han propuesto distintos tipos de poros (Figura I.2.12): en el de duela de barril los péptidos se insertan verticalmente en la membrana como las duelas y forman poros; en el de alfombra los péptidos recubren la membrana y a cierta concentración actúan como un detergente que la rompen, dando lugar a micelas rodeadas por las SAMs, y el toroidal es una variación del anterior: las SAMs distorsionan la alineación paralela de las cabezas de los fosfolípidos de la membrana y la curvan. La interacción electrostática de las SAMs con las bacterias no requiere dianas específicas en ellas, por lo que es probable que las bacterias no desarrollen resistencia a las SAMs como lo hacen a los antibióticos. Algunas SAMs atraviesan la membrana bacteriana y se unen a los ácidos nucleicos y proteínas en formación, alterando así la reproducción bacteriana. No se conoce bien cómo acceden al citosol bacteriano, podrían emplear transportadores de la membrana interna bacteriana o hacer uso de poros transitorios. Otra acción directa de las SAMS

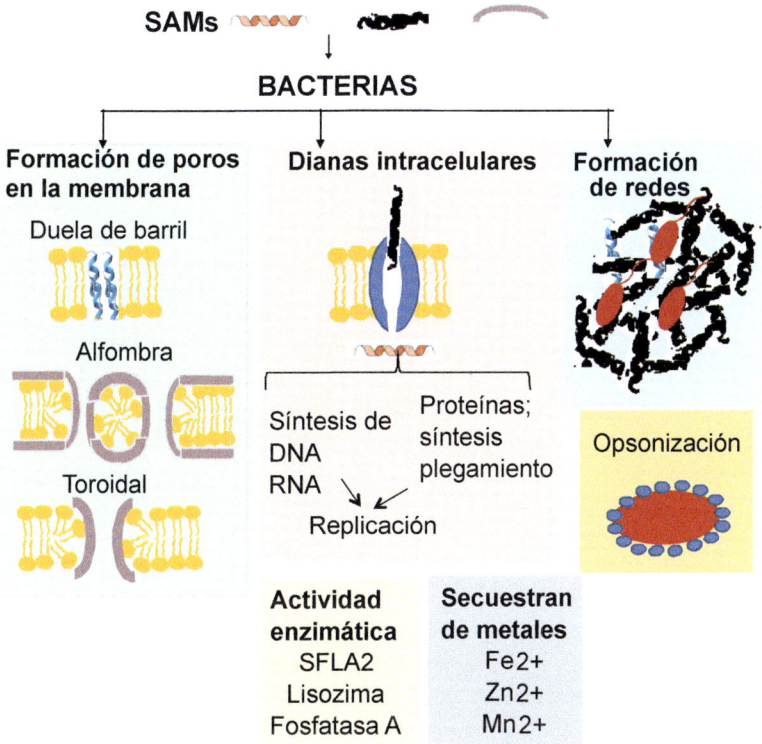

Figura I.2.12. Mecanismos antibacterianos de las sustancias antimicrobianas (SAMs)
(adaptada de Mookherjee N. y col., 2020; Sengupta D. y col., 2008)

es modificar químicamente los componentes de la membrana bacteriana. Por ejemplo, la sFLA2 hidroliza el enlace éster de los fosfoglicéridos de las membranas bacterianas. La lisozima o muramidasa puede actuar como una opsonina innata o como un enzima catalítico que, rompiendo los enlaces glucosídicos del peptidoglucano (bacterias grampositivas), disminuye la integridad de la pared bacteriana y provoca su lisis. Como opsonina se une a la superficie bacteriana y facilita la fagocitosis de la bacteria antes de la llegada de las opsoninas del sistema inmunitario. La fosfatasa alcalina reduce el potencial inmunoestimulador local y sistémico del LPS desfosforilándolo. La α-defensina HD-6 se ensambla entre sí y forma nanorredes con las que atrapa las bacterias y obstaculiza su invasión.

La lactoferrina, la lipocalina 2 y la calprotectina matan *indirectamente* a las bacterias secuestrando los metales esenciales para su crecimiento. Las dos primeras limitan la disponibilidad de hierro (la lactoferrina se une al sideróforo enterocelina de las G(-) y la lipocalina 2 al hierro); la calprotectina secuestra el Zn^{2+} y el Mn^{2+}, y además tiene actividad inmunomoduladora (activa a los neutrófilos, macrófagos y células asesinas naturales) y lisa directamente diferentes patógenos.

Contra los virus las SAMs emplean diferentes mecanismos, al menos *in vitro*: desestabilizan su envoltura para después dañar los viriones, evitan su replicación, se unen a los receptores celulares a los que se une el virus o producen agregación de partículas virales. Las acciones de las SAMs sobre las levaduras y hongos van desde efectos mitocondriales a efectos en la membrana.

2.4. Las sustancias antimicrobianas, la microbiota comensal y el hospedador

Las SAMs también actúan sobre el hospedador y, por el amplio abanico de funciones que en él realizan, se las denomina «péptidos catiónicos de defensa del hospedador». Además de lo indicado en la Figura I.2.13, las células Paneth expresan genes que codifican proteínas relacionadas con el sistema inmunitario, como son las citocinas IL-17A y la IL-23, el CD1d, la proteína sérica

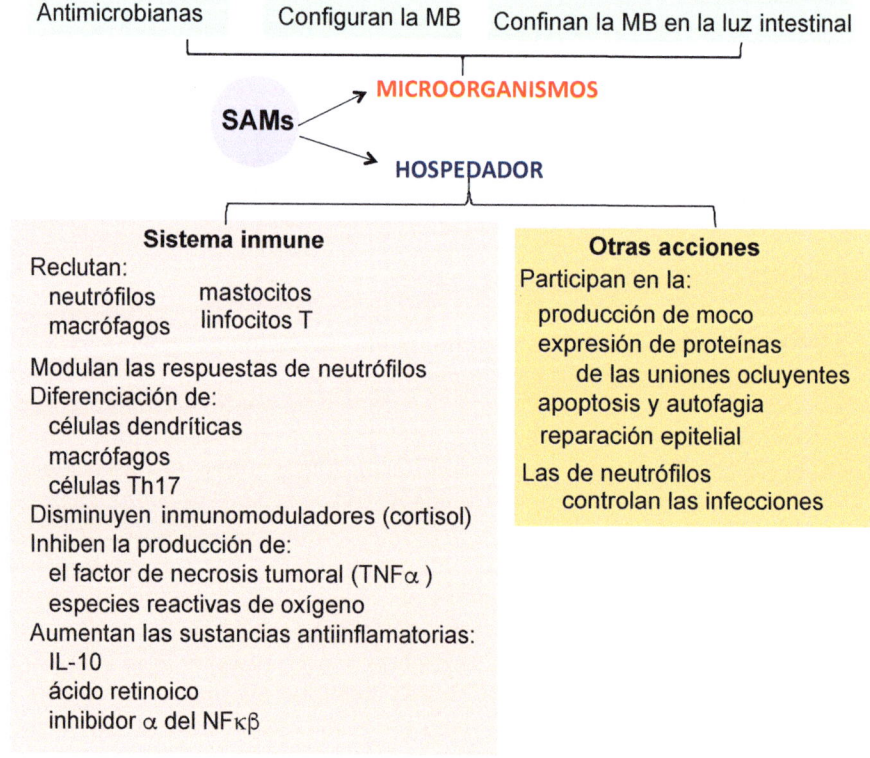

Figura I.2.13. Acciones de las sustancias antimicrobianas (SAMs).
MB, microbiota; SAMs antimicrobianas; +, estimulación

que se une al lipopolisacárido, la integrina α6β4 y la proteína MD-2 requerida para la unión óptima del lipopolisacárido a su receptor, el TLR4.

Podríamos preguntarnos por qué las SAMs no atacan a nuestras células. Los fosfolípidos zwitteriónicos y el colesterol de la membrana plasmática nos protegen de las SAMs, los primeros limitan su unión electrostática
a la membrana y el segundo dificulta su inserción en ella al proporcionar
rigidez. Por el contrario, las membranas bacterianas contienen abundantes fosfolípidos aniónicos y carecen del colesterol, ello facilita la unión
electrostática y penetración en dichas membranas de las SAMs catióni-
cas, respectivamente.

2.5. Estrategias de los microorganismos para burlar las sustancias antimicrobianas

Los microorganismos patógenos han desarrollado mecanismos para de-
fenderse de las SAMs, algunos incluso modifican la expresión génica de
las células que sintetizan las SAMs y disminuyen su producción. La Figura
I.2.14 esquematiza algunos de los mecanismos empleados: 1. proteasas
bacterianas (secretadas, de membrana o intracelulares) rompen las SAMs;
2. aumentar la positividad o la rigidez de su pared para repeler electrostáti-
camente o dificultar la penetración de las SAMs, respectivamente; 3. secretar sustancias aniónicas que secuestran las SAMs, como los polisacáridos
aniónicos; 4. expulsar las SAMs que las han invadido mediante transportadores de membrana o introducirlas y posteriormente degradarlas por proteasas intracelulares.

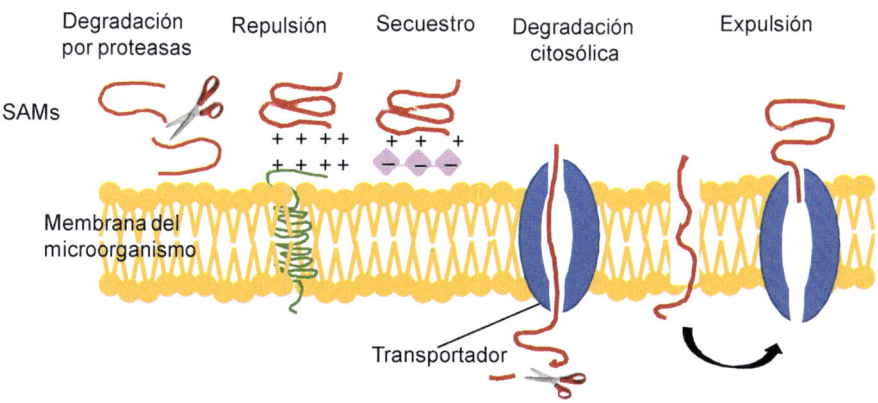

Figura I.2.14. Estrategias de los microorganismos para eludir las sustancias
antimicrobianas (adaptada de Sperandio y col., 2015; Mookherjee N. y col., 2020)

3. LOS ÁCIDOS BILIARES

Las sales biliares se sintetizan en el hígado a partir del colesterol, almacenan en la vesícula biliar y excretan al duodeno por el conducto colédoco. Desempeñan una importante función nutritiva (emulsionan las grasas y vitaminas liposolubles para su posterior absorción intestinal) y controlan el metabolismo de diversos órganos.

Los ácidos biliares tienen acción antimicrobiana directa e indirecta (Figura I.2.15), y contribuyen a determinar la composición y abundancia del microbioma. Por ejemplo, la obstrucción de la vía biliar aumenta considerablemente el crecimiento bacteriano y su entrada al medio interno, situación que se revierte tras la adición de ácidos biliares. Igualmente, los roedores cirróticos (secretan poca bilis) tienen aumentada la incidencia de infecciones y mayor riesgo a desarrollar endotoxemia (alto contenido del lipopolisacárido en sangre). Recientemente, Sato y col. (2021) observaron diferencias en la composición microbiana fecal de personas centenarias y no centenarias (edad promedio de 86 y 31 años, respectivamente) y concluyeron que ciertas bacterias contribuyen a la homeostasis microbiana mediante la acción antibacteriana del ácido biliar que producen. Así, en el microbioma de los centenarios: i) abundan los genes que codifican enzimas para metabolizar los ácidos biliares y ii) dominan algunos ácidos biliares secundarios, como el litocólico y sus derivados (ácido isoallo-litocólico), que inhiben el crecimiento de *Clostridium difficile*. Esta bacteria genera problemas intestinales que van desde la diarrea hasta daños del colón que ponen en riesgo la vida.

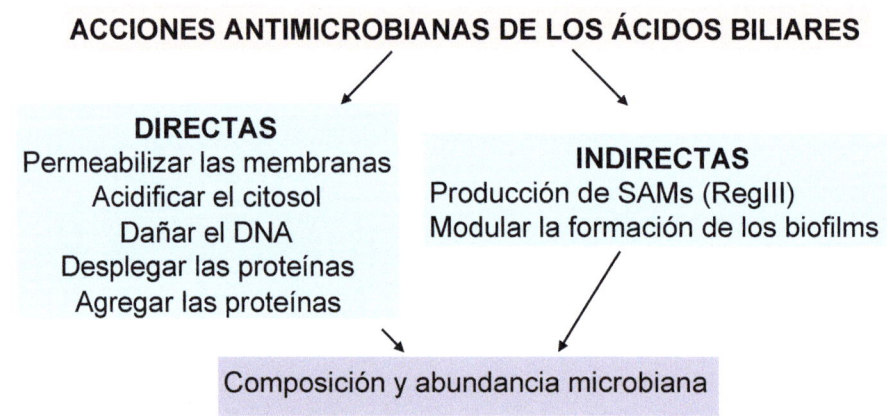

Figura I.2.15. Acciones antimicrobianas de los ácidos biliares. Los biofilms son una asociación de dos o más especies bacterianas con beneficio mutuo. La permeabilización de las membranas bacterianas depende de la hidrofobicidad de los ácidos biliares: cuanto mayor sea esta mayor la actividad bactericida

Las bacterias comensales se defienden de los ácidos biliares expresando sistemas secretores (miembros de la superfamilia de los transportadores ABC y de los dependientes del protón) que los expulsan de su citosol o enzimas que los transforman. Esto puede ser una vía de selección microbiana por los ácidos biliares. Diferencias en la expresión de dichos transportadores podrían también controlar el metabolismo bacteriano de los ácidos biliares (ver Capítulo III.2, apartado 2.1), que, a su vez, afecta al tamaño, composición e hidrofilia del contenido de ácidos biliares del hospedador.

Se podría afirmar que los ácidos biliares configuran la microbiota favoreciendo la colonización intestinal por los microorganismos que los metabolizan e inhibiendo el crecimiento de los sensibles a ellos. En el íleon más distal, donde los ácidos biliares son reabsorbidos, la densidad y diversidad bacteriana es mayor que en el resto del intestino delgado.

REFERENCIAS

Generales

Chairatana, P. y Nolan, E. M. (2017): «Defensins, lectins, mucins, and secretory immunoglobulin A: microbe-binding biomolecules that contribute to mucosal immunity in the human gut». *Critical Reviews in Biochemistry and Molecular Biology,* 52, 45-56. DOI: 10.1080/10409238.2016.1243654.

Moco

Bansil, R. y Turner, B. S. (2018): «The biology of the mucus: Composition, synthesis and organization». *Advanced Drug Delivery Reviews*, 124, 3-15. DOI: 10.1016/j.addr.2017.09.023.

Bergström, J. H. y col. (2016): «Gram-positive bacteria are held at a distance in the colon mucus by the lectin-like protein ZG16». *Proceedings of the National Academic of Science*, 113, 13833-13838. DOI: 10.1073/pnas.1611400113.

Birchenough, G. M. H. y col. (2016): «A sentinel goblet cell guards the colonic crypt by triggering Nlrp6-dependent Muc2 secretion». *Science*, 352, 1535-1542. DOI: 10.1126/science.aaf7419.

Grondin, J. A. y col. (2020): «Mucins in intestinal mucosal defense and inflammation: learning from clinical and experimental studies». *Frontiers in Immunology*, 11, 2054. DOI: 10.3389/fimmu.2020.02054.

Johansson, M. E. V. y col. (2011): «Composition and functional role of the mucus layers in the intestine». *Cellular and Molecular Life Sciences*, 68, 3635-3641. DOI: 10.1007/s00018-011-0822-3.

Johansson, M. E. V. y Hansson, C. G. (2016): «Immunological aspects of intestinal mucus and mucins». *Nature Reviews Immunology*, 16, 639-649. DOI: 10.1038/nri.2016.88.

Kim, Y. S. y Ho, S. B. (2010): «Intestinal goblet cells and mucins in health and disease: recent insights and progress». *Current Gastroenterology Reports*, 12, 319-330. DOI: 10.1007/s11894-010-0131-2.

McDole, J. R. y col. (2012): «Goblet cells deliver luminal antigen to CD103+ dendritic cells in the small intestine». *Nature*, 483, 345-349. DOI: 10.1038/nature10863.

McGuckin, M. A. y col. (2011): «Mucin dynamics and enteric pathogens». *Nature Reviews Microbio*logy, 9, 265-278. DOI: 10.1038/nrmicro2538.

Miller, M. J.; Knoop, K. A. y Newberry, R. D. (2014): «Mind the GAPs: insights into intestinal epithelial barrier maintenance and luminal antigen delivery». *Mucosal Immunology*, 7, 452-454. DOI: 10.1038/mi.2014.4.

Paone, P. y Cani, D. P. (2020): «Mucus barrier, mucins and gut microbiota: the expected slimy partners?». *Gut*, 69, 2232-2243. DOI: 10.1136/gutjnl-2020-322260.

Pelaseyed, T. y col. (2014): «The mucus and mucins of the goblet cells and enterocytes provide the first defense line of the gastrointestinal tract and interact with the immune system». *Immunologycal Reviews*, 260, 8-20. DOI: 10.1111/imr.12182.

Wichert y col. (2017): «Mucus detachment by host metalloprotease meprin β requires shedding of its inactive pro-form, which is abrogated by the pathogenic protease RgpB». *Cell Reports*, 21, 2090-2103. DOI: 10.1016/j.celrep.2017.10.087.

Wlodarska, M. y col. (2014): «NLRP6 inflammasome orchestrates the colonic host-microbial interface by regulating goblet cell mucus secretion». *Cell*, 156, 1045-1059. DOI: 10.1016/j.cell.2014.01.026.

Sustancias antimicrobianas

Blyth, G. A. D. y col. (2020): «The Network of Colonic Host Defense Peptides as an Innate Immune Defense Against Enteropathogenic Bacteria». *Frontiers in Immunology*, 11, 965. DOI: 10.3389/fimmu.2020.00965.

Mookherjee, N. y col. (2020): «Antimicrobial host defence peptides: functions and clinical potential». *Nature Reviews Drug Discovery*, 19, 311-332. DOI: 10.1038/s41573-019-0058-8.

Okumura, R. y col. (2016): «Lypd8 promotes the segregation of flagellated microbiota and colonic epithelia». *Nature*, 532, 117-121. DOI: 10.1038/nature17406.

Robinson, K. y col. (2015): «Regulation of the intestinal barrier function by host defense peptides». *Frontiers in Veterinary Science*, 2, 57. DOI: 10.3389/fvets.2015.00057.

Sengupta, D. y col. (2008): «Toroidal pores formed by antimicrobial peptides show significant disorder». *Biochimica et Biophysica Acta*, 1778, 2308-2317. DOI: 10.1016/j.bbamem.2008.06.007.

Vaishnava, S. y col. (2011): «The antibacterial lectin RegIIIγ promotes the spatial segregation of microbiota and host in the intestine». *Science*, 332, 974. DOI: 10.1126/science.1209791.

van der Does, A. M.; Hiemstra, P. S. y Mookherjee, N. (2019): «Antimicrobial host defence peptides: immunomodulatory functions and translational prospects». *Advances in Experimental Medicine and Biology*, 1117, 149-171. DOI: 10.1007/978-981-13-3588-4_10.

Células Paneth

Bevins, C. L. y Salzman, N. H. (2011): «Paneth cells, antimicrobial peptides and maintenance of intestinal homeostasis». *Nature Reviews Microbiology*, 9, 356-368. DOI: 10.1038/nrmicro2546.
Clevers, H. C. y Bevins, C. L. (2013): «Paneth Cells: Maestros of the Small Intestinal Crypts». *Annual Review of Physiology*, 75, 289-311. DOI: 10.1146/annurev-physiol-030212-183744.
Gassler, N. (2017): «Paneth cells in intestinal physiology and pathophysiology». *World Journal of Gastrointestinal Pathophysiology*, 8, 150-160. DOI: 10.4291/wjgp.v8.i4.150.
Schoenborn, A. A. y col. (2018): «The enteric microbiota regulates jejunal Paneth cell number and function without impacting intestinal stem cells». *Gut Microbes*, 10, 45-58. DOI: 10.1080/19490976.2018.1474321.

Estrategias de los microorganismos para burlar el moco y las sustancias antimicrobianas

Cornick, S.; Tawiah, A. y Chadee, K. (2015): «Roles and regulation of the mucus barrier in the gut». *Tissue Barriers*, 3, e982426-1-15. DOI: 10.4161/21688370.2014.982426.
Sperandio, B.; Fischera, N. y Sansonetti, P. J. (2015): «Mucosal physical and chemical innate barriers: Lessons from microbial evasion strategies». *Seminars in Immunology*, 27, 111-118. DOI: 10.1016/j.smim.2015.03.011.

Ácidos biliares

Long, S. L.; Gahan, C. G. M. y Joyce, S. A. (2017): «Interactions between gut bacteria and bile in health and disease». *Molecular Aspects of Medicine*, 56, 54-65. DOI: 1016/j.mam.2017.06.002.
Sato, Y. y col. (2021): «Novel bile acid biosynthetic pathways are enriched in the microbiome of centenarians». *Nature*, 599, 458-464. DOI: 10.1038/s41586-021-03832-5.
Staley, C. y col. (2017): «Interaction of gut microbiota with bile acid metabolism and its influence on disease states». *Applied Microbiology and Biotechnology*, 101, 47-64. DOI: 10.1007/s00253-016-8006-6.
Zheng, X. y col. (2017): «Bile acid is a significant host factor shaping the gut microbiome of diet-induced obese mice». *BMC Biology*, 15, 120. DOI: 10.1186/s12915-017-0462-7.

Capítulo I.3

El epitelio intestinal, las uniones ocluyentes y la barrera vascular

La segunda línea de defensa intestinal la forman el epitelio con sus uniones ocluyentes, las células dendríticas y las T intraepiteliales. Los dos últimos tipos celulares pertenecen al tejido linfoide asociado al intestino y se tratarán en la PARTE II. Al final de este capítulo comentaremos la barrera vascular.

1. EL EPITELIO INTESTINAL Y SUS FUNCIONES

El epitelio intestinal funciona como barrera física e inmunitaria.

1.1. Barrera física

El epitelio intestinal, con sus uniones ocluyentes, separa físicamente los microorganismos intestinales del sistema inmunitario, evitando conflictos innecesarios entre ambos al mismo tiempo que media una intercomunicación saludable.

Una especialización de la membrana apical de las células epiteliales es el glucocálix, que contribuye a la separación microbiana del epitelio (Figura I.3.1). Puede alcanzar hasta 1,5 µm de altura y lo forma una

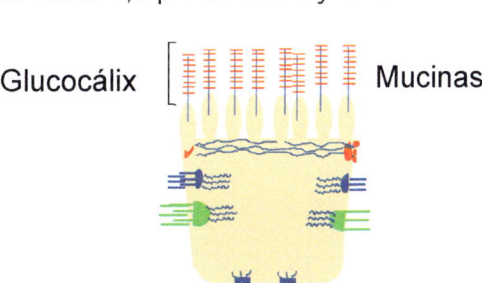

Figura I.3.1. Un enterocito con su glucocálix

densa capa de mucinas transmembranales (MUC1, MUC3, MUC12, MUC13, MUC16, MUC17). La porosidad y penetrabilidad del glucocálix no ha sido evaluada, posiblemente la mayoría de las bacterias no lo atraviesan, aunque sí lo hacen los productos de la digestión.

1.2. Barrera inmunitaria

El epitelio intestinal comunica la microbiota y el sistema inmunitario mediante diversos mecanismos.

1.2.1. Capta y presenta los antígenos al sistema inmunitario

Las células epiteliales participan en la respuesta inmunitaria adaptativa llevando antígenos desde luz intestinal al sistema inmunitario intestinal de la lámina propia, en donde inducen la formación de la IgA específica de antígeno (Figura I.3.2). Las *células M* son las captadoras de antígenos por antonomasia y los trasportan a las células dendríticas, que, a su vez, los presentan a los linfocitos T y B (Capítulo II.2, apartado 4.1). Las *caliciformes* captan los antígenos y, sin procesarlos, los transportan a las células presentadoras de antígenos (Capítulo I.2, apartado 1.7). Los *enterocitos* también actúan como células presentadoras de los antígenos por ellos captados y expresan los complejos mayores de histocompatibilidad clásicos (MHCI y MHCII) y no clásicos (MICA, MICB, CD1d, entre otros). Endocitan los antígenos de la luz intestinal, los degradan en los lisosomas y los unen principalmente a las MHCII. Se han descrito dos rutas en el procesado del antígeno, una de ellas, similar a la de las células presentadoras de antígenos convencionales, permite la eficiente presentación del antígeno y a bajas concentraciones del mismo. La otra, requiere alta concentración del antígeno y parece asociarse con la tolerancia oral. En ambas rutas, las vesículas cargadas con los complejos MHC/péptido son expulsadas por la membrana basolateral como exosomas y estos interaccionan preferentemente con las células dendríticas, colaborando así con la vigilancia inmunitaria mucosal. Los enterocitos no expresan en su superficie moléculas co-estimuladoras para activar a los linfocitos T intraepiteliales y de la lámina propia. También expulsan exosomas por la membrana apical de función desconocida: podría ser una vía para el reciclado y liberación al medio luminal de partículas virales intracelulares. En homeostasis, los enterocitos generan pocos exosomas con el complejo MHCI-péptido, pero aumentan en condiciones inflamatorias. De las moléculas no clásicas, la CD1d podría captar antígenos lipídicos intestinales por la membrana apical y presentarlos a los linfocitos por la basolateral. Las MICA y MICB se expresan en el tejido infectado, células transformadas y en las estresadas y se unen al receptor NKG2D de los linfocitos intraepiteliales.

Algún antígeno intestinal puede alcanzar el lado basolateral por transcitosis o por la ruta paracelular cuando está aumentada la permeabilidad de las uniones ocluyentes.

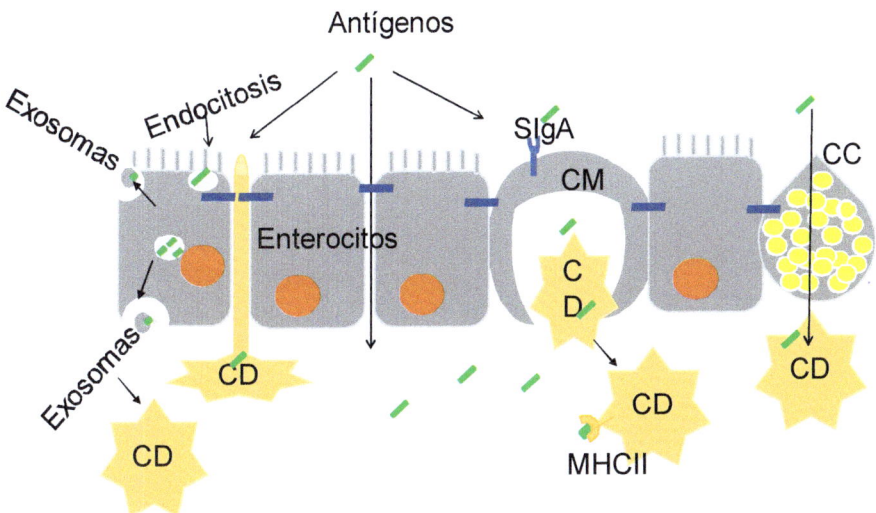

Figura I.3.2. Captación de antígenos por las células del epitelio y las dendríticas.
CC, células caliciformes; CD, células dendríticas; CM, células M; CT, células T;
MHCII, complejo mayor de histocompatibilidad

1.2.2. Reconocer los microorganismos mediante los receptores innatos PRRs

Vía sus PRRs, las células epiteliales detectan los microorganismos y responden liberando diversas citocinas, quimiocinas y amiloide A sérico (Figura I.3.3). Algunas de ellas inducen la producción de IL-17 e IL-22 por las Th17 y linfoides innatas tipo 3, citocinas que estimulan la liberación de sustancias antimicrobianas por las células Paneth, las caliciformes y otras epiteliales y la secreción de moco por las caliciformes. La IL-22, además, aumenta la glucosilación de la superficie epitelial, lo que impide la infección por patógenos como *Salmonella typhymurium*.

1.2.3. Detecta y elimina los parásitos

Las células «tuft», células en mechón o caveoladas son células quimiosensitivas esenciales para protegernos de los helmintos (Figura I.3.3). La infección parasitaria aumenta su número y secreción de IL-25 y cisteinil leucotrienos, sustancias que inducen la liberación de IL-4 e IL-13 por las células CLI2 y Th2. Ambas citocinas producen hiperplaxia de las células mechón y caliciformes y la IL-13 estimula el peristaltismo. La respuesta intestinal es la de «humedecer y barrer»: mediante la secreción de moco y el peristaltismo expulsan al parásito. Los helmintos también estimulan la producción de la RELMβ por las células caliciformes, sustancia que inhibe la quimiotaxis e interfiere con la nutrición del parásito.

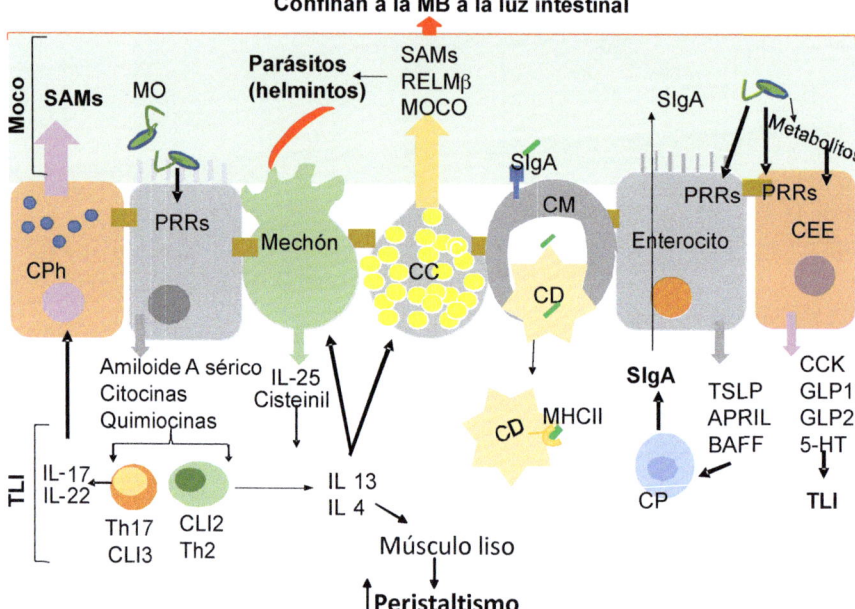

Figura I.3.3. El epitelio como barrera inmunitaria. TLI, tejido linfoide asociado al intestino. MO, microotganismo (véase apartado de SIGLAS)

1.2.4. Secreta la SIgA

La mayoría de las células epiteliales secretan por transcitosis la IgA e IgM producidas por las células plasmáticas subepiteliales (Capítulo II.2); las células Paneth la secretan junto con las SAMS (Figura I.3.3). La SIgA se une a los antígenos bacterianos y no bacterianos, reteniéndolos en la luz intestinal. Las células M no secretan la SIgA, pero sí la captan unida a los antígenos intestinales, engullen el complejo y lo transfieren a las células dendríticas a ella asociadas; contribuyendo así a la producción de la SIgA específica del antígeno captado. Los enterocitos también liberan sustancias (TSLP, APRIL y BAFF) esenciales para la inducción de la IgA (Capítulo II.3, apartado 4).

1.2.5. Secreción de péptidos

Además de los péptidos antimicrobianos secretados por el epitelio (Capítulo I.2, apartado 2), las células enteroendocrinas responden a los microorganismos y sus metabolitos produciendo péptidos (Figura I.3.3), que directa o indirectamente afectan a la inmunidad intestinal. La colecistocinina (CCK), por ejemplo, regula la diferenciación y producción de citocinas por las células TCD4$^+$ y controla la activación de los macrófagos.

En resumen, las células epiteliales toleran la microbiota y son esenciales para el mutualismo microbiota-hospedador. Sus respuestas a los

antígenos intestinales son innatas (secreción de mucinas, sustancias antimicrobianas, citocinas, quimiocinas y hormonas), adaptativas (secreción de
la SIgA) y de tolerancia.

2. LAS UNIONES OCLUYENTES

Las uniones ocluyentes son uniones intercelulares localizadas del lado apical de la membrana lateral de las células epiteliales, en zonas de membrana
ricas en esfingolípidos y colesterol. Sus componentes forman un cinturón alrededor de cada célula y el cinturón de una célula se une al de las adyacentes mediante las proteínas transmembranales, estableciéndose las uniones.
Las uniones ocluyentes también unen tres células (Figura I.3.4).

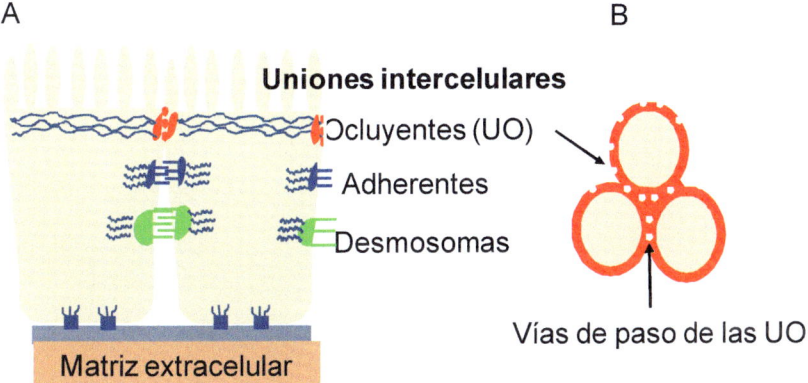

Figura I.3.4. Uniones entre las células del epitelio intestinal. A, dos células epiteliales. B, tres células epiteliales vistas desde arriba, mostrando las uniones
ocluyentes (en rojo) entre dos y tres células. Los círculos en blanco son
las vías de paso

2.1. Estructura y modelos de las uniones ocluyentes

Las uniones ocluyentes fueron inicialmente observadas al microscopio electrónico y consideradas una especialización de la membrana plasmática (Farquhar y Palade, 1963). Al microscopio electrónico de trasmisión aparecen
como contactos o «besos» entre las hemicapas externas de las membranas de las células vecinas (Figura I.3.5B). Las imágenes de criofractura al
microscopio electrónico las muestran como una red de hebras o filas intra-
membranales resultantes de la polimerización de partículas transmembranales (Figura I.3. 5A), siendo los «besos» los lugares de contacto entre las
hebras de dos membranas vecinas. El número y morfología de las hebras
depende del tipo de epitelio y para un mismo epitelio de la situación fisiológica. Los estudios fisiológicos demostraron que las uniones ocluyentes son
estructuras permeables, cuya permeabilidad varía de un epitelio a otro y en

cada uno depende de la situación. También revelaron que la resistencia al paso de moléculas (valor inverso de la permeabilidad) de las uniones ocluyentes depende del número de hebras y tipo de proteínas que las forman.

Se han propuesto tres modelos para explicar la naturaleza química de las hebras de las uniones ocluyentes (Figura I.3.5C). Según el modelo *proteico* cada hebra es un polímero lineal de proteínas transmembranales dentro de la bicapa lipídica, cuyos dominios extracelulares se unen a los extracelulares del polímero de la célula vecina, formando los lugares de contacto o besos. En el modelo *lipídico*, las dos hemicapas externas de cada membrana se fusionan (hemifusión) en los lugares de contacto, formando micelas cilíndricas invertidas llenas de agua, en donde las cabezas hidrofílicas de los lípidos mirarían hacia el interior del cilindro y las colas hidrofóbicas estarían inmersas en la matriz lipídica de la membrana. Hay un tercer modelo, el *híbrido*, en el que las micelas lipídicas estarían estabilizadas por las proteínas transmembranales. La identificación de las proteínas transmembranales de las uniones ocluyentes apoya el modelo proteico, pero no se puede excluir la contribución de lípidos específicos en la formación de las hebras; estos son importantes para la unión: la ausencia del colesterol, por ejemplo, conduce a la pérdida de la función de barrera de la unión.

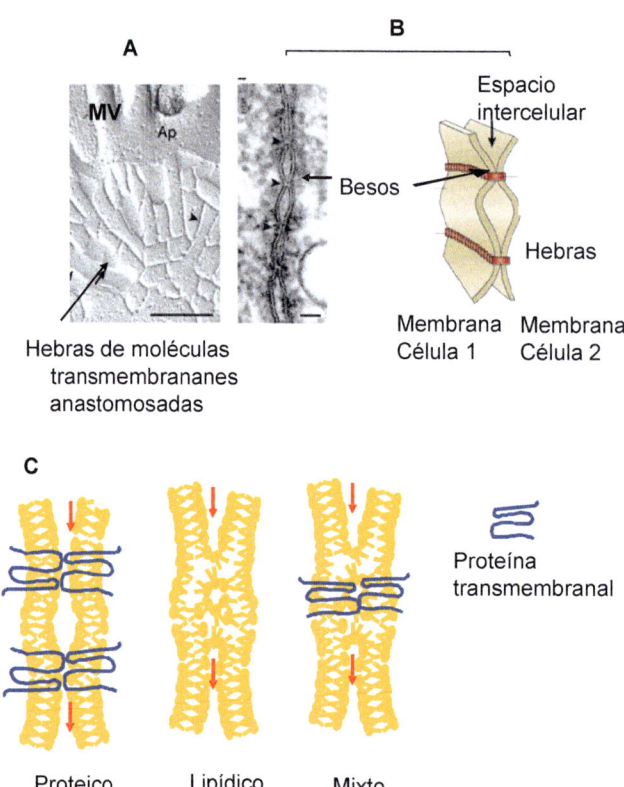

Figura I.3.5. Las uniones ocluyentes.
A, imagen de criofractura que muestra la red de hebras anastomosadas.
B, imagen al microscopio electrónico y esquema que muestra los contactos (besos) entre las membranas de las células adyacentes.
C, modelos propuestos para explicar los lugares de contacto entre las células.
MV, microvellosidades (adaptada de Shoichiro T., Furuse M. y Itoh M., 2001; en Uniones ocluyentes: estructura; Lingaraju A. y col., 2015; en Uniones ocluyentes: modelos)

2.2. Las proteínas y el citoesqueleto de las uniones ocluyentes

En 1986 se identificó la primera proteína de las uniones ocluyentes, la zonula ocludens 1 o ZO-1 (Stevenson y col., 1986) y en los años 90 se identificaron la ZO-2, ZO-3 y la cingulina, todas ellas citosólicas. La primera proteína transmembranal identificada fue la ocludina (Furuse y col.,1993). Hoy se conocen al menos 50 proteínas de las uniones ocluyentes, repartidas en transmembranales y citosólicas, lo que revela la compleja estructura de la unión. No todas proteínas descritas están en una misma unión.

Las principales proteínas *transmembranales* se describen en la Figura I.3.6. Una hebra está formada por la polimerización de diferentes claudinas y algunos modelos incluyen la ocludina como parte de las hebras. La tricelulina preferentemente se localiza donde contactan tres células, pero también aparece donde lo hacen dos. Las secuencias de aminoácidos del extremo carboxilo de la ocludina y tricelulina son homólogas en un 32%; entre las claudinas y la ocludina no hay homología. Otras proteínas transmembranales son la BVES (proteína de los vasos sanguíneos del epicardio) y la CRB3 (crumbs homologue 3).

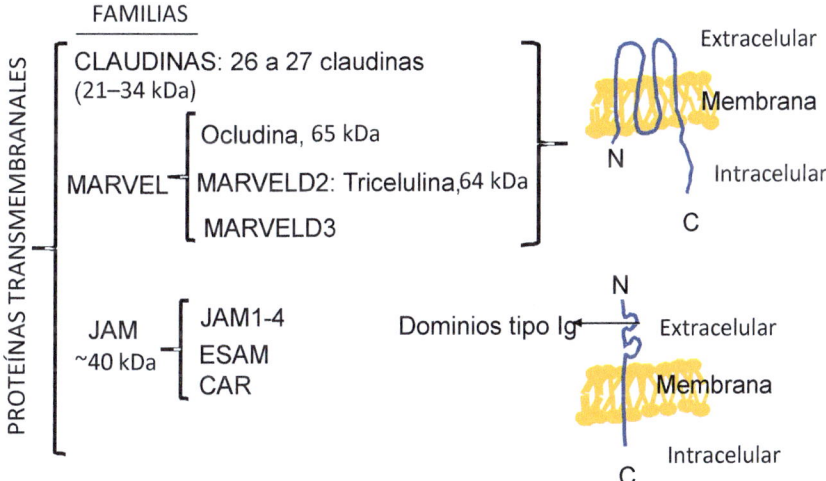

Figura I.3.6. Tipos de proteínas transmembranales de las uniones ocluyentes. Los trazos en azul son las proteínas transmembranales, indicando las veces que atraviesan la membrana

Los dominios extracelulares de las proteínas transmembranales de células vecinas interaccionan entre sí y sus extremos citosólicos lo hacen con *proteínas de la placa*, a través de las que se conectan con el citoesqueleto. La interacción de las proteínas de las placas con las transmembranales no es bien conocida. Las placas albergan un gran número de proteínas adaptadoras y estructurales que regulan la estructura y función de la unión, y también diversas funciones celulares (Figura I.3.7). Entre las proteínas de la placa destacamos la ZO-1 (~220 kDa), la ZO-2 (~160 kDa) y la ZO-3 (~130 kDa) de la familia guanilato cinasa asociada a la membrana, que conectan los extremos carboxilo de las proteínas transmembranales con los filamentos de actomiosina del citoesqueleto.

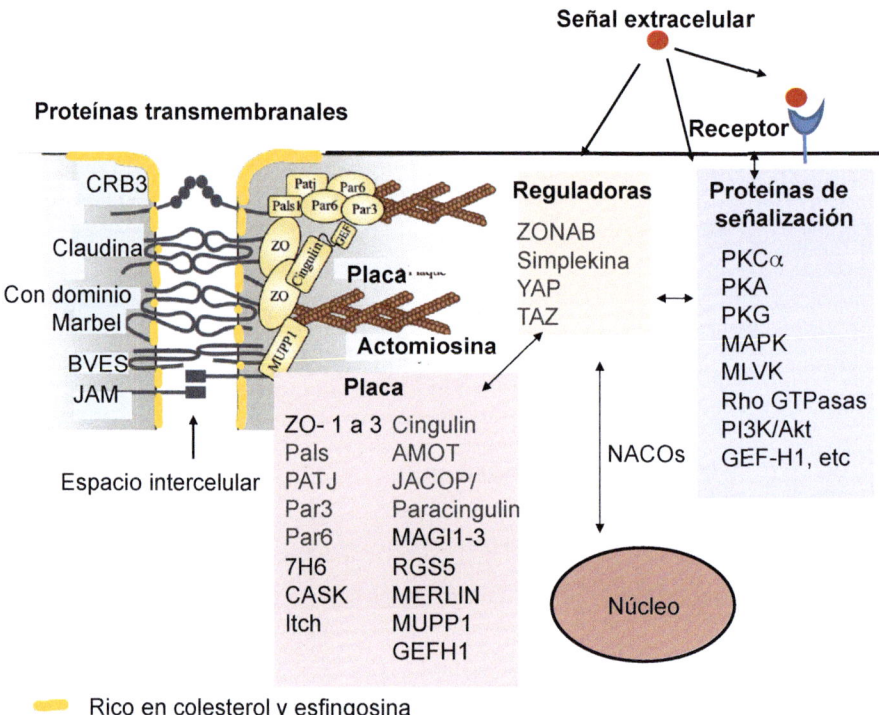

Figura I.3.7. Las proteínas de las uniones ocluyentes y las reguladoras asociadas a la unión (adaptada de Boivin F. y Schmidt-Ott K.M., 2017; en Uniones ocluyentes: regulación)

El *citoesqueleto* asociado a las uniones ocluyentes está formado por filamentos de actina (F-actina) generados por la polimerización de la actina globular o G-actina. La F actina forma un cinturón citosólico alrededor de la célula y uniéndose a la miosina II forma la actomiosina con actividad contráctil. La contracción de esta requiere la fosforilación de la cadena ligera de la miosina (MLC) por la cinasa de dicha cadena (MLCK) (Figura I.3.8).

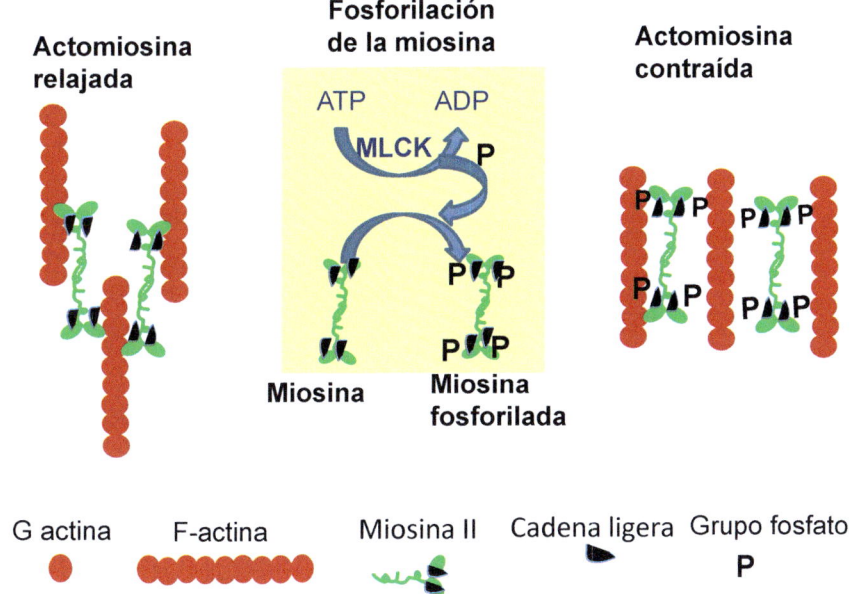

Figura I.3.8. La fosforilación de la miosina II. La cinasa MLCK rompe un enlace fosfato del ATP y lo transfiere a la cadena ligera de la miosina II

2.3. Funciones de las uniones ocluyentes y su regulación

Las uniones ocluyentes forman barreras y regulan funciones celulares. Aquí estudiaremos principalmente su función de barrera de permeabilidad.

2.3.1. Función de barrera de permeabilidad

Las uniones ocluyentes establecen dos tipos de barrera. Una de ellas sella el espacio entre las células y regula la permeabilidad de la ruta paracelular, es decir, el paso pasivo y bidireccional de sustancias cargadas y no cargadas por dicha ruta (*barrera de permeabilidad*). En adelante nombraremos indistintamente permeabilidad intestinal o permeabilidad de las uniones ocluyentes. La otra barrera, la *cerca o valla,* impide el trasiego de proteínas y lípidos entre la membrana apical y la basolateral de las células epiteliales, manteniendo así la polaridad funcional del epitelio (Figura I.3.9).

Las sustancias atraviesan las uniones ocluyentes con mayor o menor facilidad en función de su tamaño y carga. La permeabilidad iónica de las uniones ocluyentes de los distintos epitelios y endotelios difiere hasta en dos órdenes de magnitud; las del intestino grueso son mucho menos permeables que las del delgado y las del endotelio de la barrera hemato-encefálica son prácticamente impermeables. Por ello se habla de epitelios de alta (colon y barrera hemato-encefálica) y baja (intestino delgado) resistencia o de baja

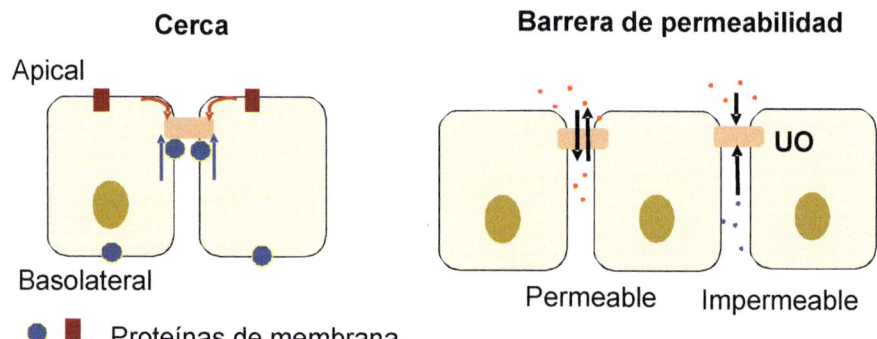

Figura I.3.9. Tipos de barreras que establecen las uniones ocluyentes (UO). La de «cerca» genera y mantiene la polaridad epitelial. La de permeabilidad dicta qué atraviesa el epitelio por la ruta paracelular. UO, uniones ocluyentes UO

y alta permeabilidad, respectivamente (Figura I.3.9). El uso de moléculas de diferentes tamaños, como los polímeros de polietilenglicol, reveló que la permeabilidad de las uniones ocluyentes guarda relación bifásica con el tamaño de la molécula (Figura I.3.10), indicando la presencia en ellas de al menos dos rutas de paso: una de alta (poro) y otra de baja capacidad (no poro).

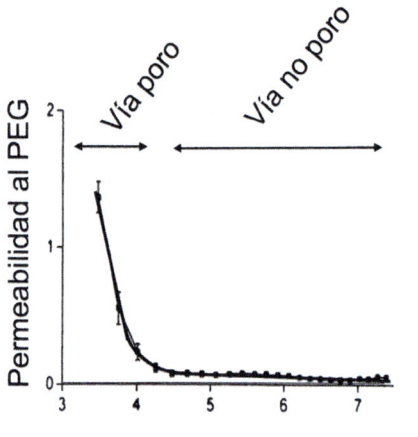

Radio del monómero de PEG (A°)

Figura I.3.10. Permeabilidad de las uniones ocluyentes al poli-etilénglicol (PEG) de diferentes tamaños. PEG, poli-etilénglicol (adaptada de Watson M. y Warhurst G., 2001; en Uniones ocluyentes: modelos)

La ruta «poro» selecciona las moléculas que la atraviesan por su tamaño y carga y funciona como si estuviera formada por poros (canales) llenos de agua con un diámetro estimado de 4-7 Å. Estos canales son más amplios y menos discriminativos que los de las membranas celulares y por ellos pasan el agua, pequeñas moléculas no cargadas e iones (mono y divalentes): es la ruta que conduce la corriente y la resistencia transepitelial principalmente refleja la permeabilidad de esta ruta. La ruta «no poro» permite el paso de moléculas cargadas y no cargadas, pequeñas y grandes, pero con un diámetro inferior a 100 Å (~30-60 Å). Las dos vías de paso se diferencian en las proteínas que las forman, la cinética (el movimiento de los solutos por la ruta poro es rápido mientras que en la segunda es lento) y la regulación. En condiciones homeostáticas, las macromoléculas de hasta 10 kDa-20 kDa pueden atravesar el epitelio por la vía paracelular, pero no las bacterias y partículas mayores que 20 kDa (Farré y col., 2020; en factores, dieta). Cuando la actividad inflamatoria de la mucosa es baja, la permeabilidad del epitelio viene dada por las dos rutas mencionadas. En situaciones patológicas, inductoras de la apoptosis de las células epiteliales, domina la permeabilidad por una ruta de paso no restrictiva que permite el libre movimiento de iones, agua, macromoléculas, bacterias y virus (Figura I.3.11).

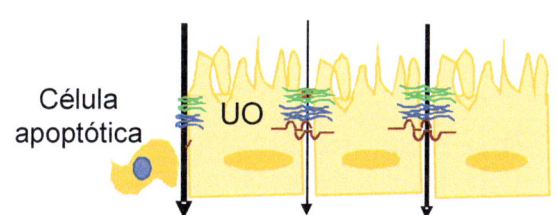

Figura I.3.11. Rutas de paso a través del epitelio. UO, uniones ocluyentes (adaptada de Odenwald M.A. y Turner J.R., 2017; en, Uniones ocluyentes: generales)

Las claudinas determinan la permeabilidad de las uniones ocluyentes a pequeñas moléculas hidrofílicas cargadas y no cargadas: son las formadoras de la ruta «poro». El modelo propuesto para esta ruta supone que las claudinas de las hebras proteicas forman canales o poros selectivos de iones que pueden estar abiertos o cerrados. Se desconocen los cambios estructurales que permiten el cierre y apertura de los poros así como su regulación (Figuras I.3.12 y 13). Cada epitelio tiene sus propias claudinas que difieren en los distintos segmentos intestinales, cambian a lo largo del desarrollo y se modifican según los requerimientos fisiológicos y con la enfermedad, de ahí la selectividad iónica y permeabilidad a las pequeñas moléculas que exhibe cada región intestinal. Hay claudinas selectivas de cationes, selectivas de aniones y también claudinas que no parecen permear partículas: son las selladoras o formadoras de barrera. La claudina 2, por ejemplo, se comporta como un canal catiónico de unos de 6,5 Å de diámetro, diámetro menor que el de los iones alcalinos hidratados, por lo que estos deben desprenderse de su envuelta de agua para entrar en el poro: los iones alcalinos deshidratados (diámetro de 1,2-3,4 Å) y las moléculas de agua (2,8 Å) lo atraviesan fácilmente y es la ruta preferente para el paso paracelular del agua. Algunos opinan que las claudinas selladoras en vez de reforzar la unión lo que hacen es desplazar a las formadoras de poros; serían más abundantes en los epitelios con uniones ocluyentes impermeables, como la barrera hematoencefálica.

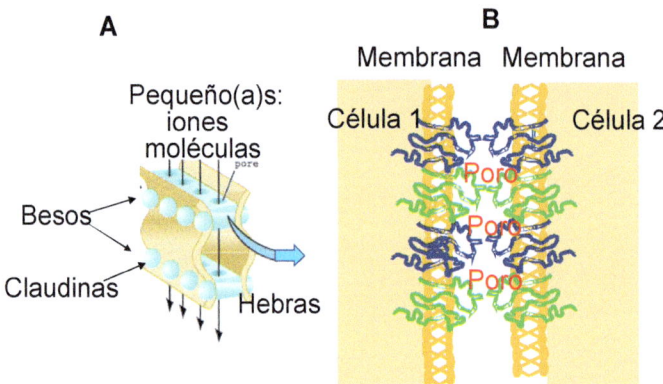

Figura I.3.12. Los poros de las uniones ocluyentes. A, modelo de los poros formados por las claudinas. Se representa dos membranas cada una con dos hebras. B, los
poros vistos desde arriba. Las distintas claudinas se han representado con distintos
colores (adaptada de Van Itallie C.M. y Anderson J.M., 2004; Suzuki H. y col., 2015;
en Uniones ocluyentes: Claudinas)

En el paso de las macromoléculas por la ruta «no poro» están implicadas
la tricelulina, ocludina y la ZO-1: la pérdida de la ocludina (permite el paso de
moléculas de hasta 62,5 Å) o de la ZO-1 aumenta el paso de las macromoléculas por dicha ruta. Esta vía de paso podría estar formada por polímeros proteicos (modelo proteico) o por micelas cilíndricas invertidas de hasta 60 Å de
diámetro, estabilizadas por proteínas (modelo híbrido) (ver Figura I.3.5) y se
ha propuesto el modelo dinámico esquematizado en la Figura I.3.13. Según
este modelo, los componentes de las hebras (líneas azules) forman compartimentos, cuya remodelación transitoria y reversible genera la apertura y
cierre secuencial de ellos, lo que permite la difusión lenta de las macromoléculas a través de las uniones, como lo hacen las compuertas de las esclusas
de un río. La geometría de la unión entre tres células (canales formados por
tricelulina) también podría constituir la ruta no poro.

La contracción o reorganización del citoesqueleto aumenta la permeabilidad de la ruta «no poro».

2.3.2. Barrera intramembrana o función de cerca

El transporte vectorial de sustancias a través de los epitelios requiere la polaridad apico-basolateral de sus células, es decir, que sus membranas apical
y basolateral tengan diferente composición proteica y lipídica. Las proteínas y los lípidos son selectivamente dirigidos desde su lugar de síntesis a
una u otra membrana, pero ya en la membrana ambos difunden libremente
por ella. Las uniones ocluyentes interrumpen la difusión de una a otra membrana, lo que se denomina función de cerca o valla.

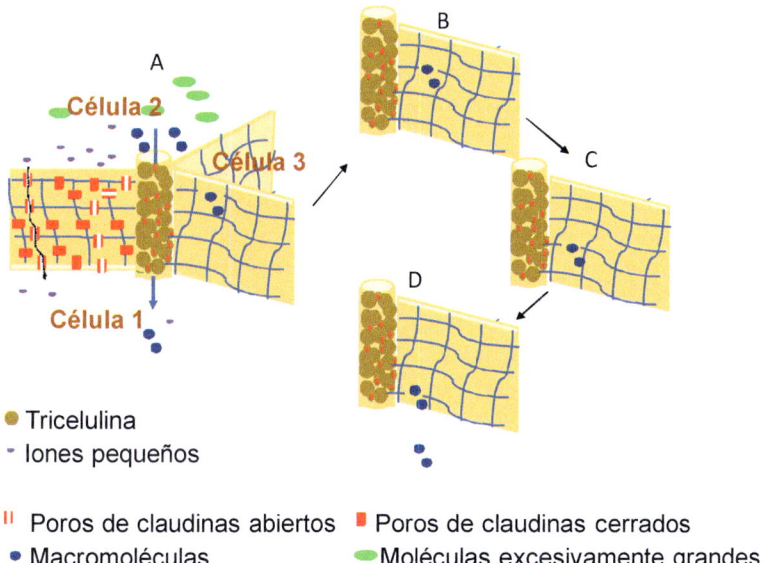

Figura I.3.13. Modelo de las rutas «poro» y «no poro». Se muestra el área de la unión ocluyentes donde contactan tres células. El tubo central estaría formado por tricelulina y otras proteínas. A. Los iones pequeños y el agua atravesarían las uniones por los canales abiertos formados por las claudinas (en rojo), la ruta «poro». A-D, secuencia del paso de macromoléculas por la ruta «no poro» (adaptada de Krug S.M., Schulzke J.D. y Fromm M., 2014; en Uniones ocluyentes: Modelos)

2.3.3. La regulación celular

Proteínas transmembranales (ocludina, JAM y CRB3, por ejemplo) y de la placa actúan como receptores cuya activación inicia vías de señalización. Proteínas de la placa, como los complejos de adhesión nuclear o NACOs, tienen dominios con dirección hacia y desde el núcleo que les permite ir al y volver del núcleo a la unión: abandonan la placa cuando se debilita su adhesión a las proteínas de la unión y en el núcleo apagan o encienden la expresión de determinados genes. De esta manera, las uniones ocluyentes regulan su propia organización y función, el citoesqueleto, la expresión génica, la proliferación y la diferenciación celular, entre otras.

2.4. Medida de la permeabilidad intestinal

Existen numerosos métodos para evaluar la permeabilidad intestinal y su elección depende del tipo de información que se desea obtener y del material bilógico disponible. El más empleado en clínica se basa en la ingestión y recuperación en orina de moléculas hidrosolubles de diferentes tamaños, no metabolizadas por nosotros. Lo ideal es que dichas sustancias sean filtradas libremente y no reabsorbidas ni secretadas por los riñones. Típicamente se emplean la lactulosa o el polietilenglicol (PEG) de diferentes tamaños (1500 a 4000 kDa) y azúcares de bajo peso molecular (manitol) o PEG de 400 kDa. Las de mayor tamaño solo atraviesan el epitelio por la ruta paracelular cuando está permeabilizada y las moléculas de pequeñas (manitol) lo atraviesan por ambas rutas: celular y paracelular. La relación de ambas moléculas en plasma u orina refleja la permeabilidad paracelular intestinal (Odenwal y Turner, 2013; Generales). Otras técnicas poco invasivas miden biomarcadores en orina, sangre o heces. Se han observado aumentos en el contenido de Claudina 2 y 3 en la orina de pacientes con enfermedad intestinal y el aumento en sangre de la zonulina o del LPS se correlaciona con el aumento de la permeabilidad de las uniones ocluyentes. Hay técnicas *ex vivo* e *in vitro* que evalúan la permeabilidad paracelular midiendo el flujo de moléculas que atraviesan el epitelio por dicha ruta o la resistencia transepitelial.

2.5. Mecanismos de regulación de las uniones ocluyentes

Las uniones ocluyentes son estructuras muy dinámicas, cuyas proteínas son rápidamente activadas y desactivadas, lo que afecta a las cascadas de señalización a ellas asociadas (Figura I.3.14). Asimismo, cambios en el citoesqueleto, en la distribución de las proteínas a lo largo de la unión o en su abundancia modifican la función de barrera. En general, el aumento en la expresión de las claudinas formadoras de barrera, la ocludina o las JAM se asocia con la reducción de la permeabilidad y mejora de la función de barrera; mientras que la disminución de estas proteínas y el aumento de las claudinas formadoras de los poros incrementan la permeabilidad de las uniones ocluyentes. Los cambios en la dinámica del citoesqueleto que modifican la permeabilidad de las uniones ocluyentes incluyen: i) la polimerización de la G actina para formar F-actina reorganiza el citoesqueleto y moviliza las proteínas de la unión y ii) la contracción del anillo de actomiosina induce la endocitosis de ocludina, la redistribución de ZO-1 y JAMs, y la disminución de la expresión de ZO-2 y ocludina; todo ello aumenta la permeabilidad a macromoléculas (ruta «no poro»). La internalización de las proteínas de las uniones ocluyentes no siempre conduce a cambios en su integridad y función: la endocitosis y la exocitosis son mecanismos homeostáticos para el recambio de las proteínas de la unión, es el desequilibrio entre ambos lo que las desestructura.

El establecimiento, mantenimiento y desmontaje de las uniones ocluyentes dependen de cambios transcripcionales y post-transcripcionales (fosforilación, glucosilación y/o ubiquitinización) de sus proteínas, de las reguladoras asociadas a la unión y del citoesqueleto de actomiosina (Figura I.3.15). La activación de diversos receptores inicia vías de señalización que fosforilan (mediante cinasas) o desfosforilan (mediante fosfatasas) proteínas de la unión (respuesta rápida), del citoesqueleto (respuesta rápida) y del núcleo (respuesta lenta). En general, la fosforilación de la ocludina y ZO-1 favorece su ensamblaje en la unión y la desfosforilación las disocia de ella. La fosforilación de las claudinas puede aumentar o disminuir la permeabilidad según cuál sea

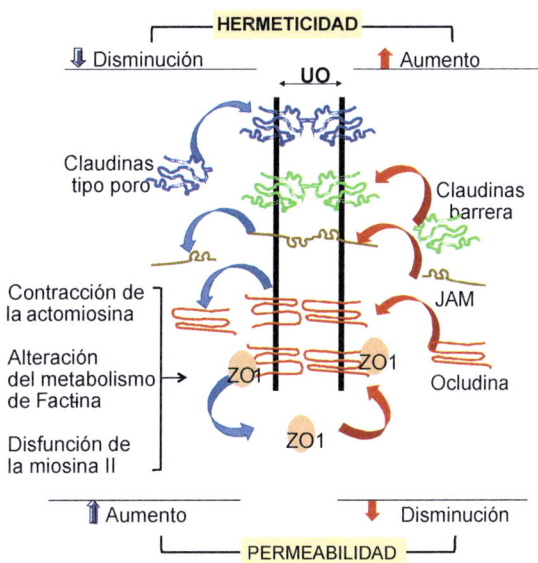

Figura I.3.14. Cambios en las uniones ocluyentes que afectan a su función de barrera. A mayor hermeticidad menor permeabilidad. Las flechas curvas indican si las proteínas se incorporan (en rojo) o se sueltan (en azul) de la unión

el tipo de claudina fosforilada. La fosforilación de la actomiosina provoca su contracción y la polimerización de la G actina, el resultado son uniones más permeables que permiten el paso de macromoléculas luminales. Otras vías de regulación incluyen los microRNAs no codificantes, el factor nuclear NF-κβ, la SMAD y la PPARαγ que regulan la expresión de la ocludina y claudinas. Las modificaciones en las uniones inducidas por las diferentes vías de señalización pueden ser sinérgicas y antagónicas.

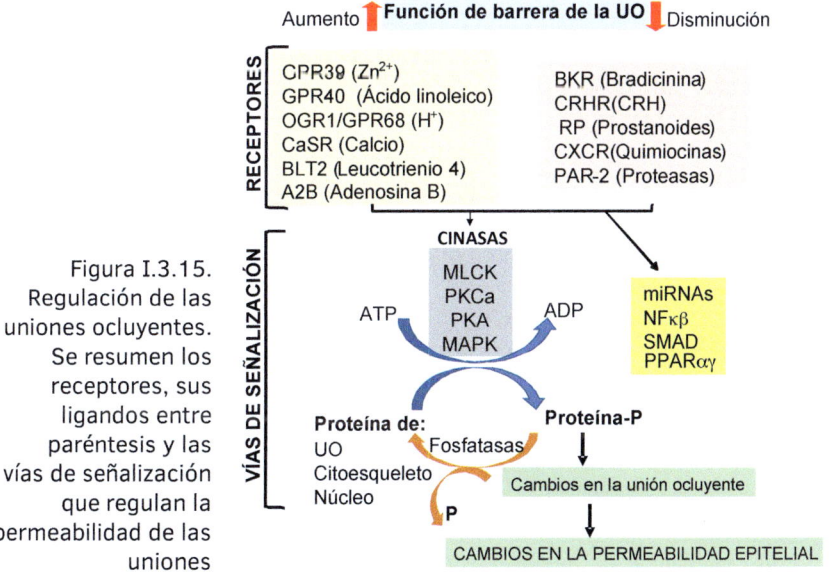

Figura I.3.15. Regulación de las uniones ocluyentes. Se resumen los receptores, sus ligandos entre paréntesis y las vías de señalización que regulan la permeabilidad de las uniones

2.6. Formación de las uniones ocluyentes

Las uniones ocluyentes y las adherentes forman el denominado «complejo de unión apical». Son dos tipos de unión completamente diferentes en composición y función, pero hay gran interdependencia entre ellas. Ambas están físicamente unidas por las ZOs y mediante moléculas de señalización. Las proteínas transmembranales de las uniones adherentes son la E-cadherina y la nectina que interaccionan con proteínas de la placa: la primera con la β-catenina y esta con la α-catenina y la nectina con la afadina. La α-catenina y la afadina interaccionan con el citoesqueleto de actomiosina.

Los procesos de formación de las uniones no se conocen en su totalidad. Se ha propuesto que las ocluyentes se ensamblen después de las adherentes y dependan de estas para su formación y mantenimiento (Figura I.3.16). El desencadenante del proceso parece ser la protrusión de las membranas basolaterales de las células vecinas seguida de contacto y unión de ambas membranas mediante las nectinas, estas reclutan a las afadinas y estas a la ZO-1. Inicialmente, las uniones que se forman están en el mismo plano que los contactos focales (uniones de las células con la membrana basal). Posteriormente, se unen las E-cadherinas de las células vecinas, estas reclutan a la β-catenina y esta a la α-catenina, formándose las uniones adherentes. Conforme las uniones adherentes maduran, se van separando de la membrana basal y por su lado apical se reclutarían proteínas de las uniones ocluyentes, comenzando con las JAM, que, a su vez, reclutan el complejo de polaridad PAR3/PAR6/PKCa, la ocludinas, las claudinas y la ZO1. Después se unirán las distintas proteínas de la placa y las de señalización. Finalmente, las uniones ocluyentes se separan de las adherentes por un mecanismo todavía desconocido, en el que parece participan los complejos de polaridad. La dinámica del citoesqueleto también es esencial para la formación y función de las uniones.

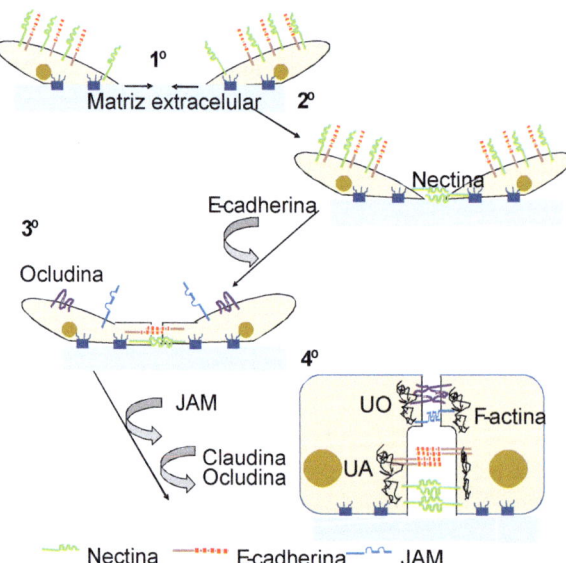

Figura I.3.16. Formación de las uniones adherentes y ocluyentes. UA, uniones adherentes; UO, uniones ocluyentes (adaptada de Miyoshi J. y Takai Y., 2005; en Uniones ocluyentes: formación)

Se desconocen las moléculas de las uniones ocluyentes que forman la cerca, pero en su establecimiento intervienen los complejos de polaridad PAR3–PAR6– PKC atípica)–CDC42 y CRB3– PALS1-PATJ. El PAR3 se disocia del complejo, pero se mantiene en las uniones ocluyentes marcando el límite entre la membrana apical y la basolateral. El PAR6/PKCa pasa a la membrana apical en diferenciación y provoca la acumulación de proteínas apicales señalizadoras, como la CRB3 y otras. En cualquier caso la misma localización física de ambas barreras, de permeabilidad y cerca, sugiere que están estructuralmente relacionadas.

La continua renovación epitelial, cada 3 a 5 días, conlleva el continuo establecimiento de nuevas uniones ocluyentes. Cuando las células epiteliales alcanzan la punta de las vellosidades, mueren y se exfolian. La pérdida de una célula interrumpe la barrera intestinal y si no se repara agentes potencialmente perjudiciales pasarán al medio interno. Lo impide el cierre rápido de la discontinuidad por las células que la rodean, seguido del establecimiento de nuevas uniones intercelulares (Figura I.3.17). Brevemente, cuando una célula se exfolia los bordes de las adyacentes que miran al espacio vacío y carecen de uniones ocluyentes se aplanan, sus extremos basales protruyen y se forma un anillo de actomiosina. Este anillo se contrae y cierra la discontinuidad como el cordel que cierra un bolso. Simultáneamente, se va formando el complejo apical entre las nuevas interfases celulares, como ya se ha mencionado. Algo semejante ocurre en el epitelio del colon, en donde no hay vellosidades.

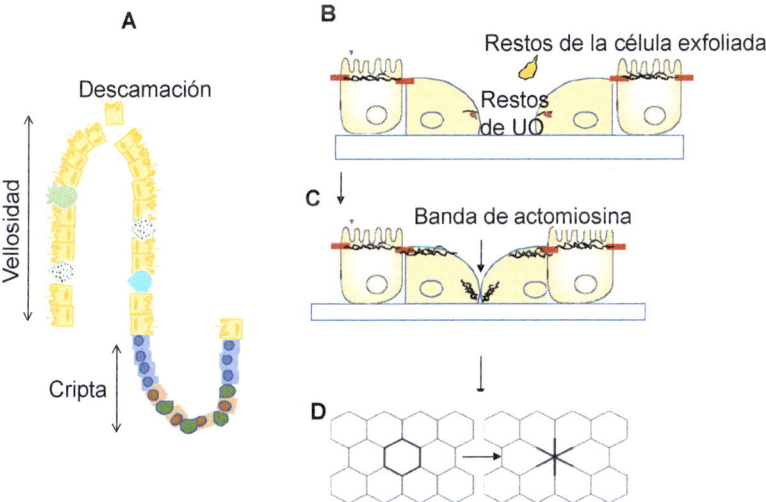

Cierre del bolso tirando de uno o dos cordones

Figura I.3.17. Formación de las uniones ocluyentes cuando se exfolia una célula epitelial. A, esquema de una vellosidad y una célula exfoliándose. B, epitelio con el hueco dejado por la célula exfoliada y al poco tiempo (C) se cierra del hueco por el cordón de acto-miosina, mediante un proceso parecido al del cierre de una bolsa tirando de los cordones (D) (adaptada de Florian P. y col., 2002; Willians J.M. y col., 2015; en Uniones ocluyentes. Formación)

2.7. Modificantes de las uniones ocluyentes

La plasticidad de las uniones ocluyentes es esencial para la función gastrointestinal, la renovación epitelial y la morfogénesis. Las uniones ocluyentes pueden abrirse transitoriamente para absorber nutrientes, como la glucosa, o para inducir una respuesta inmunitaria reguladora, pero su apertura desregulada y prolongada deja pasar al medio interno sustancias de mayor tamaño y durante tiempo, generando el «Síndrome de intestino permeable» o SIP (Capítulo IV.1, apartado 1). Factores internos y externos (ambientales) continuamente remodelan las uniones ocluyentes y cambian su permeabilidad directa y/o previa modificación de la microbiota (Figura I.3.18). Lo hacen modificando la contracción del anillo de acto-miosina, la organización del citoesqueleto, la expresión de las proteínas que constituyen las uniones o su desplazamiento en o de la unión. Los factores pueden cambiar cada una de las rutas de permeabilidad, la «poro» y la «no poro», independientemente.

A continuación, mencionaremos brevemente cómo dichos factores modifican la permeabilidad de las uniones ocluyentes.

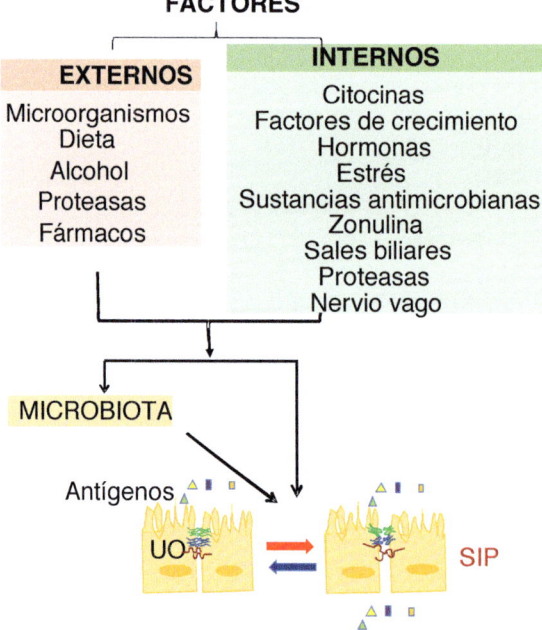

Figura I.3.18. Modificantes de la permeabilidad de la unión ocluyente. Algunos factores, por ejemplo la dieta y el estrés, lo hacen directa e indirectamente afectando al microbioma

2.7.1. Las citocinas y factores de crecimiento

Las citocinas son proteínas que regulan la respuesta inmunitaria y también actúan como factores de crecimiento, principalmente para las células hematopoyéticas. Las producen diversos tipos celulares y las hay proinflamatorias y antiinflamatorias. Las proinflamatorias, como el TNFα, el IFNγ, la IL-β1 y la IL-13, aumentan la permeabilidad de las uniones ocluyentes a las macro-moléculas (ruta «no poro») incrementando la expresión de la MLCK, cinasa que induce la contracción de la acto-miosina, lo que, a su vez, provoca la endocitosis de la ocludina. La IL-22 solo afecta a la ruta «poro» aumentando la expresión e incorporación de la claudina 2 a la unión sin afectar al paso de las macromoléculas (Figura I.3.19). El aumento de la claudina 2, siempre y cuando el gradiente osmótico dirija el agua hacia la luz intestinal, provocará diarrea, lo que elimina por lavado al patógeno inductor. El resultado de la acción de las citocinas proinflamatorias es disminuir la función de barrera de las uniones.

Las citocinas antiinflamatorias (IL-10 y TGFβ) y otros factores de crecimiento aumentan la integridad de las uniones ocluyentes, bien directamente modificando sus proteínas o indirectamente contrarrestando la acción de los factores proinflamatorios: por ejemplo, neutralizando el peróxido de hidrógeno producido por la infección.

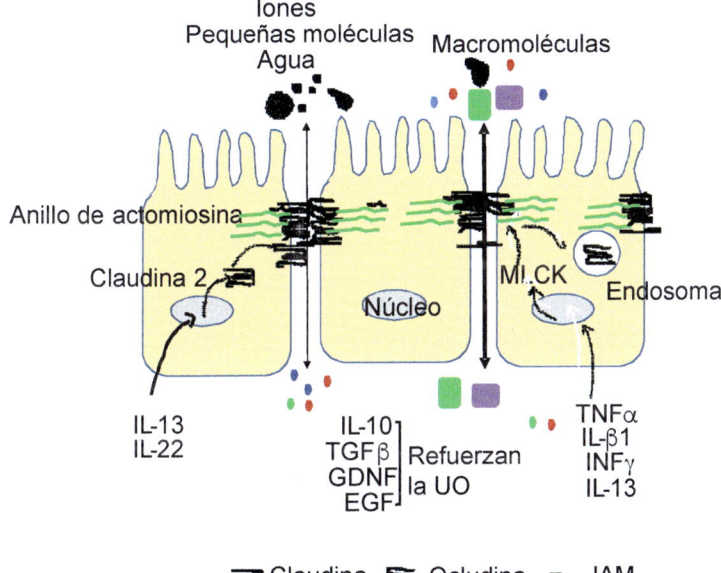

Figura I.3.19. Las citocinas, los factores de crecimiento y las uniones ocluyentes (UO) (adaptada de Lingaraju A. y col., 2015, en Regulación de las uniones: citocinas)

2.7.2. Las hormonas y proteasas

La corteza adrenal sintetiza el cortisol y el glucósido cardiotónico ouabaína. La *ouabaína* se une específicamente a la Na^+, K^+, ATPasa, transportador localizado en la membrana plasmática de nuestras células a excepción de los eritrocitos. A concentraciones tóxicas la ouabaína permeabiliza las uniones ocluyentes mientras que a las fisiológicas, que no modifican la actividad de la ATPasa, aumenta su hermeticidad. Tras la unión de la ouabaína, las subunidades alfa y beta de la Na$^+$, K$^+$, ATPasa interaccionan con proteínas intracelulares que eventualmente redistribuyen la ocludina y ZO-1 y cambian la expresión de las claudina-1, 2 y 4. Se desconocen las vías de señalización activadas. Situaciones fisiológicas (ejercicio) y patológicas (hipertensión y eclampsia) aumentan la concentración sérica de ouabaína.

El *cortisol* aumenta la permeabilidad de las uniones ocluyentes a macromoléculas (ej., LPS) y a pequeños iones y agua. En las células en cultivo Caco2 lo hace reduciendo la expresión de la claudina 1 (selladora) y ocludina y aumentando la de claudina 2.

Las células intestinales están expuestas a *proteasa*s endógenas (pancreáticas y de las células epiteliales descamadas) y exógenas (bacterianas y dieta), que pueden alterar la barrera intestinal bien, mediante su actividad proteolítica (hidrolizando las mucinas y las proteínas de las uniones ocluyentes) o vía al receptor PAR2 localizado en las dos membranas de las células epiteliales y cuya activación induce la contracción del anillo de actomiosina. Ambas acciones permeabilizan las uniones ocluyentes.

2.7.3. El estrés y el nervio vago

La respuesta al *estrés* (agudo y crónico, físico y psicológico) aumenta la permeabilidad de las uniones ocluyentes por diversos mecanismos, como se verá en el Capítulo III.4, apartado 4.2.

El *nervio vago* protege la barrera intestinal. Su estimulación aumenta la expresión y adecuada localización de ZO-1 y ocludina en las uniones e inhibe la liberación de citocinas proinflamatorias, por ejemplo, del TNFα por los mastocitos. También estimula los macrófagos 2 (Mɸ2) (antiinflamatorios) y la fagocitosis e inhibe los Mɸ1 (proinflamatorios). A veces, se ha observado aumento simultáneo de la IL-10. Hay pocos datos respecto a la acción de los Mɸ1 y Mɸ2 sobre la permeabilidad intestinal; no parece que los segundos estén implicados, pero la inhibición de los Mɸ1 podría modificarla (Figura 1.3.20).

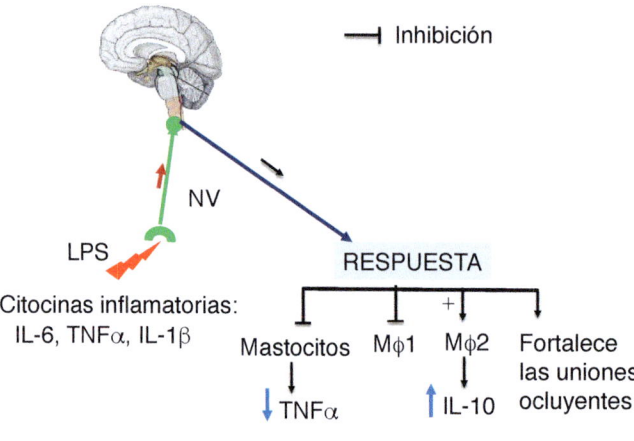

Figura 1.3.20. Respuesta de la barrera intestinal a la estimulación vagal (véase apartado de SIGLAS)

2.7.4. Las sustancias antimicrobianas

Las sustancias antimicrobianas, producidas por el epitelio y el sistema inmunitario innato, interaccionan con receptores de la membrana y activan sistemas de señalización que fortalecen las uniones ocluyentes. Por ejemplo, la buforina II oral aumenta la expresión intestinal de claudina-1, ocludina y ZO-1 en cerdos infectados con *E. coli*. En el yeyuno del ratón, la administración de catelicidina-BF indujo la expresión de ZO1 y restauró la función de barrera disminuida por el LPS. Igualmente, en un ratón con colitis inducida, la β-defensina-2 restauró la expresión colónica de la claudina-1, ZO-1 y ZO-2 y la integridad de la barrera. Se desconocen la mayoría de los receptores y vías de señalización activados por las sustancias antimicrobianas para modificar las uniones ocluyentes.

2.7.5. Los microorganismos

La microbiota intestinal (unos 10^{13} microorganismos) funciona como un órgano que nos aporta atributos no codificados por nuestro genoma. La microbiota comensal refuerza la función de barrera de las uniones ocluyentes y lo hace produciendo sustancias como el butirato (Capítulo III.2). Cambios no homeostáticos del microbioma intestinal (disbiosis, Capítulo III.3) aumentan la permeabilidad de las uniones ocluyentes porque reducen los productos microbianos que las refuerzan y los nuevos microbios dominantes, o sus productos, las desestructuran directamente o mediante la liberación intestinal de citocinas proinflamatorias (Figura I.3.21).

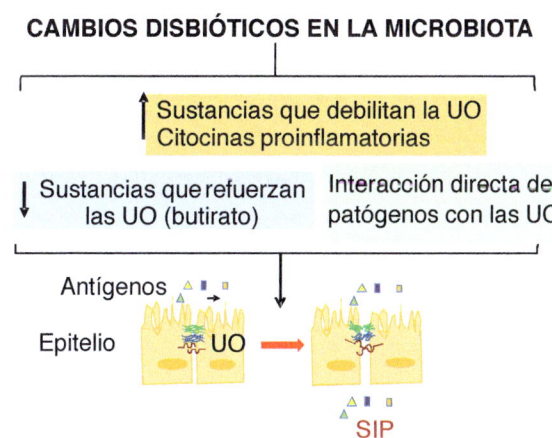

CAMBIOS DISBIÓTICOS EN LA MICROBIOTA

Sustancias que debilitan la UO
Citocinas proinflamatorias

Sustancias que refuerzan las UO (butirato)   Interacción directa de patógenos con las UO

Antígenos
Epitelio   UO
SIP

Figura I.3.21. Vías por las que la disbiosis modifica las uniones ocluyentes (UO). SIP, síndrome de intestino permeable

Los microorganismos modifican las uniones ocluyentes directa e indirectamente liberando sustancias, entre ellos los lipopolisacáridos, el butirato y los derivados del indol. Los dos últimos fortalecen las uniones y los primeros las desestructuran. *Los lipopolisacáridos* (LPS) son el principal componente de la membrana externa de las bacterias Gramnegativas y se liberan a la luz intestinal por roce o tras su lisis. Al LPS se le denomina *endotoxina* y a su presencia en sangre en cierta cantidad *endotoxemia*, situación desencadenante de numerosas enfermedades crónicas. Los LPSs son macromoléculas con un peso molecular entre 10-20 kDa, anfipáticas y homólogas a los fosfolípidos. Forman agregados y estructuras complejas de más de 100 kDa, tamaño muy superior al permitido para atravesar las uniones ocluyentes (20 kDa), por lo que su concentración en el plasma es baja o indetectable a pesar de ser alta en la luz intestinal (Figura I.3.22). La pequeña cantidad de LPS en plasma en condiciones fisiológicas indica que algo de LPS ha atravesado la barrera intestinal, pero esta entrada no es dañina para el hospedador y participa en la regulación del sistema inmunitario. Mantener alta la sensibilidad de este sistema al LPS requiere que el poco que entra al medio interno sea continuamente inactivado y eliminado. Para ello poseemos diversas proteínas (la CD14 soluble, la proteína que se une al LPS y la transportadora de los fosfolípidos) que rápidamente lo atrapan con forme llega a la sangre y lo transfieren a las lipoproteínas (el 90 %), principalmente a las de alta densidad. Debe existir otro sistema que elimine el LPS unido a las lipoproteínas.

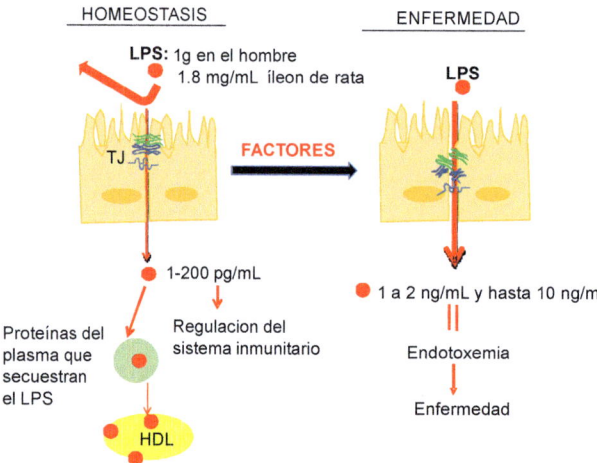

Figura I.3.22. Contenido intestinal y sanguíneo del LPS en condiciones homeostáticas y patológicas (los valores fueron tomados de Hersoug L-G., Møller P. y Loft S., 2015; en Factores: LPS.)

Diversos factores (externos e internos) incrementan el contenido de LPS en la sangre hasta 1 o 2 ng/mL (endotoxemia) y hasta 10 ng/mL (a esta última concentración sérica el LPS no mata las células epiteliales) y lo hacen aumentando la absorción intestinal del LPS y/o la permeabilidad de las uniones ocluyentes a las macromoléculas (Figura I.3.23). El aumento en la absorción del LPS lo provoca la dieta rica en grasa (Figura I.3.23 A). Durante el ayuno, los enterocitos secretan al plasma pequeñas cantidades de lipoproteínas parecidas a las de baja densidad y con una dieta equilibrada la producción de quilomicrones es baja y también lo es el contenido sérico de LPS. Una dieta rica en grasa aumenta la demanda epitelial de fosfolípidos para formar los quilomicrones (QM) y las células echan mano del LPS, de manera que este pasa al medio interno formando parte de ellos. Los enterocitos incorporan el LPS mediante proteínas de su membrana apical (la translocasa de ácidos grasos, el receptor «barrendero» CD36 y el receptor clase B tipo I, entre otras).

Una vez atravesado el epitelio, el LPS se une al receptor TLR4 e inicia cascadas de señalización que desestructuran la barrera intestinal (Figura I.3.23) mediante diversos mecanismos. Uno de ellos es disminuir la producción de la interleucina antiinflamatoria IL-10 (esencial para la inmunidad antimicrobiana e integridad de las uniones ocluyentes) e incrementar la de las proinflamatorias IL-β1, TNFα e IL-6, citocinas permeabilizadoras de las uniones ocluyentes. El resultado es mayor entrada de LPS al medio interno y aumento de sus efectos sobre la barrera intestinal. Otra respuesta al LPS es reducir el espesor de la capa de moco y aumentar la expresión del TLR4 en la membrana del enterocito (la mayoría dicen en la membrana basolateral), de la proteína CD14 (necesaria para la unión del LPS al TLR4) y de la quimiocina CCL5; esta quimiocina atrae a las células proinflamatorias, aumentado aún más las citocinas proinflamatorias. Salvo que una respuesta inmunitaria adaptativa evite las cascadas de señalización desencadenadas por el LPS, las modificaciones mencionadas generarán endotoxemia metabólica e inflamación sistémica crónica subclínica.

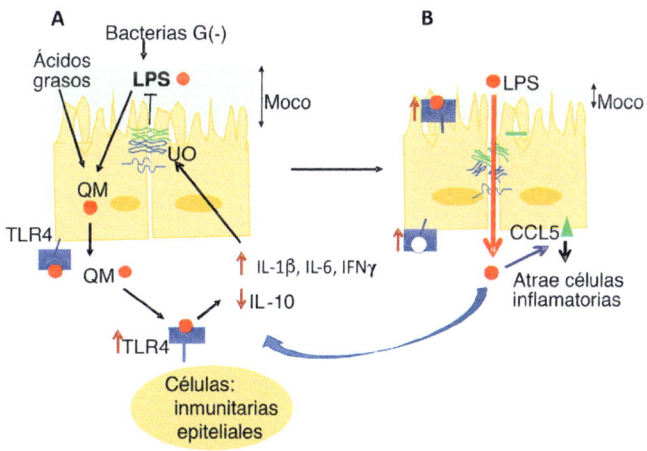

Figura I.3.23. Entrada del LPS al medio interno y sus acciones. A, absorción del LPS. B, entrada del LPS por las uniones ocluyentes permeabilizadas. QM, quilomicrones (adaptada de Hersoug L.-G., Møller P. y Loft S., 2018, Factores: LPS)

Ciertos microorganismos patógenos desestructuran las uniones ocluyentes interaccionando con las proteínas de la unión desde el exterior o desde el citosol. Por ejemplo, la enterotoxina de *Costridium perfringes* se une a los dominios extracelulares de la claudina 4, el virus de la hepatitis C se une a la claudina 1, los reovirus a la JAM-A, el virus Coxsackie a la CAR y *Shigella flexneri* tiene como diana la tricelulina. Todo ello distorsiona la función de barrera de las uniones. Ciertas bacterias (*Echerichia coli*, *Salmonella*, *Helicobacter pilory* y *S. flexneri*) introducen proteínas efectoras en la célula epitelial y desde el lado citosólico desestructuran las uniones ocluyentes. Los microorganismos también pueden afectar al citoesqueleto. Así, la toxina Zot de *Vibrio cholerae* activa la PKCa, cinasa que reorganiza el citoesqueleto mediante la polimerización de la G actina y desplaza a la ZO-1 de la unión, con la consecuente desestructuración de esta; la *E. coli* enteropatógena induce la contracción de la actomiosina activando el enzima MLCK.

2.7.6. La dieta

Los componentes de la dieta modifican la integridad de las uniones ocluyentes: 1, actuando directamente sobre ellas e indirectamente modificando, por ejemplo, la síntesis de moco y la liberación de las sustancias antimicrobianas; 2, afectando al sistema inmunitario (aumento de las citocinas proinflamatorias); 3, modificando epigenéticamente la expresión de las proteínas de las uniones ocluyentes, y 4, interactuando con el microbioma (Figura I.3.24).

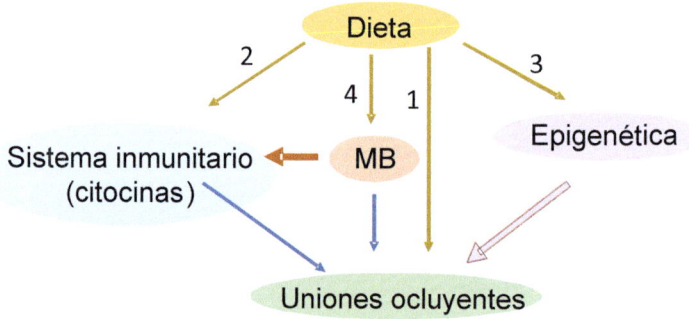

Figura I.3.24. La dieta y las uniones ocluyentes

Brevemente mencionaremos los mecanismos mediante los que los nutrientes modifican la permeabilidad de las uniones ocluyentes. Comparado con una dieta de carbohidratos o el ayuno, la *dieta rica en grasa* aumenta el contenido postprandial del LPS en sangre, más aún la dieta rica en grasa saturada que la poliinsaturada. El exceso de grasa en la dieta aumenta la permeabilidad de las uniones ocluyentes activando diversos mecanismos, entre ellos la absorción intestinal de LPS (Figura I.3.23A) y cuyos efectos sobre la barrera intestinal se han esquematizado enla Figura I.3.23. También, la excesiva producción de los quilomicrones generada por la dieta rica en grasa podría aumentar la presión subepitelial y desestructurar las uniones ocluyentes e incluso romper la membrana basal, comprometiendo la barrera intestinal y aumentando el paso de macromoléculas a la sangre.

La Figura I.3.25 resume otros mecanismos por los que la dieta rica en grasa aumenta la permeabilidad de las uniones ocluyentes a macromoléculas, entre ellas el LPS, que, a su vez, permeabilizará aún más las uniones (1). Dicha dieta disminuye la fosfatasa alcalina intestinal, enzima que nos detoxifica del LPS luminal desfosforilándolo (2). En las células Caco 2, algunos

ácidos grasos, como el γ-linolenico y el docosahexaenoico, actúan como moléculas señalizadoras y aumentan la permeabilidad de sus uniones ocluyentes
mediante cambios en el anillo de acto-miosina y en la distribución de ZO-1,
ocludina, claudinas y JAM en las uniones (3). La dieta rica en grasa estimula la
liberación de los ácidos biliares, que a las concentraciones alcanzadas incrementan la permeabilidad intestinal. En las células Caco 2, los ácidos biliares
se unen al receptor del factor de crecimiento epitelial (RFCE) y desfosforilan
la ocludina, disocian el complejo ocludina-ZO1 y aumentan la permeabilidad
intestinal (4). Por otro lado, la suplementación con ácidos biliares hidrofílicos, como el ursodeoxicólico, mejora la integridad de la barrera intestinal del
ratón. Otro efecto de la dieta rica en grasa es disminuir el contenido de Bifidobacteria, lo que reduce la producción del péptido 2 parecido al glucagón
(GLP) por las células enteroendocrinas, péptido que mantiene la integridad de
la barrera (5). Lo ácidos grasos trans estimulan los macrófagos tipo 1 (Mφ1),
proinflamatorios, y los monoinsaturados los Mφ2 productores de IL10.

Al menos dos observaciones sugieren que el cambio microbiano precede al aumento de la permeabilidad de las uniones inducido por la dieta
rica en grasa: i) la administración de *Akkermansia muciniphila* o de probióticos normaliza la capa de moco reducida por el LPS y ii) el antibiótico vancomicina bloquea el aumento de la permeabilidad intestinal.

El exceso de azúcares sencillos y Na^+ en la dieta también aumenta la
permeabilidad de las uniones ocluyentes. Normalmente el contenido de glucosa en la luz del intestino delgado supera al del plasma y su absorción

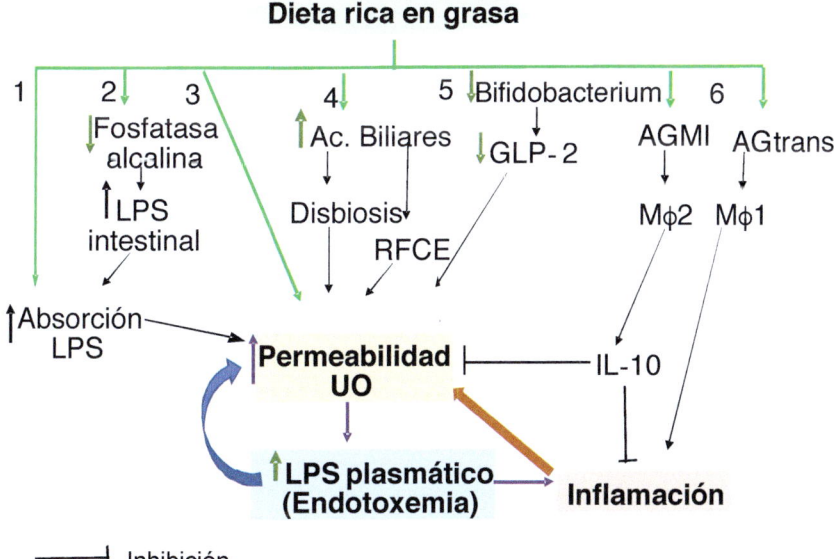

Figura I.3.25. Acciones de la dieta rica en grasa sobre la permeabilidad intestinal. AG, ácidos grasos; AGMI, ácidos grasos monoinsaturados; RFCE, receptor del factor de crecimiento epitelial (véase apartado de SIGLAS)

ocurre mayoritariamente por la ruta paracelular. De no ser así, la alta concentración intestinal de glucosa saturaría su transportador (el SGLT1) y gran parte de la ingerida se eliminaría en las heces.

El cotransporte Na^+/glucosa, mediado por el SGLT1 de la membrana apical del enterocito, activa una cascada de señalización que promueve la inserción del intercambiador Na^+/H^+ (NHE3) en dicha membrana. El NHE3 alcaliniza el citosol sacando protones y la alcalinización activa el enzima MLCK, que permeabiliza las uniones contrayendo el citoesqueleto. La salida de Na^+ y glucosa de la célula por la membrana basolateral aumenta la osmolaridad intercelular y basal por encima de la que hay en el lado apical del epitelio, este gradiente osmótico empuja la entrada de agua al medio interno a través de las uniones ocluyentes permeabilizadas y el agua arrastra pequeños solutos, entre ellos la glucosa, complementado así su transporte transcelular (Figura I.3.26). La sal aumenta la permeabilidad de las uniones ocluyentes por este mismo mecanismo. Un consumo excesivo de glucosa y sal podría aumentar excesivamente la apertura de las uniones.

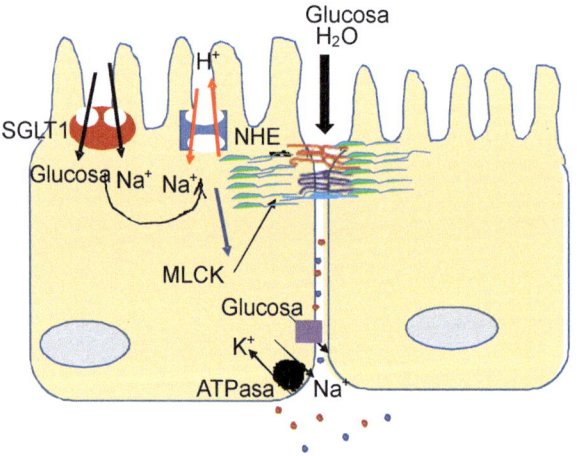

Figura I.3.26. La absorción de la glucosa y las uniones ocluyentes (adaptada de Turner J.R. y col., 2014; en Regulación de las uniones: la dieta)

Otro azúcar sencillo es la fructosa. Esta atraviesa el epitelio mediante dos transportadores: el Glut5 de la membrana apical para entrar al enterocito y el Glut 2 de la basolateral para salir. La ingesta excesiva de fructosa genera endotoxemia, en principio indicativo de una permeabilidad intestinal aumentada, pero hay discrepancia sobre si la aumenta o no. También se ha observado que la fructosa altera el microbioma (aumenta los Firmicutes y reduce los Bacteroidetes) y disminuye la expresión de mucina 2 y defensinas, lo que podría modificar la permeabilidad de las uniones.

Los aditivos nutricionales y conservantes (azúcares, sal, disolventes orgánicos, emulsionantes, gluten, la transglutamasa bacteriana y nanopartículas), en general, aumentan la permeabilidad de las uniones ocluyentes.

La lista de componentes de la dieta que modifican las uniones ocluyentes es muy extensa y, en su mayoría, los estudios se han realizado en células en cultivo, que están lejos de la situación fisiológica. Solo mencionaremos algunos compuestos. Ciertos ácidos grasos (el butirato y los omegas 3), aminoácidos (glutamina, arginina, dosis fisiológicas de triptófano), polifenoles (quercetina y el isoflavonoide genisteína), prebióticos (sustancias de la dieta no digeridas por el hospedador que favorecen el desarrollo y función del microbioma intestinal saludable), el Zn^{2+} y las vitaminas D y A fortalecen las uniones ocluyentes.

Algunos componentes de la dieta modifican la permeabilidad intestinal modulando la señalización de las citocinas. Por ejemplo, el epigalocatequina-3-galato, principal polifenol del té verde, impide el aumento de la permeabilidad intestinal inducido por el IFNγ sin afectarla por sí solo; la curcumina bloquea la acción del TNFα y de la IL-β1, ambas permeabilizan las uniones. La genisteína y la leche de soja fermentada con ciertos lactobacilos bloquean el efecto del TNFα sobre las uniones ocluyentes, no observándose con la leche no fermentada. Este efecto protector de la leche fermentada pone de relieve la importancia de las interacciones dieta-bacterias en la regulación de la barrera intestinal.

El procesado industrial o luminal de los componentes de la dieta, en principio inocuos, podría cambiar su inmunogenicidad, de manera que: i) se conviertan en neoepítopos de las uniones ocluyentes, ii) produzcan cambios en el DNA (metilación) o en las histonas (deacetilación) que afecten a la expresión de las proteínas de las uniones ocluyentes, iii) cambien la microbiota y los productos microbianos y iv) reaccionen con componentes del organismo generando nuevas moléculas antigénicas (la hipótesis de los haptenos).

Todo lo mencionado nos indica que para mantener una barrera intestinal sana debemos huir de las dietas hipercalóricas y que contienen aditivos, entre otras; consumir fibra (prebióticos), y en general aquellos compuestos que fortalezcan las uniones ocluyentes, como las vitaminas D y A, flavonoides, probióticos, combinaciones de probióticos y prebióticos, etc.

2.7.7. La zonulina

Los enterocitos sintetizan y liberan la zonulina, una proteína análoga a la toxina *zónula ocludens* o Zot de *Vibrio cholerae*. Hasta el momento es el único modulador fisiológico de la permeabilidad de las uniones ocluyentes y el cambio que produce en ellas es reversible. El inductor de la síntesis y secreción de zonulina mejor conocido es la gliadina, una glucoproteína del gluten que se une al receptor CXCR3 de la membrana apical de los enterocitos. Las enterobacterias también incrementan la síntesis y liberación de la zonulina, sugiriendo que modificaciones no homeostáticas del microbioma (disbiosis) aumentan su expresión. La estimulación de la síntesis de zonulina también aumenta su contenido en plasma.

La unión de la zonulina a los receptores EGFR y PAR2 de la membrana apical del enterocito activa la ruta de señalización de la fosfolipasa C, en la que el diacilglicerol y el Ca^{2+} activan la proteína cinasa C (PKCa) (Figura I.3.27). Esta cinasa fosforila proteínas diana que inducen la polimerización de la G actina, la reorganización del citoesqueleto y el subsecuente desplazamiento de proteínas de las uniones ocluyentes, como la ZO-1. Todo ello aumenta la permeabilidad de la ruta «no poro» de dichas uniones, lo que permite el paso al medio interno de macromoléculas, entre ellas los componentes del gluten, y los individuos genéticamente predispuestos desarrollan la celiaquía. Finalizada la señalización por zonulina, las uniones ocluyentes vuelven a su posición basal.

El acetato de larazotide, un antagonista del receptor de la zonulina, ha dado resultados prometedores en ensayos preclínicos restaurando la permeabilidad de las uniones ocluyentes.

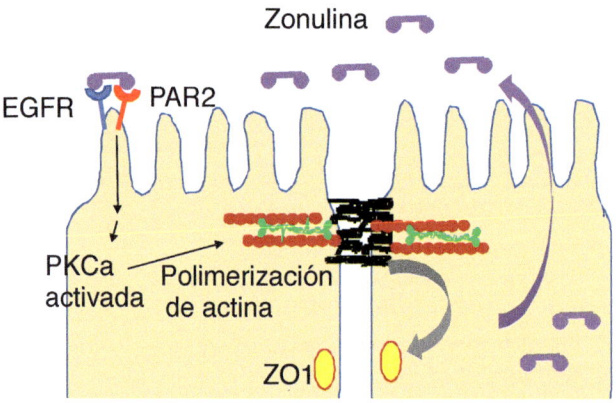

Figura I.3.27. La zonulina y la ruta «no poro» (adaptada de Fasano A., 2012; en Regulación de las uniones: zonulina)

2.7.8. Otros factores exógenos

El *etanol* y el acetaldehído, su principal metabolito, disminuyen la función de barrera del epitelio mediante diversos mecanismos. Directamente dañan las células epiteliales, las uniones ocluyentes y adherentes y el citoesqueleto. Indirectamente lo hacen activando la respuesta oxidativa y la señalización del factor NF-κβ, vía que estimula la síntesis de citocinas proinflamatorias. También disminuyen la producción de la β-defensina (fortalece las uniones ocluyentes) y altera el microbioma (disbiosis), lo que a su vez desestructura las uniones. Algunas especies bacterianas como la *E. coli* y *Weisella confusa* producen alcohol y este puede ser el mecanismo por el que comprometan la función de la barrera intestinal.

Prácticamente todos los *fármacos* antiinflamatorios no esteroideos aumentan el paso de macromoléculas por el intestino del ser humano y un tratamiento prolongado produce inflamación sistémica de bajo grado en un 70 % de los pacientes. Tienen efectos directos e indirectos sobre el epitelio. Por ejemplo, interaccionan con los lípidos de la membrana y, desacoplando la fosforilación oxidativa, reducen la producción de ATP, lo que a su vez desestructura el citoesqueleto de actomiosina, esencial para el funcionamiento de las uniones ocluyentes.

Conclusión

Las uniones ocluyentes han pasado de ser una especialización de la membrana plasmática (Farquhar y Palade, 1963) a una estructura con gran plasticidad y crítica para nuestra salud. Su ensamblaje, mantenimiento y desmontaje ocurren continuamente, de manera que están sometidas a una continua remodelación por fosforilación/desfosforilación, endocitosis/ exocitosis, migración, recirculación e incluso degradación de sus proteínas. Factores externos e internos afectan dichos procesos y modifican la permeabilidad directamente y/o modificando la comunidad microbiana.

3. LA BARRERA VASCULAR INTESTINAL

El endotelio de los capilares subepiteliales controla el paso de los antígenos intestinales al torrente circulatorio y Spadoni y col. (2015) lo denominaron «barrera vascular intestinal». Su permeabilidad la determinan las uniones ocluyentes, cuya estructura, composición y regulación es similar a las del epitelio intestinal: cambios en la ocludina y ZO-1, y el TNFα aumentan su permeabilidad.

Las uniones ocluyentes de la barrera vascular comparten características morfológicas y funcionales con la hematoencefálica, con algunas diferencias: esta última excluye las moléculas > 500 Da y la vascular intestinal permite el paso de moléculas de hasta 4 kDa, es decir, el de las moléculas necesarias para nuestra nutrición e inducción de la tolerancia oral, pero no las bacterias o sus componentes como el LPS.

REFERENCIAS

Epitelio

Generales

Gerbe, F.; Legraverend, C. y Jay, P. (2012): «The intestinal epithelium tuft cells: specification and function». *Cellular and Molecular Life Sciences*, 69, 2907-2917. DOI: 10.1007/s00018-012-0984-7.

Mallegol, J. G. y van Heyman, N. M. (2005): «Phenotypic and functional characterization of intestinal epithelial exosomes». *Blood Cells, Molecules and Diseases*, 35, 11-16. DOI: 10.1016/j.bcmd.2005.04.001.

Ménard, S.; Cerf-Bensussan, N. y Heyman, N. (2010): «Multiple facets of intestinal permeability and epithelial handling of dietary antigens». *Mucosal Immunology*, 3, 247-259. DOI: 10.1038/mi.2010.5.

Okumura, R. y Takeda, K. (2017): «Roles of intestinal epithelial cells in the maintenance of gut homeostasis». *Experimental and Molecular Medicine*, 49, e338. DOI: 10.1038/emm.2017.20.

Peterson, L. W. y Artis, D. (2014): «Intestinal epithelial cells: regulators of barrier function and immune homeostasis». *Nature Reviews Immunology*, 14, 141-153. DOI: 10.1038/nri3608.

Wells, J. M. y col. (2017): «Homeostasis of the gut barrier and potential biomarkers». *American Journal of Physiology-Gastrointestinal and Liver Physiology*, 312, G171-G193. DOI: 10.1152/ajpgi.00048.2015.

Uniones ocluyentes

Generales

Buckley, A. y Turner, J. R. (2018): «Cell biology of tight junction barrier regulation and mucosal disease». *Cold Spring Harbor Perspectives in Biology*, 10, a029314. DOI: 10.1101/cshperspect.a029314.

Farquhar, M. G. y Palade, G. E. (1963): «Junctional complexes in various epithelia». *Journal of Cell Biology*, 17, 375-412.

Furuse, M. T. y col. (1993): «Occludin: a novel integral membrane protein localizing at tight junctions». *Journal of Cell Biology*, 123, 1777-1788. DOI: 10.1083/jcb.123.6.1777.

Shen, Le y col. (2011): «Tight Junction pore and leak pathways: a dynamic duo». *Annual Review of Physiology*, 73, 283-309. DOI: 10.1146/annurev-physiol-012110-142150.

Steed, E.; Balda, M. S. y Matter, K. (2009): «Dynamics and functions of tight junctions». *Trends in Cell Biology*, 20, 142-149. DOI: 10.1016/j.tcb.2009.12.002.

Stevenson, B. R. y col. (1986): «Identification of ZO-1: a high molecular weight polypeptide associated with the tight junction (zonula occludens) in a variety of epithelia». *Journal of Cell Biology*, 103, 755-766. DOI: 10.1083/jcb.103.3.755.

Vancamelbeke, M. y Mermeire, S. (2017): «The intestinal barrier: a fundamental role in health and disease». *Expert Review in Gastroenterology and Hepatology*, 11, 821-834. DOI: 10.1080/17474124.2017.1343143.

Estructura y componentes las uniones

Balda, M. S. y Matter, K. (2016): «Tight junctions as regulators of tissue remodeling». *Current Opinion in Cell Biology*, 42, 94-101. DOI: 10.1016/j.ceb.2016.05.006.

Van Itallie, C. M. y Anderson, J. M. (2014): «Architecture of tight junctions and principles of molecular composition». *Seminars in Cell and Development Biology*, 36, 157-165. DOI: 10.1016/j.semcdb.2014.08.011.

Zihni, C.; Mills C.; Matter, K. y Balda, M. S. (2016): «Tight junctions: from simple barriers to multifunctional molecular gates». *Nature Reviews*, 17, 564-580. DOI: 10.1038/nrm.2016.80.

Claudinas

Furuse, M. y col. (1998): «Claudin-1 and -2: novel integral membrane proteins localizing at tight junctions with no sequence similarity to occluding». *Journal of Cell Biology*, 141, 1539-1550. DOI: 10.1083/jcb.141.7.1539.

Rosenthal, R. y col. (2017): «Water channels and barriers formed by claudins». *Annals of the New York Academy of Sciences*, 1397, 100-109. DOI: 10.1111/nyas.13383.

Suzuki, H. y col. (2015): «Model for the architecture of claudin-based paracellular ion channels through tight junctions». *Journal of Molecular Biology*, 427, 291-297. DOI: 10.1016/j.jmb.2014.10.020.

Van Itallie, C. M. y Anderson, J. M. (2004): «The molecular physiology of tight junction pores». *Physiology*, 19, 331-338. DOI: 10.1152/physiol.00027.2004.

Van Itallie, C. M. y Anderson, J. M. (2006): «Claudins and epithelial paracellular transport». *Annual Reviews of Physiology*, 68, 403-429. DOI: 10.1146/annurev.physiol.68.040104.131404.

Modelos de las uniones ocluyentes

Hua, L. G. y Weber, C. R. (2014): «Molecular aspects of tight junction barrier function». *Current Opinion in Pharmacology*, 19, 84-89. DOI: 10.1016/j.coph.2014.07.017.

Krug, S. M.; Schulzke, J. D. y Fromm, M. (2014): «Tight junction, selective permeability, and related diseases». *Seminars in Cell & Developmental Biology*, 36, 166-176. DOI: 10.1016/j.semcdb.2014.09.002.

Lingaraju, A. y col. (2015): «Conceptual barriers to understanding physical barriers». *Seminars in Cell & Developmental Biology*, 42, 13-21. DOI: 10.1016/j.semcdb.2015.04.008.

Formación de las uniones y polaridad funcional

Miyoshi, J. y Takai, Y. (2005): «Molecular perspective on tight-junction assembly and epithelial polarity». *Advanced Drug Delivery Reviews*, 57, 815-55. DOI: 10.1016/j.addr.2005.01.008.

Florian, P. y col. (2002): «Single-cell epithelial defects close rapidly by an actinomyosin purse string mechanism with functional tight junctions». *Journal of Physiology*, 545, 485-499. DOI: 10.1113/jphysiol.2002.031161.

Su, W.-H. y col. (2012): «Polarity Protein Complex Scribble/Lgl/Dlg and Epithelial Cell Barriers». *Advances in Experimental Medicine and Biology*, 763, 149-170. DOI: 10.1007/978-1-4614-4711-5_7.

Williams, J. M. y col. (2015): «Epithelial cell shedding and barrier function: a matter of life and death at the small intestinal villus tip». *Veterinary Pathology*, 52, 445-455. DOI: 10.1177/0300985814559404.

Regulación de las uniones

Bischoff, S. C. y col. (2014): «Intestinal permeability – a new target for disease prevention and therapy». *Gastroenterology*, 14, 189. DOI: 10.1186/s12876-014-0189-7.

Boivin, F. J. y Schmidt-Ott, K. M. (2017): «Transcriptional mechanisms coordinating tight junction assembly during epithelial differentiation». *Annals of the New York Academy of Sciences*, 1397, 80-99. DOI: 10.1111/nyas.13367.

Chelakkot, C.; Ghim, J. y Ryu, S. H. (2018): «Mechanisms regulating intestinal barrier integrity and its pathological implications». *Experimental and Molecular Medicine*, 50, 1-9. DOI: 10.1038/s12276-018-0126-x.

Dulantha, U. y col. (2011): «Regulation of tight junction permeability by intestinal bacteria and dietary components». *The Journal of Nutrition*, 141, 769-776. DOI: 10.3945/jn.110.135657.

Gonzalez-Mariscal, L. y col. (2018): «Relationship between G proteins coupled receptors and tight junctions». *Tissue Barriers*, 6, e1414015. DOI: 10.1080/21688370.2017.1414015.

Lechuga, S. y Ivanov, A. (2017): «Disruption of the epithelial barrier during intestinal inflammation: Quest for new molecules and mechanisms». *Biochimica et Biophysica Acta*, 1864, 1183-1194. DOI: 10.1016/j.bbamcr.2017.03.007.

McCole, D. F. (2013): «Phosphatase regulation of intercellular junctions». *Tissue barriers*, 2, e26713. DOI: 10.4161/tisb.26713.

Rodgers, L. S. y Fanning, A. S. (2012): «Regulation of epithelial permeability by the actin cytoskeleton». *Cytoskeleton (Hoboken)*, 68, 653-660. DOI: 10.1002/cm.20547.

Suzuki, T. (2013): «Regulation of intestinal epithelial permeability by tight junctions». *Cellular and Molecular Life Sciences*, 70, 631-659. DOI: 10.1007/s00018-012-1070-x.

Turner, J. R. y col. (2014): «The role of molecular remodeling in differential regulation of tight junction permeability». *Seminars in Cell and Developmental Biology*, 36, 204-212. DOI: 10.1016/j.semcdb.2014.09.022.

Utech, M.; Mennigen, R. y Bruewer, M. (2010): «Endocytosis and recycling of tight junction proteins in inflammation». *Journal of Biomedicine and Biotechnology*, 2010, 484987. DOI: 10.1155/2010/484987.

Yu, L. C.-H. (2012): «Intestinal epithelial barrier dysfunction in food hypersensitivity». *Journal of Allergy (Cairo)*, 2012, 596081. DOI: 10.1155/2012/596081.

Alcohol

Meroni, M.; Longo, M. y Dongiovanni, P. (2019): «Alcohol or gut microbiota: who is the guilty?». *International Journal of Molecular Sciences*, 20, 4568. DOI: 10.3390/ijms20184568.

Rao, R. (2009): «Endotoxemia and gut barrier dysfunction in alcoholic liver disease». *Hepatology*, 50, 638-644. DOI: 10.1002/hep.23009.

Starkel, P. y col. (2018): «Intestinal dysbiosis and permeability: the yin and yang in alcohol dependence and alcoholic liver disease». *Clinical Science (London)*, 132, 199-212. DOI: 10.1042/CS20171055.

Citocinas

Hering, N. A.; Fromm, M. y Schulzke, J. D. (2012): «Determinants of colonic barrier function in inflammatory bowel disease and potential therapeutics». *The Journal of Physiology*, 590, 1035-1044. DOI: 10.1113/jphysiol.2011.224568.

Tsai, P. Y. y col. (2017): «IL-22 Upregulates epithelial claudin-2 to drive diarrhea and enteric pathogen clearance». *Cell Host and Microbe*, 21, 671-681.e4. DOI: 10.1016/j.chom.2017.05.009.

Dieta

De Santis, S. y col. (2015): «Nutritional keys for intestinal barrier modulation». *Frontiers in Immunology*, 6, 612. DOI: 10.3389/fimmu.2015.00612.

Farré, R. y col. (2020): «Intestinal Permeability, Inflammation and the Role of Nutrients». *Nutrients*, 12, 1185. DOI: 10.3390/nu12041185.

Fuke, N. y col. (2019): «Regulation of gut microbiota and metabolic endotoxemia with dietary factors». *Nutrients*, 11, 2277. DOI: 10.3390/nu11102277.

Laudisi, F.; Stolfi, C. y Monteleone, G. (2019): «Impact of food additives on gut homeostasis». *Nutrients*, 11, 2334. DOI: 10.3390/nu11102334.

Rohr, M. R. y col. (2019): «Negative effects of a high-fat diet on intestinal permeability: a review». *Advances in Nutrition*, 11, 77-91. DOI: 10.1093/advances/nmz061.

Suzuki, T. y Haraa, H. (2010): «Role of flavonoids in intestinal tight junction regulation». *Journal of Nutrition Biochemistry*, 22, 401-408. DOI: 10.1016/j.jnutbio.2010.08.001.

Thaiss, C. A. y col. (2018): «Hyperglycemia drives intestinal barrier dysfunction and risk for infection». *Science*, 359, 1376-1383. DOI: 10.1126/science.aar3318.

Volynets, V. y col. (2017): «Intestinal barrier function and the gut microbiome are differentially affected in mice fed a western-style diet or drinking water supplemented with fructose». *The Journal of Nutrition*, 147, 770-780. DOI: 10.3945/jn.116.242859.

Hormonas

Boivin, M. A. y col. (2007): «Mechanism of glucocorticoid regulation of the intestinal tight junction barrier». *American Journal of Physiology*

Gastrointestinal and Liver Physiology, 292, G590-8. DOI: 10.1152/ajpgi. 00252.2006.

Larre, I. y col. (2014): «The emergence of the concept of tight junctions and physiological regulation by ouabain». *Seminars in Cell and Developmental Biology*, 36, 149-156. DOI: 10.1016/j.semcdb.2014.09.010.

Rincon-Heredia, R. y col. (2013): «Ouabain induces endocytosis and degradation of tight junction proteins through ERK1/2-dependent pathways». *Experimental Cell Research*, 320, 108-118. DOI: 10.1016/j.yexcr.2013.10.008 2013.

Rodiño-Janeiro, B. K. y col. (2015): «Role of corticotropin-releasing factor in gastrointestinal permeability». *Journal Neurogastroenterology and Motility*, 21, 33-50. DOI: 10.5056/jnm14084.

Ye, Z. y col. (2019): «Chronic stress and intestinal permeability: lubiprostone regulates glucocorticoid receptor-mediated changes in colon epithelial tight junction proteins, barrier function and visceral pain in the rodent and human». *Neurogastroenterology and Motility*, 31, 2/e13477. DOI: 10.1111/nmo.13477.

Microorganismos

Allam-Ndoul, B.; Castonguay-Paradis, S. y Veilleux, A. (2020): «Gut microbiota and intestinal trans-epithelial permeability». *International Journal of Molecular Sciences*, 21, 6402. DOI: 10.3390/ijms21176402.

Cossart, P. y Sansonetti, P. J. (200): «Bacterial invasion: the paradigms of enteroinvasive pathogens». *Science*, 304, 242-248. DOI: 10.1126/science.1090124.

Guttman, J. A. y Finlay, B. B. (2009): «Tight junctions as targets of infectious agents». *Biochimica et Biophysica Acta*, 1788, 832-841. DOI: 10.1016/j.bbamem.2008.10.028.

Köhler, K.; McCormick, B. A. y Walker, V. A. (2003): «Bacterial-Enterocyte Crosstalk: Cellular Mechanisms in Health and Disease». *Journal of Pediatric Gastroenterology and Nutrition*, 36, 175-185. DOI: 10.1097/00005176-200302000-00005.

Yu, L. C.-H. y col. (2012): «Host-microbial interactions and regulation of intestinal epithelial barrier function: from physiology to pathology». *World Journal of Gastrointestinal Pathophysiology*, 3, 27-43. DOI: 10.4291/wjgp.v3.i1.27.

LPS

Ghoshal, S. y col. (2009): «Chylomicrons promote intestinal absorption of lipopolysaccharides». *Journal of Lipid Research*, 50, 90-97. DOI: 10.1194/jlr.M800156-JLR200.

Guo, S. y col. (2012): «Lipopolysaccharide causes an increase in intestinal tight junction permeability in vitro and in vivo by inducing enterocyte membrane expression and localization of TLR-4 and CD14». *American Journal of Pathology*, 182, 375-387. DOI: 10.1016/j.ajpath.2012.10.014.

Hersoug, L.-G.; Møller, P. y Loft, S. (2018): «Role of microbiota-derived lipopolysaccharide in adipose tissue inflammation, adipocyte size and pyroptosis during obesity». *Nutrition Research Reviews*, 31, 153-163. DOI: 10.1017/S0954422417000269.

Hersoug, L.-G.; Møller, P. y Loft, S. (2015): «Gut microbiota-derived lipopolysaccharide uptake and trafficking to adipose tissue: implications for inflammation and obesity». *Obesity Reviews*, 17, 297-312. DOI: 10.1111/obr.12370.

Zhang, L. y col. (2019): «A Novel peptide ameliorates LPS-induced intestinal». *International Journal of Molecular Science*, 20, 3974. DOI: 10.3390/ijms20163974.

Proteasas

Van Spaendonk, H. y col. (2017): «Regulation of intestinal permeability: The role of proteases». *World Journal of Gastroenterology*, 23, 2106-2123. DOI: 10.3748/wjg.v23.i12.2106.

Zonulina

El Asmar, R. y col. (2002): «Host-dependent zonulin secretion causes the impairment of the small intestine barrier function after bacterial exposure». *Gastroenterology*, 123, 1607-1615. DOI: 10.1053/gast.2002.36578.

Lammers, K. M. y col. (2008): «Gliadin induces an increase in intestinal permeability and zonulin release by binding to the chemokine receptor CXCR3». *Gastroenterology*, 135, 194-204.e3. DOI: 10.1053/j.gastro.2008.03.023.

Reforzamiento de las uniones

Ver referencias de Capítulo IV: 6. Reforzamiento de la barrera intestinal-microbiota.

Khaleghi, S. y col. (2016): «The potential utility of tight junction regulation in celiac disease: focus on larazotide acetate». *Therapeutic Advances in Gastroenterology*, 9, 37-49. DOI: 10.1177/1756283X15616576.

Kong, J. y col. (2008): «Novel role of the vitamin D receptor in maintaining the integrity of the intestinal mucosal barrier». *American Journal of Physiology-Gastrointestinal and Liver Physiology*, 294, G208-G216. DOI: 10.1152/ajpgi.00398.2007.

Kubota, H. y col. (2001): «RetinoidX receptor alpha and retinoic acid receptor gamma mediate expression of genes encoding tight-junction proteins and barrier function in F9 cells during visceral endodermal differentiation». *Experimental Cell Research*, 263, 163-172. DOI: 10.1006/excr.2000.5113.

Lee, C. y col. (2019): «Protective effects of vitamin D against injury in intestinal epithelium». *Pediatric Surgery International*, 35, 1395-1401. DOI: 10.1007/s00383-019-04586-y.

Barrera vascular

Liu, P. y col. (2020): «Protective Effect of naringin on in vitro gut-vascular barrier disruption of intestinal microvascular endothelial cells induced by TNFα». *Journal of Agricultural and Food Chemistry*, 68, 168-175. DOI: 10.1021/acs.jafc.9b06347.

Sorribas, M. y col. (2019): «Isoproterenol disrupts intestinal barriers activating gut-liver-axis: effects on intestinal mucus and vascular barrier as entry sites». *Digestion*, 101, 717-729. DOI: 10.1159/000502112.

Spadoni, I. y col. (2015): «A gut-vascular barrier controls the systemic dissemination of bacteria». *Science*, 350, 830-834. DOI: 10.1126/science.aad0135.

PARTE II
TERCERA CAPA DE LA BARRERA INTESTINAL

Capítulo II.1

Los receptores de la inmunidad innata: los PRRs

Los PRRs pertenecen al sistema inmunitario innato y a lo largo de la evolución se han conservado desde la Hydra al ratón. El sistema inmunitario adaptativo aparece en los vertebrados con mandíbula. Los PRRs detectan los patrones moleculares invariantes de los microorganismos y ciertas moléculas del hospedador; las células eucariotas perdieron dichos patrones durante la evolución. Son estructuralmente muy diversos y codificados por genes de la línea germinal y en la barrera intestinal los expresan las células mieloides y no mieloides. Su localización estratégica (tisular, celular y subcelular) permite al hospedador evaluar el grado de amenaza que suponen los microorganismos.

La respuesta inmunitaria mediada por los PRRs se denomina *tipo 1* (virus, bacterias, hongos y posiblemente protozoos) y la independiente de ellos (macroparásitos, alérgenos de origen no bacteriano y ciertos protistas) es la *tipo 2*.

1. FAMILIAS Y LIGANDOS DE LOS PRRs

Hay distintas familias de PRRs atendiendo a su estructura, especificidad y localización celular (Figura II.1.1). Tradicionalmente, se consideraba que los patrones moleculares de los patógenos eran los únicos ligandos de los PRRs; hoy sabemos que además reconocen los patrones moleculares de la microbiota comensal y estructuras del hospedador, como son los agregados proteicos, proteínas modificadas o mal plegadas, las alarminas y las moléculas generadas por el daño o estrés celular. Los PRRs también detectan características funcionales indicativas de la presencia del patógeno. Por ejemplo, las porinas bacterianas y virales forman canales iónicos en la membrana de las células del hospedador y activan el inflamosoma NLRP3. Los aspectos funcionales, junto con los estructurales, informan al hospedador de si el microorganismo es o no patógeno. Reconocer caracteres funcionales de los

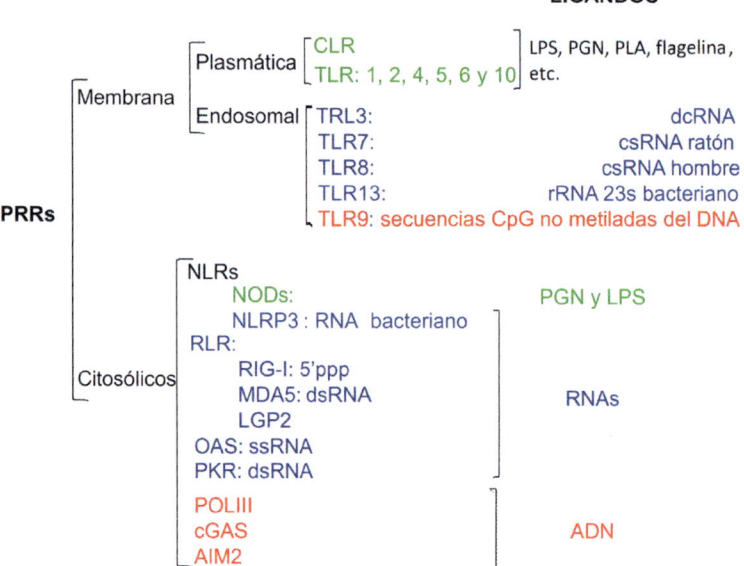

Figura II.1.1. Tipos de PRRs y sus ligandos. cs y ds, una y doble cadena, respectivamente

microorganismos disminuye el número de receptores necesarios para detectar cada uno de los diversos factores de virulencia, toxinas o alérgenos.

2. LOCALIZACIÓN DE LOS PRRs

Los PRRs están en la membrana plasmática (detectan los patrones moleculares de los microorganismo extracelulares), en la de los endosomas y lisosomas y en el citosol. En las células polarizadas pueden tener localización apical, basolateral o ambas (Figura II.1.2). En respuesta a la activación de los PRRs apicales las células polarizadas liberan a la luz intestinal factores protectores (sustancias antimicrobianas y mucinas) que mantienen a raya la microbiota. Los basolaterales responden a los microorganismos que atravesaron el epitelio induciendo la liberación al medio interno de citocinas y quimiocinas. Los PRRs intracelulares vigilan el citosol y los compartimentos endosomales y lisosomales en busca de señales que advierten la presencia de invasores intracelulares y, por tanto, operan en células infectadas. Muchos patógenos utilizan el sistema endocítico para invadir nuestras células y la localización de los PRRs en dicha vía les permite detectar los microorganismos durante su entrada o las estructuras generadas por la degradación hidrolítica de lo endocitado. En su mayoría, los patrones moleculares invariantes de los microorganismos pueden ser reconocidos por la vía intracelular y extracelular, vías que probablemente evolucionaron para proporcionar diferentes señales al sistema inmunitario.

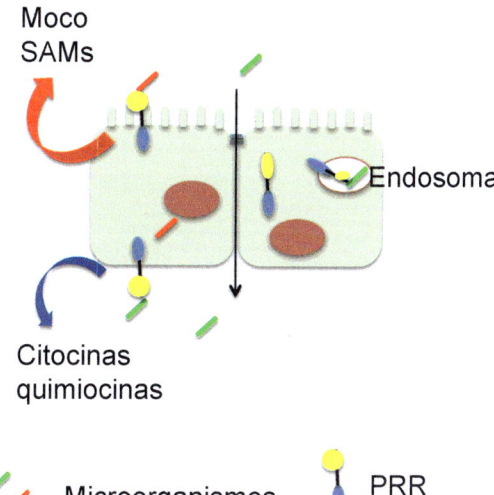

Figura II.1.2. Localización de los PRRs epiteliales y sus respuestas a los microorganismos. SAMs, sustancias antimicrobianas

3. ACCIONES GENERALES DE LOS PRRs

Los microbios son la forma de vida más abundante del planeta y ocupan casi todos sus ecosistemas. A lo largo de nuestra vida estamos en contacto con los microorganismos esenciales para la salud (comensales) y con los patógenos. Inicialmente se creía que el sistema inmunitario ignoraba los microorganismos comensales, pero estos también poseen los patrones moleculares reconocidos por los PRRs y gracias ellos la continua presencia microbiana en el intestino no solo no genera inflamación si no que contribuye al mantenimiento de la homeostasis microbiana y del hospedador, al desarrollo de nuestro organismo y a la protección frente a la enfermedad. Por tanto, los PRRs distinguen entre los microorganismos comensales y los nocivos y la detección de ambos tiene consecuencias muy diferentes para unos y otros (Figura II.1.3). A los comensales los mantiene en la luz intestinal y tolera siempre y cuando no atraviesen el epitelio en demasía. Cuando la barrera intestinal ha sido violada se liberan citocinas y quimiocinas al medio interno, que inducen quiescencia en homeostasis o inflamación frente al patógeno al objeto de eliminarlo. La información acumulada indica que los PRRs continuamente monitorizan la población microbiana (comensal y patógena) en vez de esperar la llegada del patógeno, posibilitando así la comunicación bidireccional entre la microbiota comensal y el hospedador.

Mencionaremos algunos ejemplos que revelan la contribución de los PRRs a nuestra homeostasis. La susceptibilidad de los ratones a padecer colitis aumenta en la ausencia de los TLR 2, 4 y 9, de la proteína adaptadora MyD88 y de gérmenes (animales axénicos o tratados con antibióticos de amplio espectro), predisposición que se corrige mediante la administración oral de agonistas del TLR2 (el PGN) o del TLR4 (el LPS). Los NODs controlan la composición y el número de microorganismos intestinales: la ausencia del NOD2, por ejemplo, genera excesivo crecimiento bacteriano en el intestino distal y aumento de los Bacteroides y Firmicutes; el NOD1 y 2, son necesarios para la expulsión de parásitos (ej. Helmintos) y la síntesis de la MUC2 (su ausencia disminuye el número de células goblet y la expresión de la MUC2).

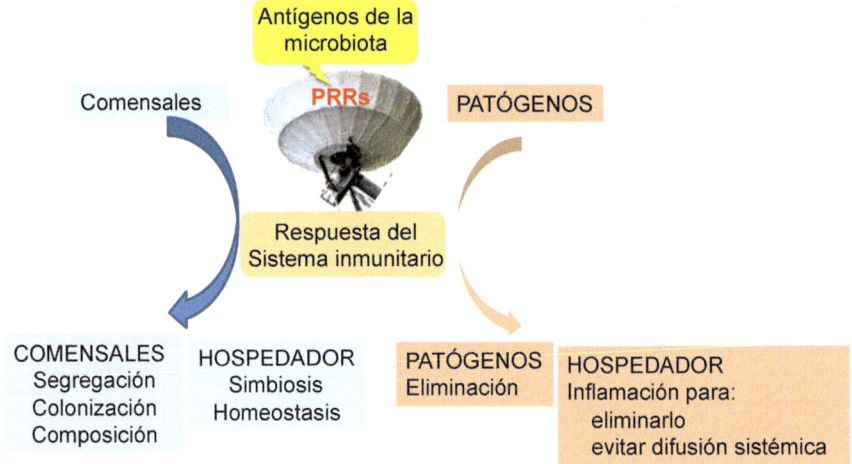

Figura II.1.3. Respuestas de los PRRs a los microorganismos

4. LOS RECEPTORES TIPO TOLL (TLRs)

Los TLRs son glucoproteínas integrales de membrana con tres dominios: el citosólico o TIR, el transmembranal y el extracelular o LRR, rico en leucinas (Figura II.1.4). Este último dominio reconoce al ligando y el TIR inicia las cascadas de señalización intracelular. Se han descrito 13 TLRs en mamíferos (10 TLRs en el ser humano). En el intestino los expresan las células mieloides y no mieloides. El epitelio expresa casi todos los TLRs descritos, pero no se conoce bien su localización celular y función en las distintas partes del intestino.

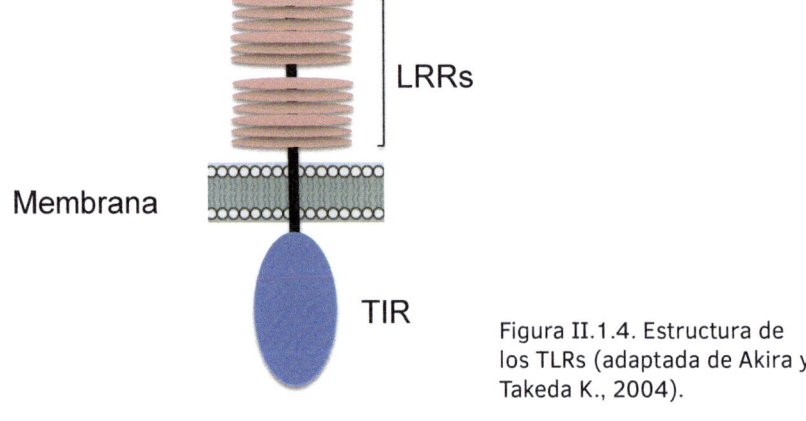

Figura II.1.4. Estructura de los TLRs (adaptada de Akira y Takeda K., 2004).

4.1. Localización y ligandos de los TLR

La Figura II.1.5 muestra la localización celular de los TLRs. Los de la membrana plasmática reconocen componentes externos de los microorganismos extracelulares, como el lipopolisacárido (LPS), ligando del TLR4, y el peptidoglucano (PGC) ligando del TLR2. La localización celular de un mismo TLR puede variar: el TLR4 aparece en distintos compartimentos celulares según la zona del intestino, la línea celular en estudio o la situación fisiológica, abundando su localización basolateral, y en algunos tipos celulares el TLR3 y el TLR9 pueden estar en la membrana plasmática y en las intracelulares.

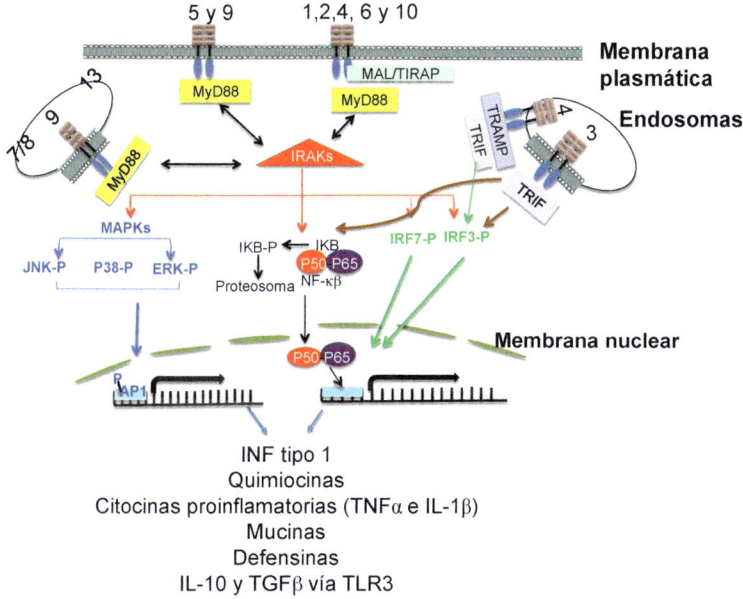

Figura II.1.5. Localización y mecanismo de acción de los TLRs (adaptada de Leifer C.A. y Medvedev A.E., 2016; McClure R. y Massari P., 2014. TLRs)

4.2. Mecanismos de acción de los TLRs y respuestas celulares

Cada TLR inicia su propio sistema de señalización y genera respuestas específicas a los microorganismos que lo activan. A su vez, cada patógeno es detectado por más de un TLR y la respuesta depende de los receptores activados. De esta manera, el sistema inmunitario es informado del tipo de microorganismo invasor y produce la respuesta más adecuada para luchar contra él.

Tras la unión del ligando al dominio LRR, el receptor cambia su conformación, forma homodímeros y a veces heterodímeros con otros TLRs próximos, y su extremo TIR se une a las proteínas adaptadoras (MyD88, TIRAP, la TRIF y la TRAM) (Figura II.1.5). Todos los TLRs, excepto el TLR3, utilizan la proteína adaptadora MyD88 unida directamente al TIR o mediante la TIRAP. Un mismo receptor puede generar respuestas diferentes según el TLR al que se asocie y las proteínas adaptadoras a las que se una. Por ejemplo, el TLR4 activa secuencialmente una vía dependiente y otra independiente de la MyD88: la señal se inicia en la superficie celular uniéndose el TLR4 a las proteínas adaptadoras TIRAP/MyD88 y, tras sufrir endocitosis, se engancha en los endosomas a las TRAM/TRIF, dando lugar a dos respuestas distintas.

La activación de la MyD88 recluta y activa las cinasas IRAKs, que, a su vez, activan tres vías principales de señalización: i) la de las MAPKs que fosforilan y activan los factores de transcripción ERK, p38 y JNK, ii) la canónica fosforila la proteína IkB, lo que la separa de las proteínas p50-p65 del factor de transcripción NF-κβ y iii) la que fosforila y activa los factores de transcripción IRF3 e IRF7. La proteína IkB fosforilada sufre degradación proteosomal. Las proteínas p50, la p65, ERK, p38 y JNK fosforiladas entran al núcleo y activan la expresión de genes que codifican las sustancias indicadas. El dominio TIR del TLR3 endosomal se une a la proteína adaptadora TRIF y esta eventualmente activa el IRF3 que inducirá la expresión del TGFβ e IL-10. La vía TLR3/TRIF también activa componentes de la vía ligada a la MyD88 que activan del NF-κβ, indicando convergencia de las vías de señalización. Los IFNs tipo I inducen la expresión de un amplio número de genes que codifican factores antivíricos.

La activación de los TLRs genera respuestas que: i) refuerzan la barrera intestinal o la restablecen caso de haber sido desestructurada, ii) separan los microorganismos de la mucosa intestinal induciendo la secreción de mucinas, SAMs y SIgA y iii) liberan sustancias inflamatorias para aislar y eliminar los patógenos (Figura II.1.6).

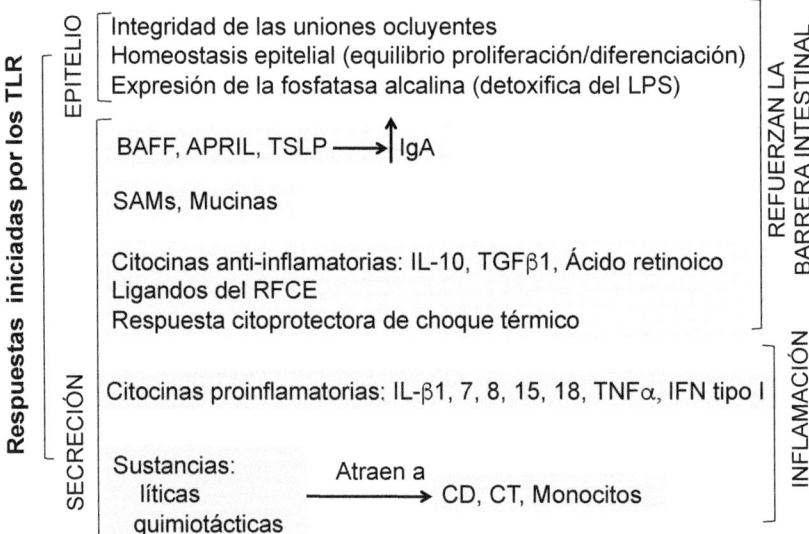

Figura II.1.6. Respuestas celulares iniciadas por los TLRs. La fosfatasa alcalina desfosforila el LPS. Las sustancias líticas y quimiotácticas liberadas atraen a las células dendríticas (CD), T y monocitos a los lugares inflamados para eliminar los microrganismos invasores

5. LOS RECEPTORES NLRs Y SUS LIGANDOS

Los receptores NLRs son intracelulares y se conocen 23. Tienen un dominio central (dominio NACHT o NOD), el extremo amino (N) variable y el carboxilo, al que se unen los ligandos. Este último está enriquecido en repeticiones de leucina (LRR) de 20-30 aminoácidos cada una (Figura II.1.7). El dominio NA-CHT actúa como un dominio de homodimerización y el extremo amino determina si el receptor responde a los ligandos formando el «signalosoma» o el «inflamosoma». El primero produce citocinas proinflamatorias inmaduras (pro-citocinas) y el inflamosoma las procesa a citocinas maduras. Los distintos NLRs responden de manera diferente, pero muestran cooperación en la respuesta.

En función del extremo amino se distinguen varias subfamilias de NLRs, siendo las más estudiadas las subfamilias NLRC y NRLP (Figura II.1.7), la primera con 6 miembros, entre ellos los NOD 1 y 2 y la NLRP con 14. De todos ellos los mejor conocidos son el NOD1, NOD2 y el NLRP3. El NOD1 tiene expresión ubicua: células epiteliales y linfoides. El NOD2 principalmente está en las células dendríticas, plasmáticas, monocitos y macrófagos.

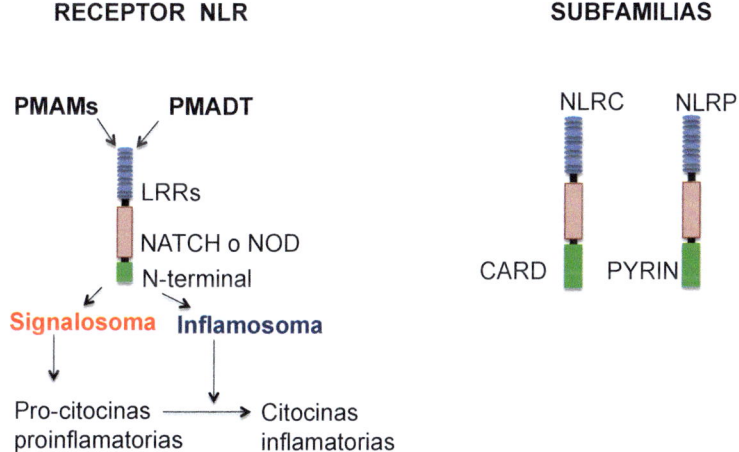

Figura II.1.7. Estructura, ligandos y subfamilias de los NLRs. PMAM, patrones moleculares asociados a microorganismos; PMADT, patrones moleculares asociados al daño tisular (adaptada de Martinon F., Mayor A. y Tschopp J., 2009. NODs)

Los *ligandos* de los NLRs son señales de estrés endógeno (patrones moleculares asociados al daño tisular) y componentes externos de los microorganismos (patrones moleculares asociados a microorganismos), aunque algunos, como el NLPR3, reconocen el RNA. El NOD1 sobre todo reconoce derivados del peptidoglucano (Grampositivas) y el NOD2 el muramildipéptido, presente en las bacterias Grampositivas y Gramnegativas. Los ligandos microbianos de los NODs, tras llegar al citosol por fagocitosis, sufren degradación lisosomal y los monómeros resultantes salen al citosol mediante transportadores; también pueden ser internalizados mediante el sistema de secreción de las bacterias, los transportadores de oligopéptidos y por las uniones comunicantes. Todo ello incrementa el abanico de bacterias que podrían estimular a los NLRs.

5.1. Mecanismos de acción de los NLRs

Si bien están en el citosol y carecen de dominios de localización definidos, se cree que el NOD1 y 2 son reclutados a las membranas endosomales, en donde se encuentran con los microbios o sus componentes con forme abandonan el endosoma o lisosoma.

La Figura II.1.8 esquematiza el mecanismo de acción de los NLRs (NOD1, NOD2 y NLPR3). En ausencia de ligandos, la unión del dominio LRR al NACHT los mantiene inactivos y las proteínas HSP70 y 90 los estabilizan y protegen de su degradación prematura. Dicha estabilización también impide una respuesta inflamatoria excesiva en el intestino, contribuyendo así al desarrollo de la tolerancia a las bacterias comensales. La activación de los NLRs cambia su conformación, se homo-oligomerizan vía el dominio NACHT y el extremo amino se une a las proteínas adaptadoras. La formación del *signalosoma* la inicia el reclutamiento de la proteína Rip2K por los NODs, a la que se unirán otras proteínas que desencadenan cascadas de señalización y eventualmente se liberan las subunidades del NF-κβ de la IkB (ver Figura II.1.5). La

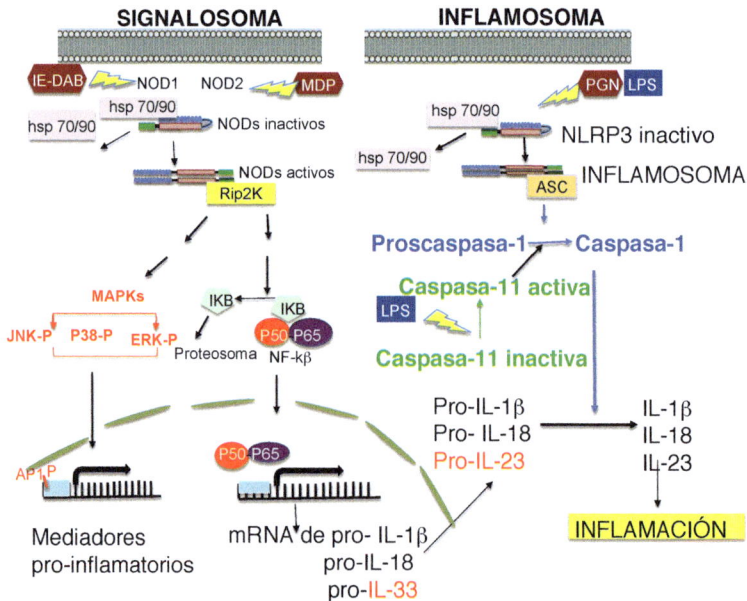

Figura II.1.8. Mecanismo de acción de los NOD1, NOD2 y NPRL3 (adaptada de Feerick C.L. y McKernan D.P., 2016. NODs)

entrada al núcleo de dichas subunidades induce la expresión de genes que codifican interleucinas inmaduras pro-inflamatorias, cuyos mRNAs salen al citosol. La activación de la señalización vía MAPKs (p38, JNKs y ERKs) activa el factor de transcripción AP1 inductor de la expresión de mediadores proinflamatorios. También se ha observado la unión del NOD2 a la proteína de autofagia ATG16L1 y se postula que la activación de los NODs fomenta la autofagia para así eliminar las bacterias intracelulares.

La activación del NLPR3 por el PGN, LPS o el RNA bacteriano induce la formación del *inflamosoma* (ver más adelante), que pasa la procaspasa 1 (pro-enzima proteolítico) a caspasa 1 y esta procesa las interleucinas inmaduras, generadas por el signalosoma, a citocinas inflamatorias maduras. Además de esta vía canónica, el LPS, uniéndose al TLR4, activa la caspasa-11 y esta a la procaspasa-1 (vía no canónica). El resultado de la activación de los receptores NOD1, NOD2 y el NLPR3 es la producción de las citocinas proinflamatorias IL-β1, IL-18 y posiblemente la IL-33 (hay observaciones contradictorias respecto a esta última) y la piroptosis (rápida muerte celular programada por la inflamación). El inflamosoma NLRP6 detecta el estrés celular y desempeña funciones esenciales en el mantenimiento de la barrera intestinal, la renovación epitelial, la regulación de la composición y distribución microbiana intestinal y en la defensa frente a la infección.

El inflamosoma es un complejo multiproteico, ensamblado en el citosol durante la infección por patógenos y representa una robusta arma de defensa contra ellos y las señales de peligro endógenas. Se conocen 14 inflamosomas, siendo el NLPR3 o criopirina el más estudiado (Figura II.1.9). Una

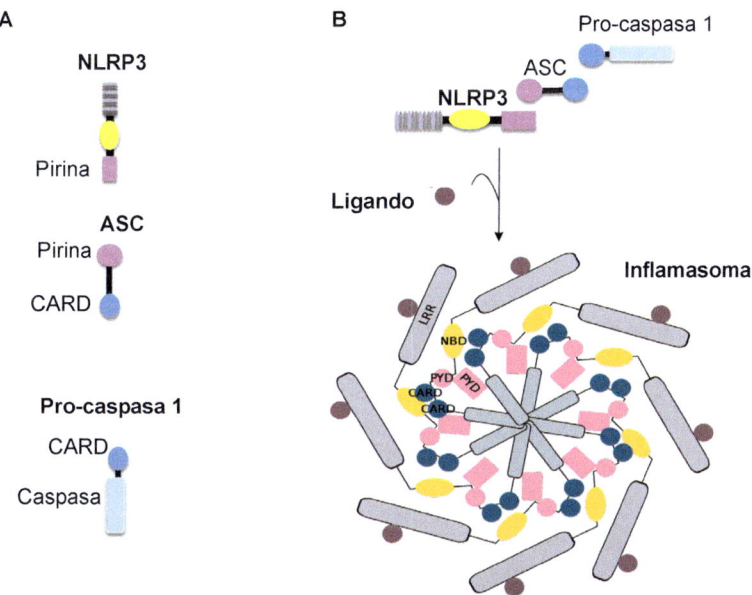

Figura II.1.9. Ensamblaje del inflamosoma NLRP3. A, componentes. B, ensamblaje (bajado de internet es.wikipedia.org)

vez activado el receptor NLPR, su dominio pirina interacciona con el pirina de la proteína adaptadora ASC, ello precipita su nucleación reclutando y autoperpetuando el reclutamiento de más moléculas ASC, y formándose el inflamosoma. Esta estructura proporciona una plataforma para la unión de la procaspasa 1 con la ASC, mediante sus dominios CARD, y el paso a caspasa 1.

6. RECEPTORES LECTINA TIPO C (RLCs)

Los RLCs son un grupo complejo y heterogéneo de receptores innatos muy abundantes en las células del sistema linfoide asociado al intestino, las epiteliales y los mastocitos. Forman una familia de más de 1000 proteínas distribuidas en 17 subgrupos atendiendo a su estructura, unión a glucanos y filogenia. Recibieron dicho nombre porque su unión a los carbohidratos dependía del calcio, si bien el extremo extracelular de muchas lectinas carece de los componentes requeridos para dicha dependencia. En los mamíferos, los RLCs son moléculas transmembranales, secretadas (solubles) e intracelulares. Un mismo receptor puede tener isoformas de membrana e intracelulares. Los transmembranales tienen un dominio extracelular o DRC semejante a la lectina tipo C que reconoce los carbohidratos, otro transmembranal y el intracelular de señalización. El dominio extracelular está muy conservado estructuralmente y se organiza como dos lazos proteicos estabilizados por dos puentes disulfuro. Los lazos albergan los motivos

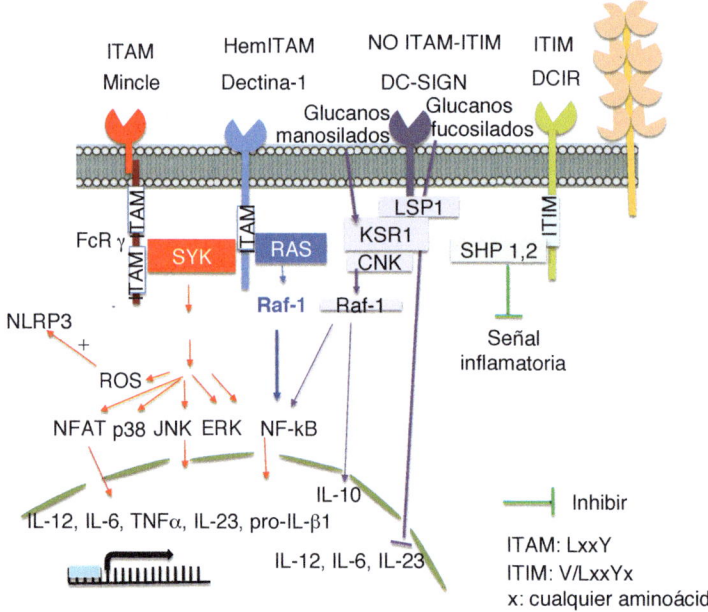

Figura II.1.10. Receptores RLC transmembranales y vías de señalización (adaptada de Brown G.D., Willment J.A. y Whitehead L., 2018; Monteiro J.T. y Lepenies B., 2017; del Fresno C. y col., 2018; Sancho D. y Reis e Sousa C., 2012 CLRs)

glutamina-prolina-asparragina y glutámico-prolina-aspártico que específicamente se unen a manosa y galactosa, respectivamente. Hay receptores que tienen un solo DRC y otros varios. (Figura II.1.10) En algunos casos el segmento extracelular es cortado y funciona en el medio extracelular. Algunos adoptan diferente conformación según el pH o la fuerza iónica del medio, lo que modula su unión al ligando y la señalización.

Los RLCs reconocen un amplio repertorio de *ligandos*, propios (hospedador) y/o no propios, incluyendo moléculas inorgánicas e incluso el hielo. Están especializados en detectar glucolípidos y glucoproteínas microbianas, por lo que reconocen un amplio espectro de microorganismos. Atendiendo a los dominios de señalización y unión a las proteínas adaptadoras (cinasas o fosfatasas), se distinguen cuatro tipos de RLCs transmembranales: los *ITAM* (Mincle) tienen dos dominios de señalización ITAM asociados a la cadena adaptadora FcRγ, los *hemITAM* (Dectina-1) con un motivo ITAM, los que poseen un motivo de señalización *ITIM* (DCIR) y los que carecen dominios *ITAM- ITIM* (DC-SIG). Tras la unión del ligando al dominio extracelular, el intracelular se une a proteínas adaptadoras y se inician las respectivas cascadas de señalización que fosforilan diferentes factores de transcripción (NFTA, p-38, JNK, ERF y NF-κβ, entre otros). Una vez fosforilados entran al núcleo e inducen o reprimen la expresión de diferentes interleucinas. También activan la producción de especies reactivas de oxígeno que son antimicrobianas y participan en la activación del inflamosoma NLRP3.

Los RLCs están implicados en una gran variedad de *funciones* (Figura II.1.11), pudiendo originar señales activadoras e inhibidoras en respuesta a los ligandos. Se piensa que cuando estos son ajenos actúan como

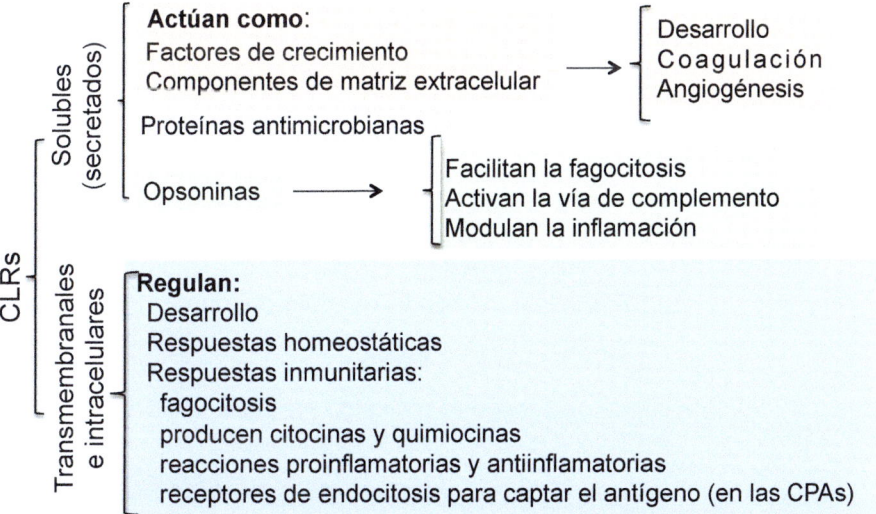

Figura II.1.11. Acciones de los RLCs. CPA, células presentadoras de antígenos

receptores activadores, mientras que la unión a ligandos propios amortigua la inflamación.

7. RECEPTORES DE ÁCIDOS NUCLEICOS CITOSÓLICOS

Los TLRs que reconocen ácidos nucleicos tienen el dominio que los detecta en el espacio endosomal, por lo que son ciegos a los ácidos nucleicos de los microorganismos que han invadido el citosol o se replican en el interior de la célula. Tanto las células inmunitarias como las no inmunitarias poseen PRRs citosólicos que reconocen los ácidos nucleicos y dichos sistemas de vigilancia aumentan enormemente el abanico de microorganismos detectados por el sistema inmunitario.

7.1. Receptores de RNA citosólico o RLRs

A principios del siglo XXI se identificaron dos receptores del RNA viral citosólico: el RIG-I, miembro fundador de la familia de los RLRs, y su homólogo el MDA5, también conocido como Ddx58, Ifih1 o Helicard. Con posterioridad se identificó el LGP2 (Figura II.1.12). Estos receptores tienen una distribución ubicua. Los tres tienen un dominio central formado por dos dominios helicasas (Hel-1 y Hel-2) y la inserción específica Hel-2i. El extremo carboxilo del receptor o CTD confiere parte de la especificidad al ligando y se conecta al dominio Hel-2 por una extensión en forma de codo denominada dominio pinza (P). El extremo amino del RIG-I y MDA5 tiene dos CARDs y les confiere la capacidad de transmitir la señal a proteínas intracelulares; el del LGP2 carece de CARD. En la figura también se muestra la proteína mitocondrial antivírica (MAV) activada por la señalización de los RLRs: tiene un solo dominio CARD en su extremo amino, seguido de un dominio rico en prolina y un dominio carboxilo corto y transmembranal.

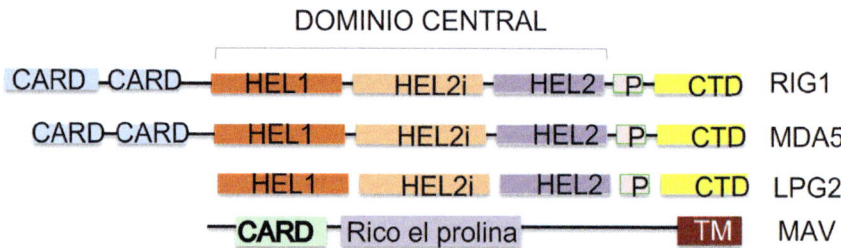

Figura II.1.12. Estructura de los RLRs y de la proteína adaptadora MAV (adaptada de Wu C.J. y Chen Z.J., 2014. Ácidos nucleicos)

La Figura II.1.13 resume los mecanismos de acción de los receptores de RNA. Algunos virus son exclusivamente reconocidos por el RIG-I, otros por el MDA5 y otros por ambos receptores, pero sus mecanismos no son redundantes. El RIG-I detecta el RNA que contiene el 5'ppp (trifosfato) y estructuras secundarias «tipo mango de sartén», el MDA5 reconoce los RNA de doble cadena (dcRNA) de mayor longitud del genoma viral y el LGP2 se une al dcRNA y regula la señalización de RIG-I y MDA5, negativamente al primero y positivamente al MDA5. En ausencia del RNA los receptores *RIG-I y MDA5* están autoinhibidos por la unión de la CARD a la helicasa, lo que obstaculiza la unión de esta a sus ligandos: el 5'pppRNA o el dcRNA, respectivamente. La unión del ligando al receptor le provoca un cambio conformacional que lo libera de la autoinhibición por CARD y le permite su oligomerización mediada por CARD, el contacto del Hel-2i con su respectivo ligando y la unión a las proteínas adaptadoras. La subsiguiente señalización de los RLRs depende de la proteína adaptadora MAV: la interacción de esta con los receptores (RIG-I o MDA5), mediante los dominios CARDs, desencadena la polimerización tipo prión de las MAVs sobre la membrana externa mitocondrial y la formación de grandes agregados. Estos agregados reclutan otras proteínas que fosforilan los factores de transcripción IRF3 e IRF7 y activan el NF-κβ, que una vez en el núcleo inducen la expresión de los IFNs (tipo I y III), citocinas proinflamatorias y quimiocinas que cooperan para impedir la infección viral. Se ha sugerido que la asociación de los receptores RIG-I y MDA5 a diferentes MAVs genera diferentes respuestas.

Las proteínas PKR y OAS (OAS1, 2 y 3) también detectan el RNA de doble cadena (dcRNA) y regulan la respuesta antiviral (Figura II.1.13). La *OAS*, activada por el dcRNA, catalizan la formación de 2,5-oligoadenilatos a partir del ATP, estos dimerizan y activan la ribonucleasa RNasa L monomérica, enzima que rompe el csRNAs de origen viral y los productos de degradación activan las vías RIG-I y MDA5. La *PKR*, activada por el dcRNA, fosforila el FI2α (factor de iniciación 2) de eucariota, principalmente involucrada en

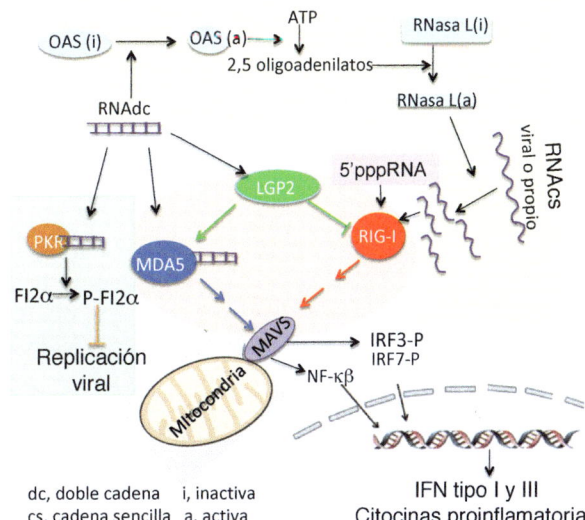

Figura II.1.13. Mecanismo de acción de los receptores del RNA (adaptada de Chow K.T., Gale M. y Loo Y.-M., 2018. En ácidos nucleicos).

dc, doble cadena   i, inactiva
cs, cadena sencilla a, activa

la inhibición de la replicación viral y en ciertas células induce la producción de interferones tipo I. También parece contribuir a la acción antiviral estabilizando la vía de señalización de la MDA5.

7.2. Receptores citosólicos del DNA

Los TLRs que detectan el DNA de los microorganismos, como el TLR9, están en la membrana endosomal, su dominio LRR está dentro de la organela y el TIR en el citosol, por lo que solo reconocen los DNAs de los microorganismos endocitados. Se conocen varios receptores del DNA citosólico: el Pol-III, el cGAS (también conocido como MITA, MPYS, ERIS o TMEM173), el AIM2 y otros (el IFI16/p204, el DDX41, el DNA-PK y el MRE11) (Figura II.1.14).

A partir del DNA rico en adenina (A) y timina (T), el *Pol-III* sintetiza RNA de doble cadena, el ligando favorito del RIG-I (Figura II.1.13). El *cGAS*, activado por el DNA cataliza la producción del dinucleótido cíclico cGMP-AMP o cGAMP, a partir del GTP y ATP. Los cGAMPs se unen a STING y esta activada pasa al Golgi desde el retículo endoplasmático, en donde recluta y activa la cinasa TBK1. Esta cinasa fosforila el IRF3 y ya fosforilado entra al núcleo e induce la expresión de IFN tipo I. EL *AIM2* se une al DNA citoplasmático (viral,

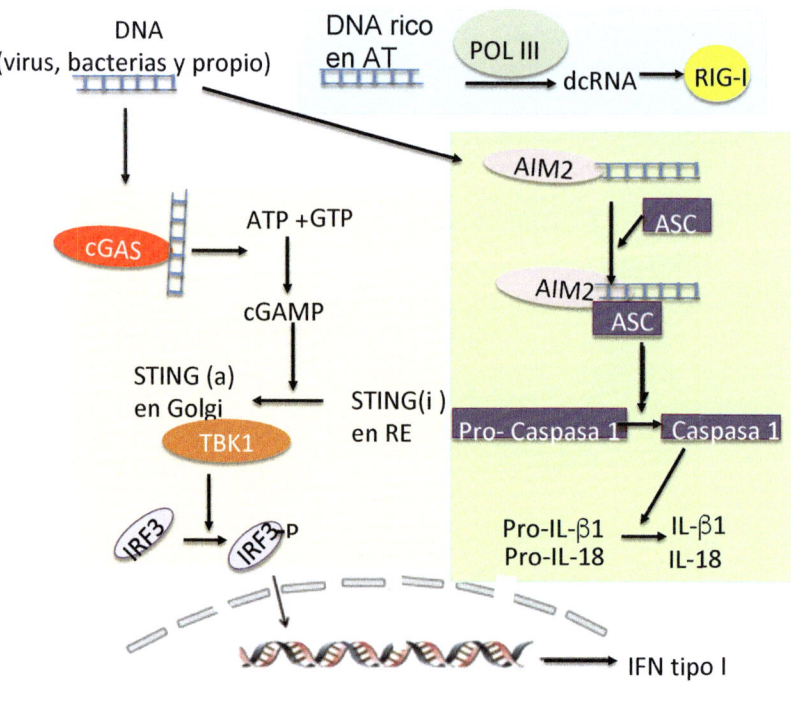

i, inactiva   a, inactiva   A, adenina T, timina

Figura II.1.14. Receptores citosólicos del DNA (a), activa; (b), inactiva
(adaptada de Wu y Chen, 2014. En ácidos nucleicos)

bacteriano e incluso el propio), se oligomeriza, asocia con la proteína ASC y forma el inflamosoma (ver Figura II.1.9). Este recluta a la procaspasa 1 y la activa a caspasa 1. La activación de estos receptores produce interferones tipo I, IL-β1 e IL-18 y puede provocar la piroptosis.

Mediante los receptores del DNA citosólico detectamos una amplia gama de patógenos, pero podrían reconocer nuestro propio DNA que conduciría a la autoinmunidad y para evitarlo hemos desarrollado al menos tres mecanismos: i) los PRRs solo reconocen estructuras o modificaciones estructurales del DNA que no están en el genoma del hospedador, pero son muy abundantes en el de los patógenos, como son las secuencias no metiladas CpG; ii) los receptores están en los compartimentos celulares que, en condiciones fisiológicas, carecen del DNA del hospedador (citosol y endosomas), y iii) poseemos nucleasas que mantienen el contenido del DNA citodólico por debajo del valor umbral requerido para activar los receptores.

8. ¿CÓMO DISTINGUE EL HOSPEDADOR ENTRE SIMBIONTES Y PATÓGENOS?

La permanencia de las bacterias comensales en el intestino requiere que el sistema inmunitario las tolere. Los comensales, a su vez, inducen en el hospedador un perfil inmunitario antiinflamatorio que les facilita la colonización intestinal a largo plazo. Hoy por hoy se desconoce cómo los PRRs interpretan el ambiente microbiano, es decir, cómo discriminan entre comensales y patógenos, de manera que impiden la estimulación crónica de la señalización inflamatoria por el microbioma residente al mismo tiempo que la mantienen contra los patógenos. Se indican algunas observaciones que dan idea de cómo los PRRs realizan tal distinción (Figura II.1.15).

Los microorganismos patógenos y los comensales parecidos emplean similares mecanismos de asociación con el hospedador: penetración en el moco, adherencia e inmunomodulación. Un aspecto diferencial es que las comensales o bien carecen de rasgos semejantes a los de virulencia de los patógenos o han desarrollado características o modificaciones adicionales que contrarrestan la respuesta del hospedador a los rasgos virulentos. Así, los comensales han desarrollado *señales/ligandos* específicos que permiten el mutualismo con el hospedador (Figura II.1.15A). Por ejemplo, a diferencia de los patógenos que interactúan con el TLR2, la unión del polisacárido A de *Bacteroides fragilis* a dicho receptor no genera inflamación, al contrario, las células presentadoras de antígenos producen la IL-10 (antiinflamatoria) y ácido retinoico, ambas sustancias favorecen la diferenciación de las células Treg productoras de IL-10. Los exopolisacáridos de *Bifidobacterium breve* también desencadenan respuestas de tolerancia. La bacteria comensal *B. thetaiotaomicron* disminuye la expresión de interleucinas inflamatorias modulando la actividad del factor de transcripción NF-κβ y aumenta la producción de la fosfatasa alcalina que desfosforila el LPS.

La *localización estratégica de los PRRs* en diferentes compartimentos celulares (membrana, en las polarizadas apical y basolateral, e intracelulares)

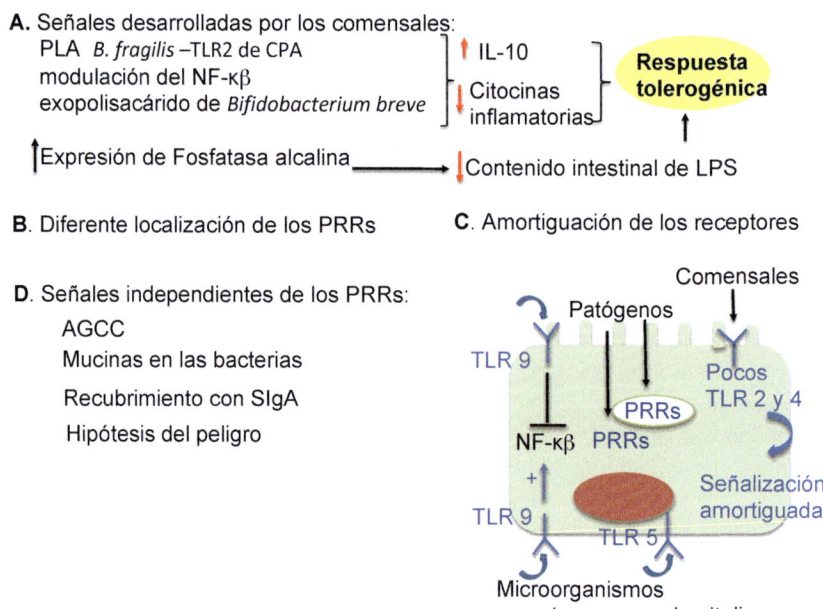

Figura II.1.15. Discriminación entre comensales y patógenos
por el hospedador (véase apartado de SIGLAS)

forman distintas capas de detección que proporcionan información al sistema inmunitario sobre el tipo de microorganismo detectado, para así activar una respuesta pro o antiinflamatoria, según sea la situación. Por ejemplo, solo los patógenos disponen de herramientas para entrar al citosol de las células epiteliales e interaccionar con los PRRs intracelulares, en cambio, los comensales no son invasivos y no activarán dichos PRRs. Los TLRs epiteliales apicales detectan los microorganismos de la luz intestinal y los basolaterales, junto con los de las células mieloides, los que atravesaron el epitelio (Figura II.1.15 B y C). Por ejemplo, el TLR5 basolateral reconoce la flagelina e inicia una respuesta epitelial encaminada a erradicar la bacteria invasora. El TLR9 genera distintas respuestas según esté en la membrana apical o en la basal, este último activa el NF-κβ y genera citocinas inflamatorias inmaduras, mientras que la estimulación del apical no activa el NF-κβ y confiere tolerancia a subsecuentes desafíos.

Otra vía de discriminación entre comensales y patógenos es *reducir la señalización* de las vías que responden fuertemente a las señales microbianas. En principio, si bien no absolutamente, las moléculas de los microorganismos comensales se unirán a los TLRs epiteliales apicales. Parece que la exposición tónica a la microbiota amortigua los TLRs apicales reduciendo su expresión, alterando su señalización o ambos (Figura II.1.15C). En un intestino sano, la membrana epitclial apical no expresa los TLRs con respuesta potente a las bacterias, como el TLR4 (detecta LPS) y TLR2 (PGN), o lo hace mínimamente. Estos receptores están en compartimentos intracelulares o subapicales. Asimismo, hay inhibidores de las cascadas de señalización de los TLRs que obstaculizan la inflamación crónica destructiva en respuesta a los microorganismos, entre ellos Tollip, IRAK-M, TIR8 y PPARγ. Si bien la respuesta de los PRRs está amortiguada en el intestino sano, la simbiosis entre la microbiota y el hospedador requiere la señalización tónica de dichos receptores: su ausencia genera enfermedad.

La distinción entre comensales y patógenos no es exclusiva de los PRRs. Los ácidos grasos de cadena corta (*AGCC*), como el butirato, propionato y acetato generados por la fermentación bacteriana de los carbohidratos complejos, pueden ser una vía por la que el sistema inmunitario reconozca a los microorganismos beneficiosos. La captación por las células dendríticas de las bacterias que contienen *MUC2* inhibe la expresión de señales pro-inflamatorias, sugiriendo que las especies que biodegradan el moco inducen tolerancia en el hospedador al ser co-presentadas con la mucina. La *SIgA* rodea abundantemente algunas bacterias que se adhieren al epitelio, como *Helicobacter spp.* y las filamentosas, mientras que su unión a los comensales formaría un biofilm que, a modo de barrera, impediría la adherencia de los patógenos a la mucosa. La «hipótesis del peligro», postulada por Matzinger y col. (2002), propone que el contexto en el que el hospedador recibe la señal de peligro dicta la cualidad de la respuesta, no simplemente que el antígeno sea un agente extraño. Así, durante la infección las señales microbianas se reciben en presencia de otras claves, como el daño celular causado por la infección, la detección citosólica de los componentes microbianos y la producción de toxinas.

CONCLUSIÓN

La interacción del microbioma comensal con los PRRs inicia una respuesta antiinflamatoria que contradice el paradigma de que estos receptores únicamente evolucionaron para reconocer y responder a los patógenos. Dicha respuesta inmunitaria tiene gran importancia fisiológica al permitir una coexistencia hospedador/microbiota mutuamente beneficiosa. También revela que los PRRs representan un mecanismo de comunicación entre el hospedador y la microbiota.

REFERENCIAS

Generales

Brubaker, S. W. y col. (2015): «Innate immune pattern recognition: a cell biological perspective». *Annual Review of Immunology*, 33, 257-290. DOI: 10.1146/annurev-immunol-032414-112240.

Iwasaki, A. y Medzhitov, R. (2015): «Control of adaptive immunity by the innate immune system». *Nature Immunology*, 16, 343-353. DOI: 10.1038/ni.3123.

Santaolalla, R. y Abreu, M. T. (2012): «Innate immunity in the small intestine». *Gastroenterology*, 28, 124-129. DOI: 10.1097/MOG.0b013e3283506559.

Uematsu, S. y Fujimoto, K. (2010): «The innate immune system in the intestine». *Microbiology and Immunology*, 54, 645-657. DOI: 10.1111/j.1348-0421.2010.00267.x.

Wells, J. M. y col. (2011): «Epithelial crosstalk at the microbiota – mucosal interface». *Proceedings of the National Academy of Sciences*, 108, 4607-4614. DOI: 10.1073/pnas.1000092107.

Ácidos nucleicos

Chow, K. T.; Gale, M. y Loo, Y.-M. (2018): «RIG-I and other RNA sensors in antiviral immunity». *Annual Review of Immunology*, 36, 667-694. DOI: 10.1146/annurev-immunol-042617-053309.

Wu, J. y Chen, Z. J. (2014): «Innate Immune Sensing and Signaling of Cytosolic Nucleic Acids». *Annual Review of Immunology*, 32, 461-488. DOI: 10.1146/annurev-immunol-032713-120156.

RLCs

Brown, G. D.; Willment, J. A. y Whitehead, L. (2018): «C-type lectins in immunity and homeostasis». *Nature Reviews Immunology*, 18, 374-389. DOI: 10.1038/ s41577-018-0004-8.

del Fresno, C. y col. (2018): «Flexible signaling of myeloid c-type lectin receptors». *Frontiers in Immunology*, 9, 804. DOI: 10.3389/fimmu.2018.00804.

Monteiro, J. T. y Lepenies, B. (2017): «Myeloid C-type lectin receptors in viral recognition and antiviral immunity». *Viruses*, 9, 59. DOI: 10.3390/v9030059.

Sancho, D. y Reis e Sousa (2012): «Signaling by myeloid C-type lectin receptors in immunity and homeostasis». *Annual Review of Immunology*, 30, 491-529. DOI: 10.1146/annurev-immunol-031210-101352.

NODs

Chen, G. Y. (2014): «Role of NLRP6 and NLRP12 in the maintenance of intestinal homeostasis». *European Journal of Immunology*, 44, 321-327. DOI: 10.1002/eji.201344135.

Claes, A.-K. y col. (2015): «NOD-like receptors: guardians of intestinal mucosal barriers». *Physiology (Bethesda)*, 30, 241-250. DOI: 10.1152/physiol.00025.2014.

Feerick, C. L. y McKernan, D. P. (2017): «Understanding the regulation of pattern recognition receptors inflammatory diseases – a 'Nod' in the right direction». *Immunology*, 150, 237-247. DOI: 10.1111/imm.12677.

Motta, V. y col. (2015): «NOD-like receptors: versatile cytosolic sentinels». *Physiological Reviews*, 95, 149-178. DOI: 10.1152/physrev.00009.2014.

Inflamosomas

Martinon, F.; Mayor, A. y Tschopp, J. (2009): «The inflammasomes: guardians of the body». *Annual Review of Immunology*, 27, 229-265. DOI: 10.1146/annurev.immunol.021908.132715.

Montaño Estrada, L. F. y col. (2017): «¿Qué son los inflamosomas?». *Revista de la Facultad de Medicina de la UNAM*, 60, 42-49.

Vanaja, S. K.; Rathinam, V. A. K. y Fitzgerald, K. A. (2015): «Mechanisms of inflammasome activation: recent advances and novel insights». *Trends in Cell Biology*, 25, 308-315. DOI: 10.1016/j.tcb.2014.12.009.

TLRs

Abreu, M. T. (2010): «Toll-like receptor signalling in the intestinal epithelium: how bacterial recognition shapes intestinal function». *Nature Review Immunology*, 10, 131-144. DOI: 10.1038/nri2707 2010.

Akira, S. y Takeda, K. (2004): «Toll-like receptor signalling». *Nature Review Immunology*, 4, 499-511. DOI: 10.1038/nri1391.

Frosali, S. y col. (2015): «How the intricate interaction among toll-like receptors, microbiota, and intestinal immunity can influence Gastrointestinal Pathology». *Journal of Immunology Research*, 2015, 489821. DOI: 10.1155/2015/489821.

Kamdar, K.; Nguyen, V. y DePaolo, R. W. (2013): «Toll-like receptor signaling and regulation of intestinal immunity». *Virulence*, 4, 207-212. DOI: 10.4161/ viru.23354.

Lee, J. y col. (2006): «Maintenance of colonic homeostasis by distinctive apical TLR9 signalling in intestinal epithelial cells». *Nature Cell Biology*, 8, 1327-1336. DOI: 10.1038/ncb1500.

Leifer, C. A. y Medvedev, A. E. (2016): «Molecular mechanisms of regulation of Toll-like receptor signaling». *Journal of Leukocyte Biology*, 100, 927-941. DOI: 10.1189/jlb.2MR0316-117RR.

McClure, R. y Massari, P. (2014): «TLR-dependent human mucosal epithelial cell responses to microbial pathogens». *Frontiers in Immunology*, 5, 386/1. DOI: 10.3389/fimmu.2014.00386.

Yu, S. y Gao, N. (2015): «Compartmentalizing intestinal epithelial cell toll-like receptors for immune surveillance». *Cellular and Molecular Life Sciences*, 72, 3343-3353. DOI: 10.1007/s00018-015-1931-1.

La respuesta del hospedador a los simbiontes y patógenos

Akira, S. y Takeda, K. (2004): «Toll-like receptor signalling». *Nat Rev Immunol*, 4, 499-511. DOI: 10.1038/nri1391.

Aldridge, P. D. y col. (2005): «Who's talking to whom? Epithelial-bacterial pathogen interactions». *Molecular Microbiology,* 55, 655-663. DOI: 10.1111/j.1365-2958.2004.04469.x.

Chu, H. y Mazmanian, S. (2013): «Innate immune recognition of the microbiota promotes host-microbial symbiosis». *Nature Immunology*, 14, 668-675. DOI: 10.1038/ni.2635.

Perez-Lopez, A. y col. (2016): «Mucosal immunity to pathogenic intestinal bacteria. *Nature Reviews Immunology*, 16, 135-148. DOI: 10.1038/nri.2015.17.

Matzinger, P. (2002): «The danger model: a renewed sense of self». *Science*, 296, 301-305. DOI: 10.1126/science.1071059.

Otte, J. M.; Cario, E. y Podolsky, D. K. (2004): «Mechanisms of cross hyporesponsiveness to Toll-like receptor bacterial ligands in intestinal epithelial cells». *Journal of Gastroenterology*, 126, 1054-1070. DOI: 10.1053/j.gastro.2004.01.007.

Round, J. L. y col. (2010): «The Toll-like receptor 2 pathway establishes colonization by a commensal of the human microbiota». *Science*, 332, 974-977. DOI: 10.1126/science.1198719.

Capítulo II.2

El tejido linfoide intestinal: consideraciones generales

El sistema inmunitario está formado por un conjunto de células cuya principal tarea es defender a nuestro organismo de la invasión de patógenos, a los que reconoce como intrusos y los elimina. En el intestino, además de los microorganismos foráneos y toxinas presentes en la comida, están los 10^{13} componentes del microbioma que suponen una enorme y continúa carga antigénica para el intestino y gran amenaza para nuestra salud. Mantener el microambiente intestinal sano no es sencillo y el sistema inmunitario intestinal ha desarrollado mecanismos que confinan a la microbiota en la luz intestinal, nos permiten la relación simbiótica con ella y eliminan a los microorganismos foráneos. Los mecanismos de dicho control son complejos y no se conocen en su totalidad.

1. EL TEJIDO LINFOIDE ASOCIADO AL INTESTINO O TLI

El TLI constituye la tercera capa de la barrera intestinal y posee la más abundante y variada población de células inmunitarias de nuestro cuerpo: alrededor del 70 %. Supone la cuarta parte de la mucosa intestinal. En ningún otro lugar de nuestro organismo el sistema inmunitario ha desarrollado tan variados mecanismos para impedir respuestas inmunitarias innecesarias o autodestructivas contra los agentes inocuos (Figura II.2.1). La invasión de nuestro medio interno por componentes del microbioma intestinal tendría consecuencias negativas para nuestra salud, incluyendo la inflamación y la sepsis, pero una respuesta inmunitaria activa contra antígenos inocuos sería perjudicial y antieconómica. Mantener el equilibrio entre tolerancia e inflamación requiere mecanismos que frenen la inflamación en homeostasis. Perturbaciones en dichos mecanismos conducen a la disbiosis (microbiota alterada), a respuestas inmunitarias aberrantes y, en último término, al desarrollo de la enfermedad inflamatoria intestinal y no intestinal. El TLI también mantiene la integridad de la barrera intestinal regulando el recambio epitelial y la producción de sustancias antimicrobianas (SAMs) y moco.

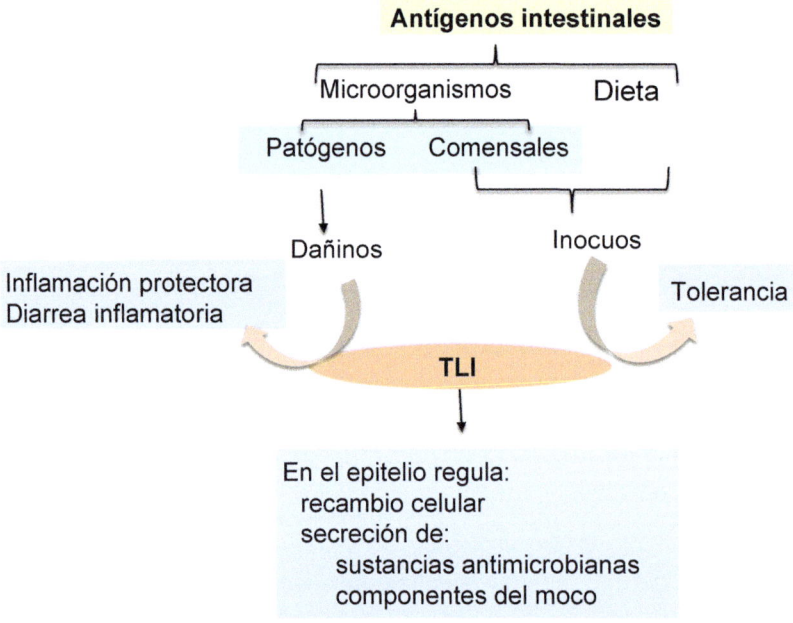

Figura II.2.1. Respuestas del tejido linfoide intestinal (TLI) a los antígenos intestinales. TLI, tejido linfoide asociado al intestino

2. COMPONENTES DEL TLI

EL TLI tiene un componente innato y otro adaptativo, dos sistemas complementarios desarrollados en los vertebrados para detectar y eliminar los patógenos y con capacidad para diferenciar lo propio de lo ajeno (Figura II.2.2). La inmunidad *innata* es la primera línea de defensa inmunitaria intestinal y carece de memoria. Comprende el epitelio intestinal con sus secreciones (moco y sustancias antimicrobianas) y el componente innato del TLI. Las respuestas de sus células a la activación de los receptores de la inmunidad innata (PRR) son rápidas e inespecíficas. La evolución de los vertebrados coincide con el desarrollo del sistema inmunitario *adaptativo*, solo presente en los vertebrados con mandíbula y cuya unidad anatómica y funcional son los linfocitos o células T y B. Los mecanismos de defensa de este sistema son más sofisticados y específicos que los innatos, pero temporalmente más lentos. A partir de una respuesta primaria a un antígeno específico, el sistema adaptativo crea memoria inmunitaria que proporciona una respuesta mejorada a encuentros secundarios con ese mismo antígeno.

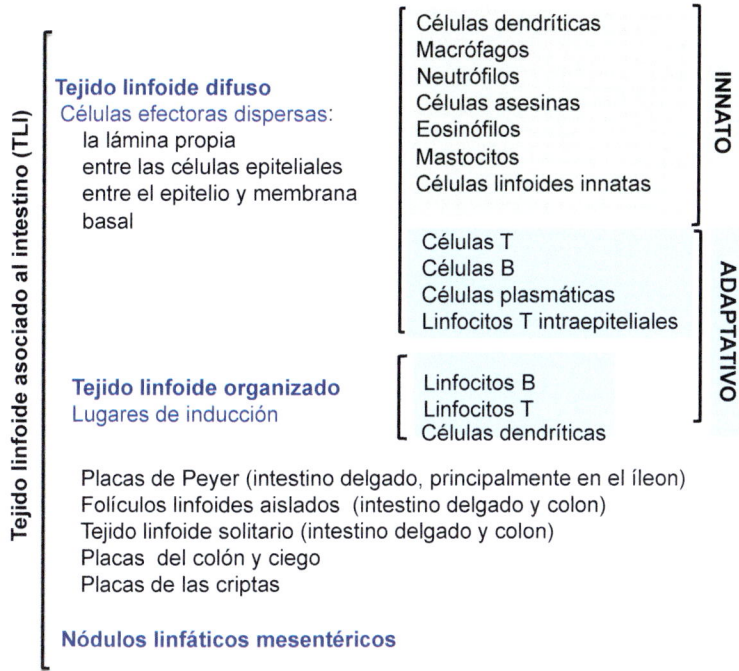

Figura II.2.2. Componentes del tejido linfoide asociado al intestino

En el TLI se distingue un componente difuso o de células efectoras y otro organizado o lugares de inducción de la respuesta (Figura II.2.2).

3. TEJIDO LINFOIDE ORGANIZADO O SECUNDARIO Y LOS NÓDULOS LINFÁTICOS SECUNDARIOS

El tejido linfoide organizado lo forman distintas agrupaciones de células B y T (Figura II.2.2). *La placa de Peyer* representa el agregado linfoide más impor-tante de la mucosa intestinal (Figura II.2.3), siendo muy abundantes en el íleon. Tiene aspecto de dolmen, está formada por la agrupación de varios folículos (centenares en las del íleon del ser humano y unos 4 o 5 en el ra-tón) y recubierta por el epitelio asociado al folículo. En los folículos están los linfocitos B y entre ellos los T. El epitelio tiene abundantes células M, po-cas caliciformes, reducida cantidad de enzimas digestivos, está recubierto por una fina capa de moco y, en respuesta a la activación de sus TLRs, libera quimiocinas al medio interno que atraen a las células dendríticas al dolmen. Las criptas que rodean a las placa de Peyer tienen pocas células Paneth. Cada una de las *placas del ciego y colónicas* posee varias zonas ricas en célu-las B rodeadas por células T y células dendríticas. El ratón y el ser humano tienen de 2 a 5 placas colónicas. El *folículo linfoide aislado* contiene células B, células dendríticas y pocas o ninguna T. En el ser humano hay unos 30 000,

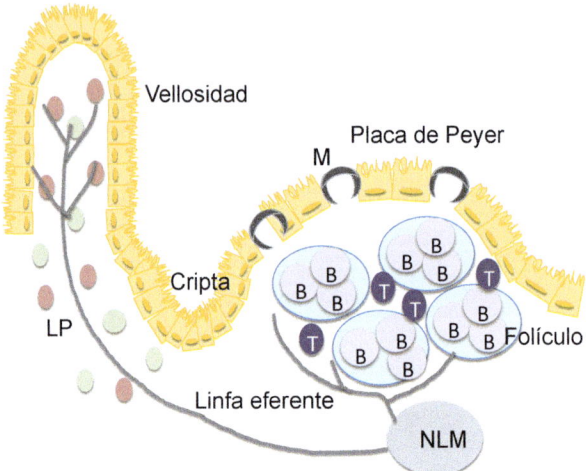

Figura II.2.3. Placa de Peyer y TLI difuso. Las células (verde y rosa) de la lámina propia (LP) representa el tejido linfoide difuso. La linfa del quilícero de la vellosidad y del tejido linfoide organizado abandona el intestino y llega a los nódulos linfáticos mesentéricos (NLM). M, célula M (adaptada de Mowat A.M. y col., 2003)

aumentando desde yeyuno al recto sigmoide. Las *placas de la cripta* son pequeñas agrupaciones linfoides próximas a las criptas y distribuidas por el intestino delgado y grueso. Son esenciales para el desarrollo del tejido linfoide intestinal. El *tejido linfoide solitario* lo forman estructuras que van desde un estado inmaduro, parecidas a las «placas de la cripta», a folículos linfoides aislados maduros que contienen un gran folículo de células B, pero carece de un área definida de células T.

Al *desarrollo* del tejido linfoide organizado contribuyen las «células linfoides innatas» (ver Capítulo II.5, apartado 2.2) y su maduración ocurre tras la colonización intestinal bacteriana y la ingesta de la dieta. El período del desarrollo durante el que se forman las placas de Peyer varía en los distintos animales. Son visibles macroscópicamente en el feto humano: unas 50 al inicio del último trimestre de la gestación, 100 al nacer y unas 250 en la adolescencia, para luego disminuir a unas 100 entre los 70 y 90 años. Las placas colónicas también aparecen en el feto. La formación del folículo linfoide aislado comienza en el neonato con la formación de las placas de las criptas. No está totalmente demostrado, pero se piensa que el intestino retiene parte de su capacidad linfopoyética vestigial en las placas de las criptas. Esta capacidad linfopoyética parece restringirse a la producción de los linfocitos T naturales RCT$\gamma\delta^+$.

Los **nódulos linfáticos mesentéricos** (NLM) no forman parte del TLI, pero están íntimamente relacionados con él y son esenciales para generar la respuesta inmunitaria adaptativa de defensa y tolerancia de la mucosa intestinal. Son los nódulos linfáticos de mayor tamaño del cuerpo y recogen la linfa intestinal: a los centrales llega la linfa formada en el intestino delgado (absorbe los antígenos de la dieta) y a los más distales la del colon (lugar de mayor abundancia microbiana) (Figura II.2.4). En consecuencia, la respuesta inmunitaria de los nódulos centrales estará relacionada con la tolerancia oral y la de los distales con los antígenos microbianos.

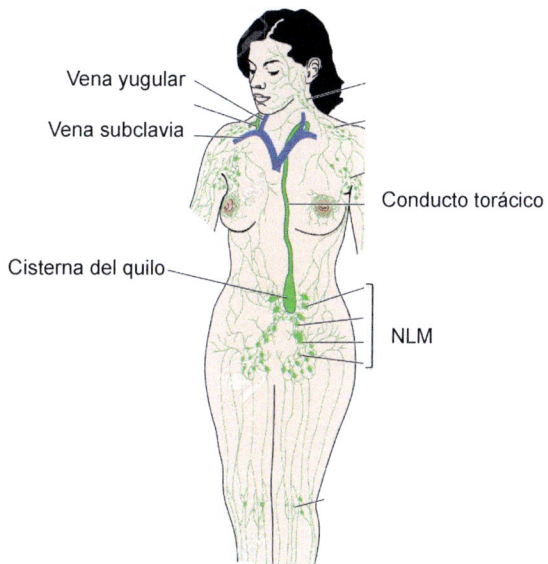

Figura II.2.4. Sistema linfático. En verde el sistema linfático, los engrosamientos representan los nódulos linfáticos mesentéricos (NLM). La linfa intestinal que llega a los NLM circula hasta la cisterna del quilo y desde esta viaja al conducto torácico, vaciándose al torrente circulatorio en la inserción del conducto con las venas yugular y subclavia (bajada directamente de Google)

4. LAS CÉLULAS CAPTADORAS DE ANTÍGENOS

Los antígenos intestinales pueden alcanzar el espacio subepitelial atravesando las células epiteliales (ruta transcelular) y/o las uniones ocluyentes (ruta paracelular). Esta última vía de paso es un mecanismo indiscriminado que conduce a los antígenos directamente al espacio subepitelial. Durante años se consideró a la célula M la principal, si no la única, captadora y trasportadora de los antígenos intestinales al espacio subepitelial. Hoy sabemos que las células caliciformes, los enterocitos, los macrófagos y las dendríticas también realizan dicha tarea (Figura II.2.5). La función captadora de las células caliciformes y enterocitos se ha descrito en los Capítulos I.2 (apartado 1.7) y I.3 (apartado 1.2.1), respectivamente.

4.1. Las células M

Las células M representan del 5 al 10 % de las células del epitelio asociado a la placa de Peyer (ser humano) y también están en el epitelio próximo a los folículos aislados. Son difíciles de distinguir al microscopio de luz por carecer de marcadores histoquímicos específicos. El nombre de M les viene de «membranoso» por sus microvellosidades pequeñas, irregulares y desorganizadas (micropliegues) que facilitan la internalización de los microorganismos. El glucocálix poco desarrollado y la fina capa de moco que las recubre también facilitan la accesibilidad del antígeno a su membrana. Su citoplasma es muy fino porque la membrana basal tiene profundas invaginaciones, a manera de bolsillo, que alojan uno o más linfocitos T y B en proporción similar y células presentadoras de antígenos (células dendríticas).

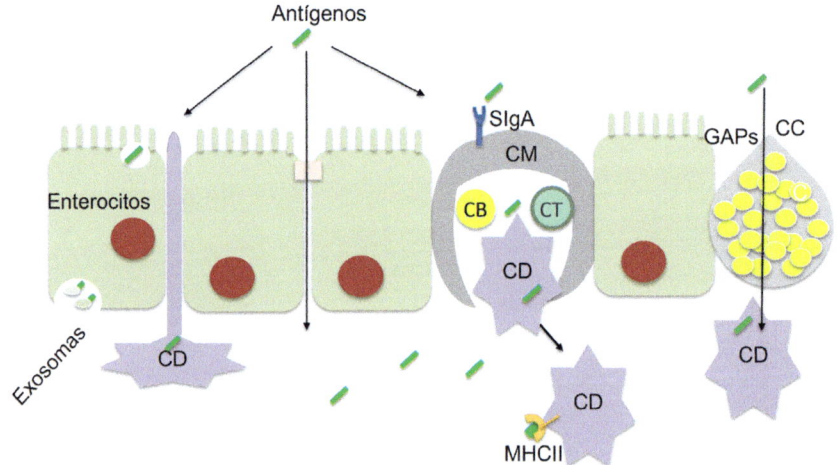

Figura II.2.5. Células captadoras de antígenos del epitelio intestinal. GAPs, vías de paso de los antígenos luminales (véase apartado de SIGLAS)

La colonización bacteriana fomenta la acumulación y diferenciación de las células T y B en los bolsillos de las células M.

Las células M están especializadas en captar los antígenos luminales, principalmente virus y bacterias, y transportarlos a la submucosa. Su actividad fagocitaria y de transcitosis es muy grande, pero sus lisosomas son pocos y de baja actividad enzimática, por lo que los antígenos captados por su membrana apical apenas se procesan y son transferidos intactos a los bolsillos basolaterales, en donde son fagocitados y procesados por las células dendríticas (Figura II.2.5). Los bolsillos de las células M podrían ser centros de inducción para las respuestas rápidas. Si bien las células M captan partículas inertes, como bolitas de látex, que indicaría una captación de antígenos indiscriminada e inespecífica, su membrana apical posee carbohidratos y receptores específicos mediante los que endocitan antígenos (Figura II.2.6), entre

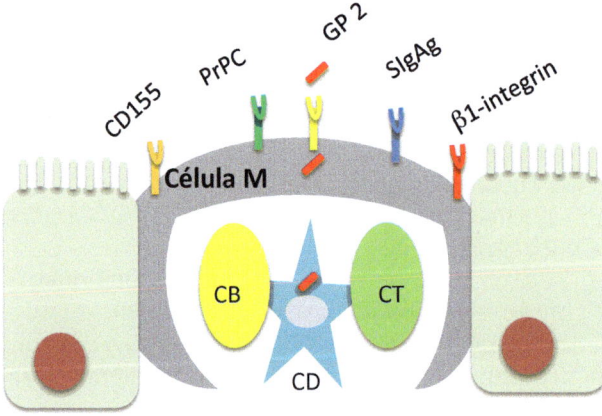

Figura II.2.6. Esquema de una célula M con sus receptores apicales. CD, células dendríticas; CT, células T; CB, células B (adaptada de Schulz O. y Pabst O., 2013, en Células M)

ellos el receptor para endocitar la SIgA unida a bacterias, la glicoproteína GP2 que participa en la entrada de antígenos bacterianos y cuya ausencia disminuye la respuesta SIgA, la proteína prion PrPC capta la bacteria *Brucella abortus*, la β1-integrina actúa como receptor de *Yersinia pseudotuberculosis*, la molécula de adhesión CD155 une las células epiteliales contiguas y actúa de receptor de los polivirus y el receptor de la transferrina (TfR, CD71) se une a la transferrina y al complejo gliadina/SIgA.

4.2. Las células dendríticas

Estas células son así llamadas por sus abundantes ramificaciones o dendritas. Son una población celular heterogénea localizada en la lámina propia y en el tejido linfoide organizado. Actúan como vigilantes del ambiente intestinal: forman una densa red subepitelial; emiten proyecciones entre las células epiteliales con las que establecen uniones ocluyentes para preservar la integridad de la barrera epitelial; mediante sus PRRs detectan, captan e internalizan los antígenos de la superficie mucosal, tras lo cual se retiran del epitelio. También captan los antígenos en los bolsillos de las células M, como acabamos de mencionar, y los que llegan a la lámina propia atravesando el epitelio. Esta activación directa de las células dendríticas por el patógeno es esencial para inducir las respuestas de las células T. Asimismo, pueden detectar el antígeno indirectamente reconociendo las citocinas y quimiocinas producidas por otras células en respuesta a él.

4.3. Los macrófagos

El macrófago (Mφ) es la célula inmunitaria más abundante del intestino y, a su vez, este es el mayor almacén de Mφs del organismo. Tiene gran capacidad fagocitaria y de adaptación al tejido donde habitan. Los Mφs se han clasificado en Mφ2 o tolerogénico y Mφ1 o inflamatorio, pero *in vivo* exhiben gran diversidad de estados que emergen en respuesta a diferentes estímulos y ambientes y configuran un continuum de activación.

Los Mφs intestinales proceden de los monocitos sanguíneos que continuamente migran a la mucosa intestinal (Figura II.2.7). Una vez allí y probablemente condicionados por el ambiente intestinal, los monocitos gradualmente pierden su capacidad proinflamatoria y, a través de estados intermedios de corta duración, maduran hasta alcanzar estados diferenciados más lentamente reemplazados. El rápido recambio de los macrófagos de la mucosa intestinal parece estar relacionado con la alta carga antigénica del intestino. En el intestino delgado del ser humano se han identificado hasta cuatro subpoblaciones de Mφ, siendo los Mφ1 los más parecidos a los monocitos circulantes y los Mφ3 y Mφ4 los más maduros. Los Mφ3 forman una densa red en la lámina propia y los Mφ4 están enriquecidos en la submucosa. La respuesta a los antígenos bacterianos (por ejemplo, al LPS) mediante sus TLRs es nula en los Mφ3 y Mφ4 y mucho menor en los Mφ1 que

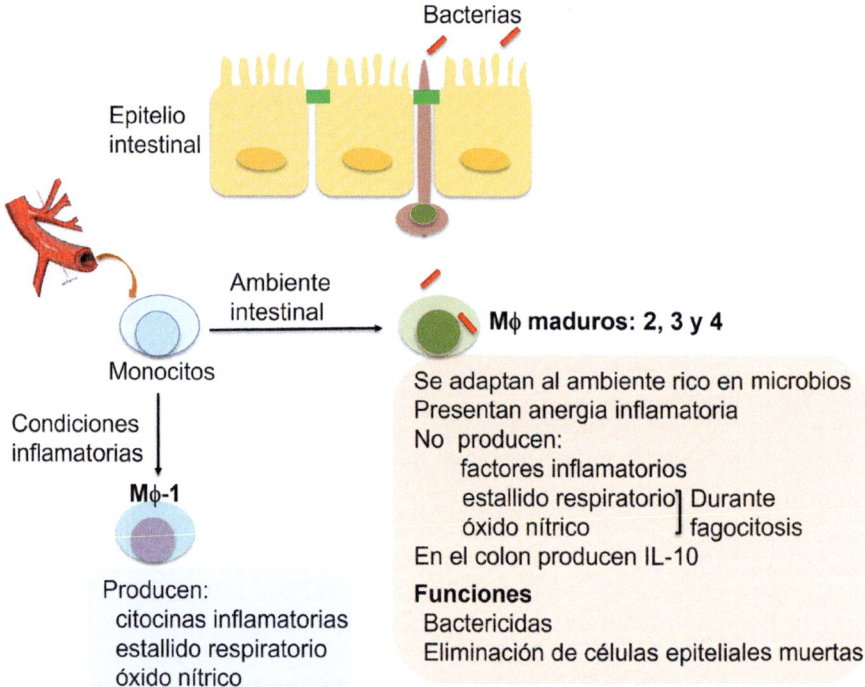

Figura II.2.7. Características de los macrófagos (Mφs) intestinales en homeostasis e inflamación. El estallido respiratorio o explosión oxidativa se caracteriza por un gran aumento en la demanda de oxígeno y consumo de energía, y la producción de especies reactivas de oxígeno. Ag, antígeno

en los monocitos circulantes, lo que se correlaciona con la expresión de la proteína CD14, proteína necesaria para la unión del receptor TLR4 al LPS: no la expresan ni los Mφ3 ni los Mφ4 y los Mφ1 mucho menos que los monocitos circulantes.

Los Mφs maduros residentes en el intestino son esenciales para la homeostasis de la barrera intestinal (Figura II.2.7). Su localización en la lámina propia es ideal para eliminar el material antigénico que ha cruzado el epitelio, manteniendo al mismo tiempo un estado antiinflamatorio o anergia inflamatoria (baja respuesta a la estimulación por factores exógenos). Emitiendo prolongaciones entre las células epiteliales, con las que establecen uniones ocluyentes, los Mφs maduros endocitan microorganismos de la luz intestinal y eliminan las células apoptóticas y sus restos. También producen factores de crecimiento e IL10 que regulan la diferenciación de las células T reguladoras (Treg), esenciales para impedir las reacciones inflamatorias contra antígenos inocuos (bacterias comensales y proteínas de los alimentos). El fenotipo anérgico parece depender de la microbiota: los macrófagos de los animales sin microbiota (axénicos) producen una fuerte respuesta vía sus TLRs.

La inflamación intestinal aumenta los Mϕ1 y, acumulándose, superan en número a los maduros (Figura II.2.7). Los Mϕ1 liberan citocinas inflamatorias (TNFα, IL-β1, IL-6, entre otras) y responden de manera aberrante a las bacterias comensales. También expresan en abundancia el receptor TREM1 (receptor de las células mieloides), cuya activación amplifica la respuesta inflamatoria. Se desconoce cómo las condiciones inflamatorias inducen la acumulación intestinal de los monocitos y su diferenciación a macrófagos proinflamatorios.

5. CÉLULAS PRESENTADORAS DE ANTÍGENOS

Actúan como células presentadoras de antígenos (CPA) las dendríticas, los macrófagos y las B. Las primeras son las profesionales de dicha función y las B presentan el antígeno a los linfocitos T colaboradores foliculares (Thf). Las células B detectan el antígeno a concentraciones muchísimo más bajas que las dendríticas y, a diferencia de estas, internalizan y procesan solo el antígeno específicamente reconocido por su receptor.

Las células presentadoras de los antígenos endocitan los antígenos, los digieren parcialmente y alguno de los péptidos resultantes (epítopos) lo incorporan en la hendidura de unas glucoproteínas de membrana denominadas «complejos mayores de histocompatibilidad» (MHC), codificadas por los genes *MHC* inicialmente denominados *HLA*. Los MHC clásicos son de tipo I y II, el primero lo expresan todas las células nucleadas y el MHCII solo las presentadoras de antígenos. Los antígenos que van a ser cargados a los MHCI son fragmentados en el proteosoma (vía citosólica), de allí se dirigen al retículo endoplásmico, en donde se unen al complejo MHCI. Vesículas cargadas con el complejo MHCI-péptido se escinden del retículo, se dirigen a la membrana plasmática y fusionan con ella, de manera que el péptido ya puede unirse al receptor (RCT) de las células TCD8αβ⁺ vírgenes, lo que se denomina «presentación del antígeno» al linfocito (Figura II.2.8). En el caso del MHCII, el antígeno se procesa en el endosoma (vía endocítica), sus fragmentos van a los compartimentos ricos en las moléculas MHCII, se unen a

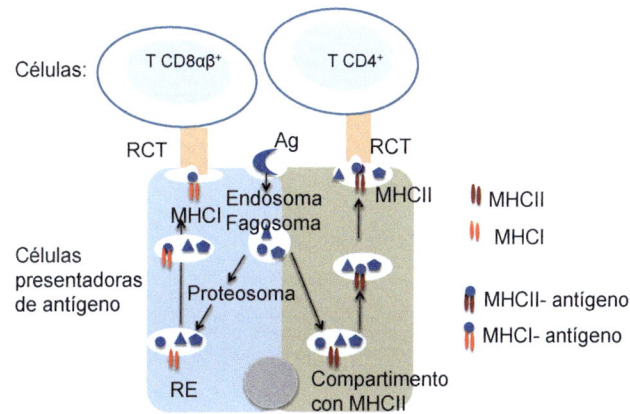

Figura II.2.8. Captación y procesado del antígeno por la célula presentadora de antígenos y su presentación a las células T. Ag, antígeno; RE, retículo endoplasmático; RCT, receptor de la célula T

ellas y desde allí las vesículas cargadas con el complejo MHCII-péptido se dirigen a la superficie de la célula para ser el antígeno presentado al RCT de las células TCD4+. Los MHC son esenciales para que los linfocitos T reconoz-can los antígenos invasores y también ayudan en dicha tarea a las células B vírgenes de los folículos. Asimismo, hay MHC no clásicos que se irán mencio-nando a lo largo de la obra.

6. LOS LINFOCITOS O CÉLULAS T INTESTINALES

Los linfocitos T se generan en la médula ósea, durante el desarrollo fetal mi-gran al timo y allí maduran. Se emplean distintos criterios para clasificar las células T.

Uno de ellos es atendiendo al **tipo de receptor y correceptores** que expre-san. El receptor de las células T (RCT) reconoce un epítopo (porción) del antí-geno unido a la molécula MHCI o II. En base a si expresan o no el receptor RCT, el tipo de cadenas que lo forman (α, β, γ y δ) y si expresan el correceptor CD4 o CD8αβ, se distinguen los linfocitos indicados en la Figura II.2. 9. La unión de los correceptores a los complejos MHCII (el CD4) y MHCI (el CD8αβ) favo-rece la unión del RCT al complejo péptido-MHC, aumentando así la avidez del linfocito por el antígeno. Para algunos autores las células T RCTαβ que care-cen de correceptor o dobles negativas (DN) son las NKT, para otros las NKT son linfocitos T RCTαβ dobles negativos que expresan el marcador CD56. No haremos diferencia entre ellas.

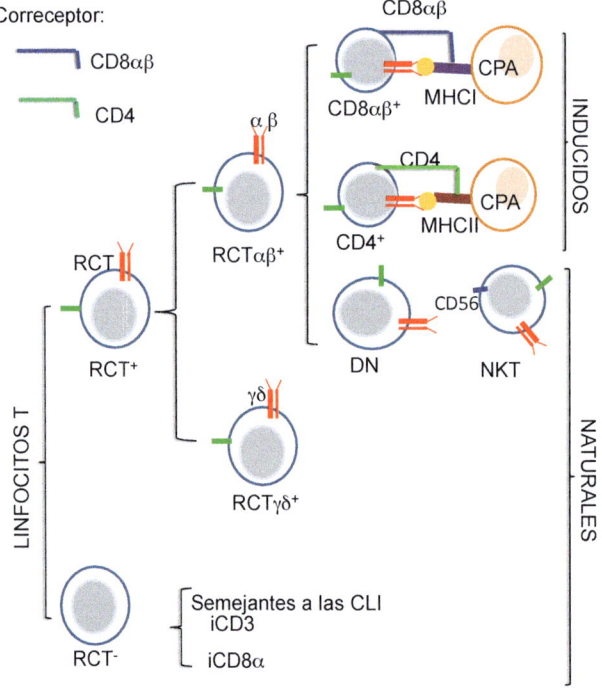

Figura II.2.9. Tipos de células T según el receptor que expresen y su unión a las células presentadoras de antígenos (CPA) (véase apartado de SIGLAS)

Los linfocitos sin el receptor RCT, los RCT⁻, expresan receptores de las células asesinas naturales u otras proteínas transmembranales o citosólicas. Se distinguen al menos tres tipos.

Según *el lugar de activación y el antígeno afín* que reconocen se distinguen los linfocitos naturales («tipo b» o no convencionales) y los inducidos («tipo a» o convencionales) (Figura II.2.10). Las *células T naturales* son las T RCTγδ⁺ y las NKT. Se activan en el timo en presencia de antígenos propios, no son eliminados por selección negativa y migran al intestino inmediatamente después de su desarrollo en el timo. Los precursores de *los linfocitos T inducidos* (preinducidos) sufren selección positiva y negativa en el timo, pasan al torrente sanguíneo y alcanzan la periferia como linfocitos T RCTαβ⁺ convencionales vírgenes que expresan el correceptor CD8αβ o el CD4. Se activan fuera del timo por antígenos no propios ligados a las moléculas MHCI (los CD8αβ) o MHCII (los CD4) de las células presentadoras de antígenos (CPA). Los linfocitos que formarán parte del tejido linfoide intestinal encuentran el antígeno afín en el intestino (lámina propia y centros inductores del tejido linfoide organizado) y en los nódulos linfáticos mesentéricos, donde, una vez activados, proliferan, maduran a células con experiencia antigénica y expresan un fenotipo de memoria (Tm) de larga vida, efector citotóxico (Tc), regulador (Treg) o colaborador (Th). Los linfocitos T que no residirán en el intestino encuentran sus antígenos afines en los nódulos linfáticos no

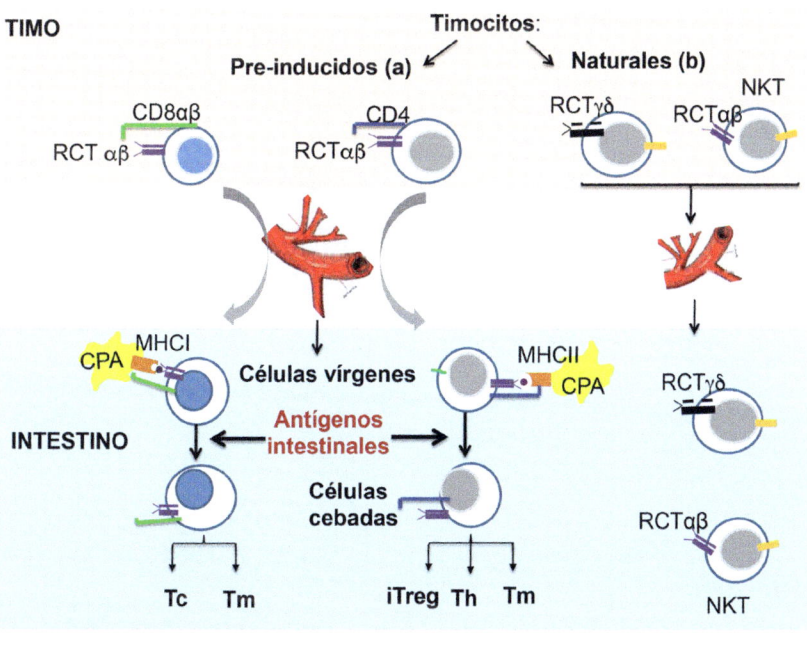

Figura II.2.10. Origen y cebado de los linfocitos T intestinales. Ag, antígeno

asociados al intestino, aunque también pueden migrar a él, pero el cebado por los antígenos intestinales focaliza mucho más la respuesta inmunitaria.

La Figura II.2.11 muestra los tipos de células TCD4+ efectoras en función de *los marcadores que expresan y la respuesta al antígeno*. También hay diferentes tipos de células T CD8αβ+ (Tc1, Tc2, Tc9, Tc17 y Treg) que no detallaremos. Los linfocitos reguladores (Treg) son muy abundantes en la mucosa intestinal y su inducción requiere la colonización intestinal por la microbiota. Dichos linfocitos son esenciales para la adquisición de la tolerancia oral y reducen la respuesta pro-inflamatoria liberando citocinas antiinflamatorias (IL-10 y el TGFβ1) y suprimiendo la activación, proliferación y producción de citocinas por los linfocitos TCD4+ y TCD8+.

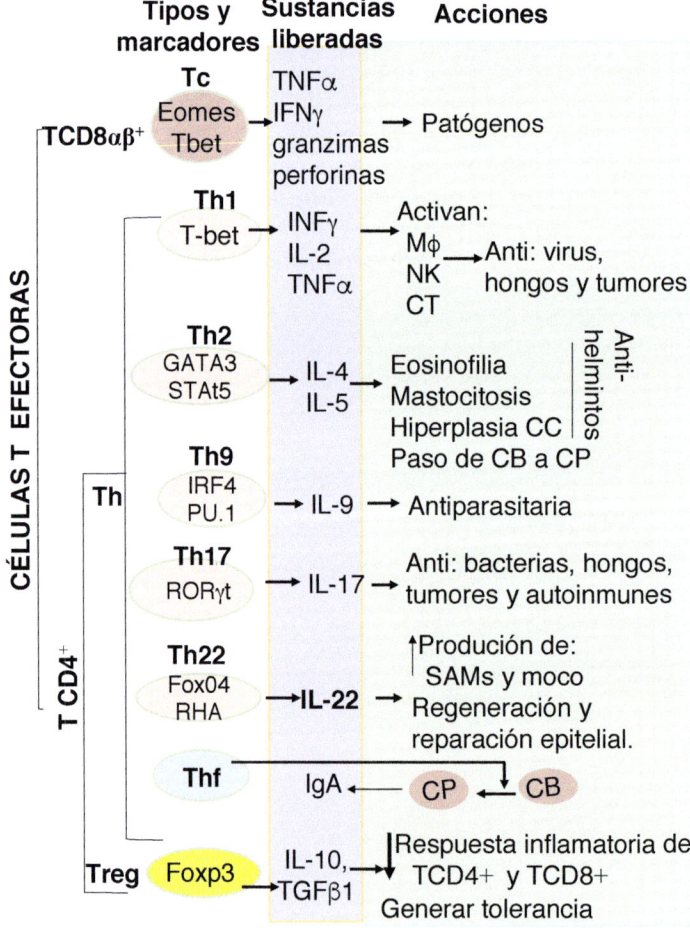

Figura II.2.11. Tipos de linfocitos T efectores. Se muestran sus factores de transcripción, las sustancias que secretan tras su activación por el antígeno afín y los efectos que producen dichas sustancias. Diferentes autores indican otros factores de transcripción e ILs (véase apartado de SIGLAS) (adaptada de Mousset C.M. y col., 2019, Apartado: Células T)

7. LOS LINFOCITOS B INTESTINALES

Los linfocitos B se generan en la médula ósea y allí completan su desarrollo. Durante el desarrollo fetal migran al bazo, a los nódulos linfáticos y al tejido linfático intestinal en donde son activadas por los antígenos.

El receptor de la célula B es principalmente la inmunoglobulina M (IgM). Durante la maduración de las células B, los genes que codifican las regiones variables de su receptor (regiones de unión específica con los antígenos) sufren un elevado número de mutaciones o hipermutación somática. La hipermutación somática genera un repertorio de receptores altamente diversificado y virtualmente infinito que reconoce específicamente y con gran afinidad cualquier tipo de antígeno microbiano. La unión del antígeno al receptor de la célula B (IgM) induce su proliferación y diferenciación a células plasmáticas productoras de anticuerpos (Igs) o a células B de memoria de larga vida, estas últimas responderán si se reencuentran con el mismo o parecido antígeno que activó a la célula B virgen de la que proceden (Figura II.2.12). La proliferación y diferenciación de las células B puede o no depender de las células T colaboradas foliculares o Thf (Capítulo II.3, apartado 4). Cada célula plasmática produce un solo tipo de anticuerpo cuya especificidad coincide con la de su receptor. Las células B del intestino tienen el receptor IgM y por tanto deberían producir anticuerpos IgM, pero mayoritariamente producen IgA debido a un cambio de isotipo: la cadena pesada «α» de la IgA reemplaza la «μ» de la IgM y las células B se diferencian en células plasmáticas que producen IgA en vez de IgM. La respuesta de las células B al antígeno presentado por las células dendríticas es más intensa que cuando lo captan directamente.

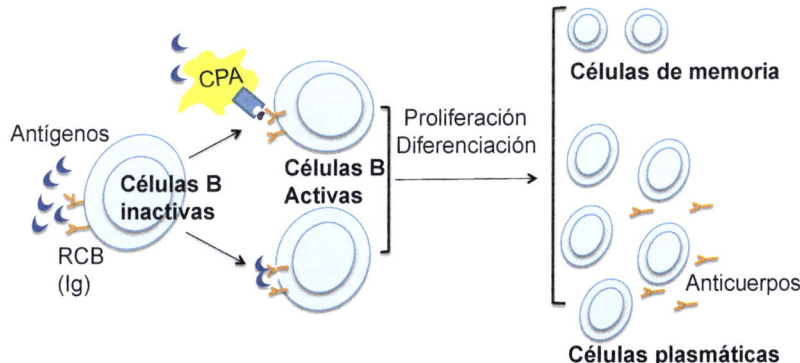

Figura II.2.12. Activación de las células o linfocitos B. RCB, receptores de la célula B

8. LOS RECEPTORES DE ALOJAMIENTO Y LOCALIZACIÓN DE LOS LINFOCITOS EN LA MUCOSA INTESTINAL

Las células T y B cebadas en el intestino por el antígeno afín junto con las presentadoras de antígenos abandonan el intestino en la linfa intestinal eferente y llegan a los nódulos linfáticos mesentéricos (NLM) donde sufren diferenciación adicional. Eventualmente abandonan los NLM y vía el conducto torácico alcanzan el torrente circulatorio para retornar al intestino. No son bien conocidos los mecanismos por los que los linfocitos T naturales llegan al intestino desde el timo, ni tampoco como retornan al intestino los que se activaron en él, pero todos ellos expresan en su membrana los receptores de alojamiento intestinal, receptores que interaccionan con ligandos específicos de las células epiteliales y matriz extracelular (ver Tabla 1). Los precursores de los linfocitos T naturales adquieren los receptores de alojamiento en el timo y son directamente reclutados por el intestino. Los linfocitos T inducidos los adquieren en el intestino y en los nódulos linfáticos mesentéricos tras ser cebados.

Además de la vía linfática, las células presentadoras de antígenos y los linfocitos pueden abandonar la mucosa por la sanguínea (vena porta) y llegar al hígado y circulación sistémica.

Tabla 1. Receptores de alojamiento de los linfocitos T y B

Receptor de alojamiento	Ligando de la mucosa	Localización del ligando
	MADCAM1	Vasos de la mucosa
LFA1	ICAM1 y 2	Endotelio
Integrina α1β1	Colágeno IV y I, lamininas	Matriz extracelular
CCR9	Quimiocina CCL25 o TEK	Criptas del intestino delgado
CCR10	CCL28 (MEC)	Todo el Intestino
Integrina αEβ7	E-cadherina	Epitelio
GPR 15	GPRL	Colon

Una vez en el intestino, los linfocitos T ocupan diferentes compartimentos de la mucosa intestinal poblando la totalidad de ella (Figura II.2.13). La mayoría de los linfocitos T naturales se localizan en el epitelio (linfocitos T intraepiteliales) y algunos se quedan en la lámina propia. Los linfocitos TCD8αβ+ son los linfocitos intraepiteliales más abundantes, pero también están en la lámina propia; estos últimos tienen gran actividad citotóxica. La mayoría de las células TCD4+ se localizan en la lámina propia, aunque también forman parte de los LIE y los linfocitos T foliculares (Thf) están en los folículos. Las células B se localizan en la lámina propia y tejido linfoide organizado y las plasmáticas que retornan de los NLM se quedan en la lámina propia.

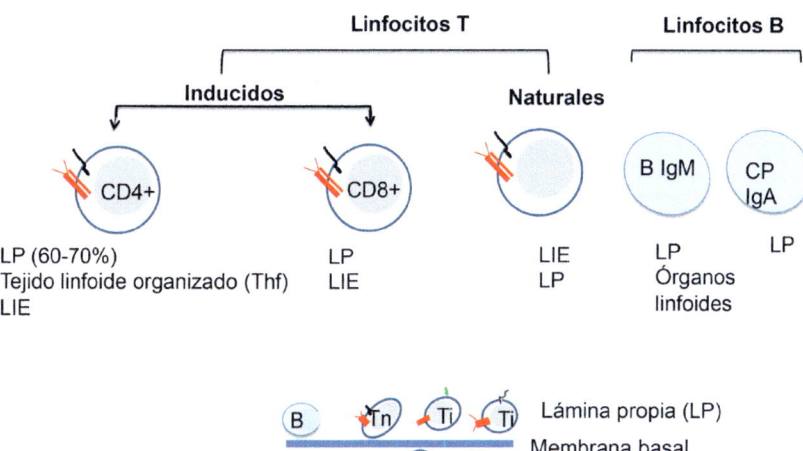

Figura II.2.13. Localización de los linfocitos en la mucosa intestinal. LP, lámina propia; TLO, tejido linfoide organizado; LIE, linfocitos intraepiteliales; CP, células plasmáticas

REFERENCIAS

Generales

Sánchez, P. C. y Martín Villa, J. M. (2015): «Sistema inmunitario de la mucosa intestinal». *Reduca (Biología). Serie Fisiología Animal*, 8, 1-15. ISSN: 1989-3620.

Klein, L. y col. (2009): «Antigen presentation in the thymus for positive selection and central tolerance induction». *Nature Reviews Immunology*, 9, 833-844. DOI: 10.1038/nri2669.

Mowat, A. M. y col. (2003): «Anatomical basis of tolerance and immunity to intestinal antigens». *Nature Reviews Immunology*, 3, 331-341. DOI: 10.1038/nri1057.

Células presentadoras de antígenos: macrófagos y células dendríticas

Bain, C. C. y Schridde, A. (2018): «Origin, differentiation, and function of intestinal macrophages». *Frontiers in Immunology*, 9, 2733. DOI: 10.3389/fimmu.2018.02733.

Bain, C. C. y col. (2014): «Constant replenishment from circulating monocytes maintains the macrophage pool in the intestine of adult mice». *Nature Immunology*, 15, 929-937. DOI: 10.1038/ni.2967.

Bernardo, D. y col. (2018): «Human intestinal pro-inflammatory CD11chighCCR2+CX3CR1+ macrophages, but not their tolerogenic

CD11c⁻CCR2⁻CX3CR1⁻ counterparts, are expanded in inflammatory bowel disease». *Mucosal Immunology*, 11, 1114-1126. DOI: 10.1038/s41385-018-0030-7.

Bujko, A. y col. (2018): «Transcriptional and functional profiling defines human small intestinal macrophage subsets». *Journal of Experimental Medicine*, 215, 441-458. DOI: 10.1084/jem.20170057.

Gi, M.; Wooseok, I. y Hong, S. (2009): «Dendritic cells as danger-recognizing biosensors». *Sensors* (Basel), 9, 6730-6751. DOI: 10.3390/s90906730.

Gross, M.; Salame, T.-M. y Jung, S. (2015): «Guardians of the gut – murine intestinal macrophages and dendritic cells». *Frontiers in Immunology*, 6, 254. DOI: 10.3389/fimmu.2015.00254.

Mantegazza, A. R. y col. (2013): «Presentation of phagocytosed antigens by MHC class I and II». *Traffic*, 14, 135-152. DOI: 10.1111/tra.12026.

Células M

Ohno, H. (2016): «Crosstalk between the Intestinal Immune System and Gut Commensal Microbiota. Intestinal M cells». *The Journal of Biochemistry*, 159, 151-160. DOI: 10.1093/jb/mvv121.

Schulz, O. y Pabst, O. (2013): «Antigen sampling in the small intestine». *Trends in Immunology*, 34, 155-161. DOI: 10.1016/j.it.2012.09.006.

Linfocitos

Brandtzaeg, P. y Johansen, F.-E. (2005): «Mucosal B cells: phenotypic characteristics, transcriptional regulation, and homing properties». *Immunological Reviews*, 206, 32-63. DOI: 10.1111/j.0105-2896.2005.00283.x.

Cheroutre, H.; Lambolez, F. y Mucida, D. (2011): «The light and dark sides of intestinal intraepithelial lymphocytes». *Nature Reviews Immunology*, 11, 445-456. DOI: 10.1038/nri3007.

Habtezion, A. y col. (2016): «Leukocyte trafficking to the small intestine and colon». *Gastroenterology*, 150, 340-354. DOI: 10.1053/j.gastro.2015.10.046.

La Rosa, D. F. y Orange, J. S. (2007): «Lymphocytes». *The Journal of allergy and Clinical Immunology*, 121, S364-DOI: 10.1016/j.jaci.2007.06.016.

Mayne, C. G. y Williams, C. B. (2013): «Induced and natural regulatory T cells in the development of inflammatory bowel disease». *Inflammatory Bowel Diseases*, 19, 1772-1788. DOI: 10.1097/mib.0b013e318281f5a3.

Mousset, C. M. y col. (2019): «Comprehensive phenotyping of T cells using flow cytometry». *Cytometry A*, 95, 647-654. DOI: 10.1002/cyto.a.23724.

Zhu, J. (2021): «T Helper Cell differentiation, heterogeneity, and plasticity». *Cold Spring Harbor Perspectives in Biology*, 10, a030338. DOI: 10.1101/cshperspect.a030338.

Tejido linfoide organizado

Buettner, M. y Lochner, M. (2016): «Development and function of secondary and tertiary lymphoid organs in the small intestine and the colon». *Frontiers in Immunology*, 7, 342. DOI: 10.3389/fimmu.2016.00342.

Eberl, G. y Lochner, M. (2019): «The development of intestinal lymphoid tissues at the interface of self and microbiota». *Mucosal Immunology*, 2, 478-485. DOI: 10.1038/mi.2009.114.

Eberl, G. (2005): «Inducible lymphoid tissues in the adult gut: recapitulation of a fetal developmental pathway?». *Nature Reviews Immunology*, 5, 413-420. DOI: 10.1038/nri1600.

Nochi, T. y col. (2013): «Cryptopatches Are Essential for the Development of Human GALT». *Cell Reports*, 3, 1874-1884. DOI: 10.1016/j.celrep.2013.05.037.

Capítulo II.3

La IgA intestinal

Una característica de la respuesta inmunitaria adaptativa de las mucosas es producir y secretar localmente la inmunoglobulina A (IgA) dimérica y en menor medida la IgM pentamérica, ambas proporcionan la defensa específica de antígeno. La IgA representa la primera barrera del sistema inmunitario adaptativo intestinal. La mucosa intestinal aloja unas 10^{10} células (las plasmáticas) productoras de IgA /m², el 80 % del total de las células plasmáticas de nuestro organismo, que producen el 70 % de la IgA del organismo. El contenido intestinal de otras Igs (IgM, IgG e IgE) es menor al 10 %. En sangre, ocurre lo contrario. A diferencia de las otras Igs y debido a su polimerización y abundante glucosilación, la IgA e IgM son muy resistentes a las proteasas, enzimas muy abundantes en ambiente intestinal. Aun siendo la más abundante, la IgA ha sido la última en ser descubierta y, a pesar de la ingente cantidad de estudios, no hay consenso sobre los mecanismos de su inducción intestinal, el lugar dónde ocurre cada tipo de inducción, qué IgA recubre la microbiota comensal del intestino, etc.

1. ESTRUCTURA, ISOTIPOS Y UNIÓN AL ANTÍGENO DE LA IgA INTESTINAL

Como cualquier otra Ig, la IgA monomérica es una proteína globular de cuatro cadenas polipeptídicas (dos pesadas y dos ligeras), con regiones variables y constantes, y unidas por puentes disulfuro e interacciones no covalentes. Las regiones variables reconocen el antígeno específicamente y difieren de una a otra IgA (Figura II.3.1). La IgA intestinal es polimérica, dominando los dímeros formados por dos moléculas de IgA unidas covalentemente por la cadena J e incluye el componente secretor (ver más adelante): esta molécula híbrida es la SIgA. La IgA sérica es monomérica en el ser humano y dimérica en rata, ratón y conejo. Del 10 al 15 % del peso de la SIgA

humana son glucanos: O-glucanos en el segmento Fc y N-glucanos en la cadena J y componente secretor. Nosotros no degradamos los glucanos de la luz
intestinal porque no secretamos glucosidasas al intestino. La IgA e IgM son las
únicas Igs que polimerizan debido a la cola secretora (18 aminoácidos) del extremo carboxilo de sus cadenas α y μ, respectivamente, ausente en las otras
Igs. La formación de polímeros confiere a las Igs alta valencia o lugares de
unión específica con el antígeno (4 en el caso de la SIgA), lo que incrementa la
avidez por ellos y la adecua para la aglutinación de bacterias, toxinas y virus.

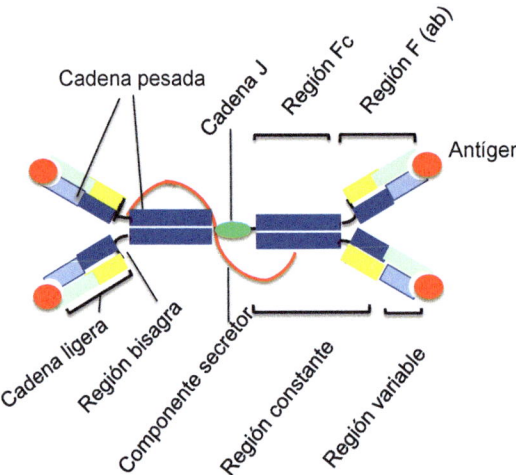

Figura II.3.1. Estructura
de la SIgA intestinal. El
fragmento Fc es cristalizable
y el Fab contiene la región
variable de unión específica
al antígeno y otra constante

El ratón tiene un **isotipo** de IgA y el ser humano dos, la IgA1 y la IgA2, que
difieren en la longitud de la cadena pesada «α»: la región bisagra de la IgA1
tiene 13 aminoácidos más que la IgA2, que la hacen más flexible y menos resistente a las proteasas bacterianas y del hospedador. La IgA2 es más abundante en el colon (64 %) que en el intestino delgado y este último tiene mayor
o parecido contenido de IgA1 que de IgA2, según unos u otros autores. El
80-85 % de la IgA sérica es IgA1. No se conocen bien los eventos moleculares
que subyacen a la producción de IgA1 o IgA2 en respuesta a los antígenos. Su
diferente producción intestinal podría deberse a la diferente distribución luminal de antígenos de la comida (intestino delgado) y microbianos (colon). Así,
la generación por el colon de IgA2 en vez de IgA1 depende, entre otros, de la
activación de los PRRs: el lipopolisacárido generalmente induce la respuesta
IgA2, mientras que los antígenos proteicos inducen respuesta IgA1.

La cadena J aparece en los vertebrados con mandíbula cuando lo hace
la inmunidad adaptativa y no pertenece a ninguna de las familias proteicas
descritas hasta el momento. Tiene 137 aminoácidos, seis de sus ocho residuos de cisteína establecen puentes disulfuro dentro del péptido y los dos
restantes lo hacen con las cadenas pesadas de las Igs. Su secuencia ami-
noacídica se ha conservado a lo largo de la evolución y es intercambiable entre las especies, si bien la afinidad de la IgA por la cadena J de otra especie

es menor. En la mucosa intestinal, la cadena J la expresan la mayoría de las células plasmáticas IgA1[+] (alrededor del 90 %) y virtualmente todas las IgA2[+] e IgM[+]. Las células plasmáticas de los nódulos linfáticos no intestinales apenas la expresan. La cadena J no es mandataria para la polimerización de las Igs, pero determina que se produzcan dímeros de IgA en vez de polímeros y pentámeros de IgM en vez de hexámeros y, además, confiere diversas propiedades a las Igs (Figura II.3.2).

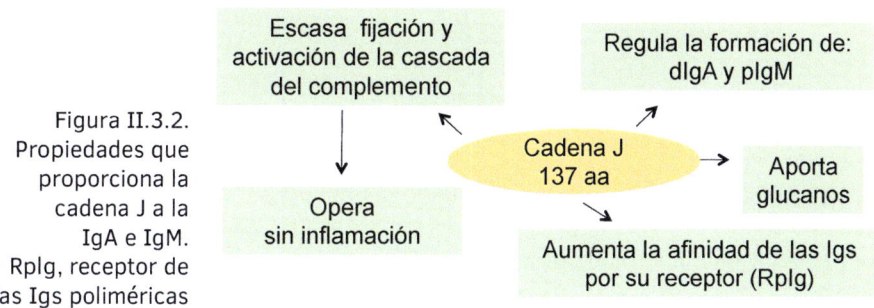

Figura II.3.2. Propiedades que proporciona la cadena J a la IgA e IgM. RpIg, receptor de las Igs poliméricas

El *componente secretor* está formado por los cinco dominios extracelulares del receptor de las Igs poliméricas: el RpIg. El componente secretor protege a la SIgA de la degradación por las proteasas (bacterianas y del hospedador) y facilita su adherencia a los microorganismos.

Los *antígenos* (microorganismos y sus componentes) se unen a la región variable (unión específica o canónica) y a los glucanos (inespecífica o no canónica) de la SIgA, por lo que esta posee propiedades adaptativas e innatas, respectivamente (Figura II.3.3). Al tener cuatro lugares de unión específica, una misma SIgA puede unirse a cuatro diferentes antígenos y una misma bacteria puede estar recubierta por SIgAs de diferente especificidad y afinidad. Los glucanos facilitan la adherencia de la IgA a los microorganismos, su unión al moco y generan asociaciones débiles entre las mismas o distintas especies de microorganismos.

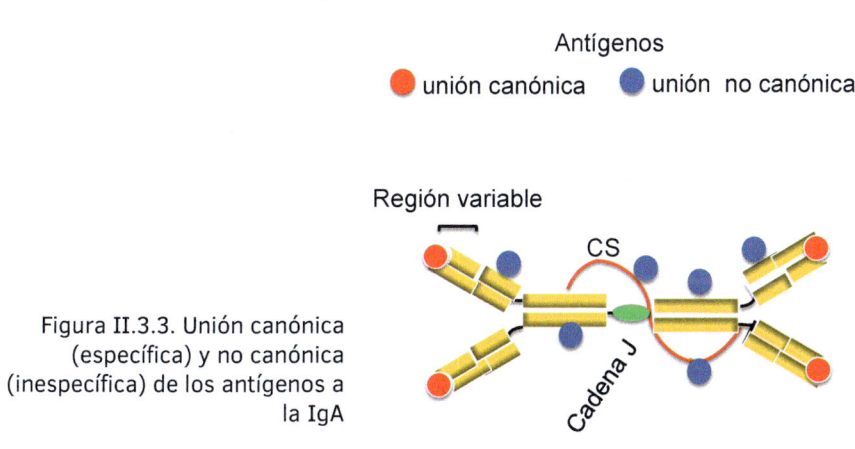

Figura II.3.3. Unión canónica (específica) y no canónica (inespecífica) de los antígenos a la IgA

2. SECRECIÓN INTESTINAL DE LA SIgA

Las células del epitelio intestinal, salvo las M, secretan la IgA producida por las células plasmáticas de la mucosa. Las células Paneth la empaquetan en sus gránulos de secreción y la secretan junto con las SAMs. La secreción de la SIgA funciona diaria e ininterrumpidamente y un individuo sano secreta unos 3 g (>50 mg/kg/día) de SIgA. La secreción de otras Igs (IgM, IgG o IgE) es <10 %, exceptuando las situaciones de inflamación, enfermedad o deficiencia de la IgA.

La IgA atraviesa el epitelio por transcitosis, proceso mediado por el receptor de las Igs poliméricas (RpIg). El RpIg es una glucoproteína transmembranal con cinco dominios extracelulares semejantes a los de las Igs, sintetizada en el retículo endoplasmático rugoso, desde donde va al Golgi y vesículas escindidas de este la transportan a la membrana basolateral de las células epiteliales (Figura II.3.4A). Una de las cadenas pesadas del dímero de la IgA se une al quinto dominio extracelular del receptor y el complejo receptor/dIgA es endocitado, la vesícula de endocitosis viaja hacia la membrana apical y se fusiona con ella. Allí, enzimas proteolíticos liberan a la luz intestinal el dímero de la IgA unido a los cinco dominios extracelulares del receptor o componente secretor, es decir, la SIgA. El componente secretor es igualmente liberado a la luz intestinal cuando el receptor se transcitosa sin IgA y, una vez allí, neutraliza los patógenos mediante sus glucanos. La IgA puede unirse a los antígenos que han atravesado el epitelio (Figura II.3.4B) y a los endosomales (ej. rotavirus) (Figura II.3.4C) y retornarlos a la luz intestinal, lo que disminuye la posibilidad de reacciones inflamatorias e invasión microbiana sistémica. El retro-transporte de la IgA unida a los antígenos podría contribuir a la tolerancia hacia proteínas inocuas, incluidos los alérgenos (sustancias que provocan reacciones alérgicas). El RpIg no transcitosa las Igs monoméricas, pero sí la IgM pentamérica con la misma eficiencia que el dIgA, aunque se observan diferencias interespecíficas. La IgG puede llegar a la luz intestinal en las secreciones intestinales, atravesando el epitelio por la vía paracelular y por la celular mediante el receptor Fc.

Otra fuente de SIgA para el intestino es la bilis. El hígado posee células plasmáticas productoras de IgA dimérica que reconoce el microbioma intestinal. La secretan hacia la bilis, mediante el RpIg, los hepatocitos en roedores o el epitelio de los conductos y vesícula biliar en el ser humano. En ambas especies la producción hepática de SIgA es mucho menor que la intestinal, pero puede ser importante para completarla. El hígado, por tanto, controla la homeostasis microbiana intestinal mediante al menos dos mecanismos: por los ácidos biliares y la SIgA.

Las *células M* no secretan la SIgA por carecer del receptor RpIg, pero si la transcitosan desde la luz intestinal al medio interno unida a microorganismos: endocitan el complejo SIgA-bacteria por su membrana apical y lo transfieren a sus bolsillos basales (Figura II.3.4D). Debido a ello, las regiones subepiteliales de las placas de Peyer son un depósito de antígenos y complejos SIgA/antígeno. Los antígenos transcitosados con la SIgA pueden ser destruidos por los macrófagos subepiteliales o captados por las células dendríticas y generar una respuesta IgA específica de antígeno. Las células M, además, modifican la expresión génica de las bacterias y en consecuencia la respuesta inmunitaria. La transcitosis del complejo «SIgA/bacteria específica» podría ser una vía de comunicación entre el hospedador y el microbioma intestinal e indica que el sistema inmunitario no ignora a las bacterias comensales. Los receptores innatos TLRs también contribuyen a la entrada de los antígenos a las placas de Peyer, sugiriendo una modulación directa de la respuesta SIgA por el microbioma.

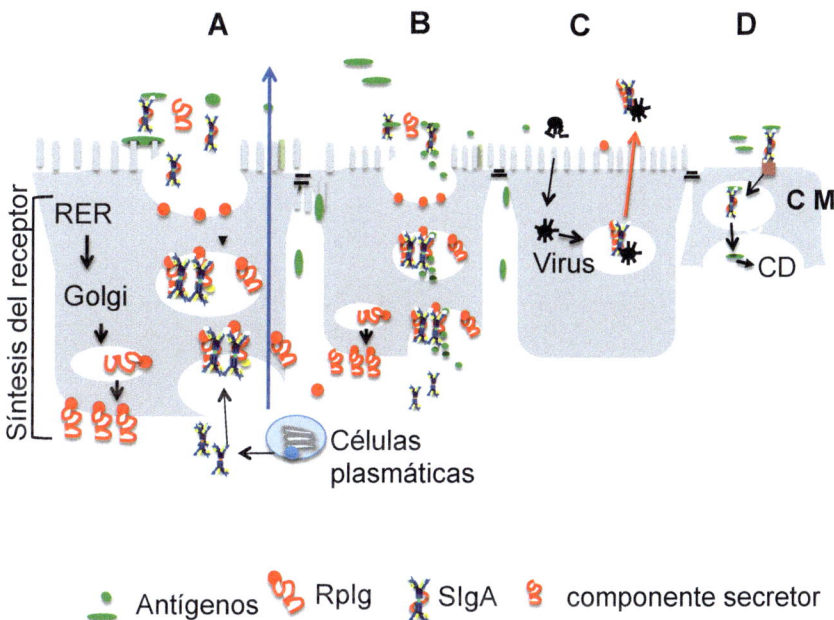

Figura II.3.4. Mecanismo de secreción de la IgA. La flecha azul indica la dirección de la transcitosis de la IgA (véase apartado de SIGLAS) (adaptada de Johansen F-E., Braathen R. y Brandtzaeg P., 2000; Kaetzel C.S., 2014; Wells J.M. y col., 2017, en Generales)

3. LA SIgA NATURAL

El término natural aplicado a la SIgA puede llevar a confusión por haberse empleado para hacer referencia a diferentes situaciones. Aquí consideramos la «IgA natural» a la producida en ausencia del microbioma intestinal, es decir, la codificada por la línea germinal. La colonización microbiana del intestino induce respuesta IgA. Así, la abundancia de la IgA es menor en los animales sin microorganismos que en aquellos que solo carecen de patógenos o que en los criados en condiciones normales. La IgA natural es polirreactiva (reconoce antígenos no relacionados estructuralmente como el

DNA de una o dos cadenas, la insulina y el lipopolisacárido, por ejemplo), de baja afinidad (entendiendo por afinidad cómo de fuerte interaccionan el antígeno y la SIgA, pero al carecer de medidas precisas de dicho parámetro no se puede establecer conclusiones al respecto) y apenas tiene diversidad por no haber sufrido hipermutación somática o muy poca. La hipermutación somática genera diversidad y aumenta la especificidad por el antígeno.

El poco o nada diversificado repertorio de la SIgA de los neonatos es el codificado por la línea germinal. Dicho repertorio podría representar el punto de partida para el mutualismo microbiota intestinal/hospedador y constituir la primera ola de recubrimiento y regulación bacteriana durante la infancia. Con la edad aumenta la hipermutación somática (en los niños de dos años es mucho menor que en los adolescentes y adultos), de manera que la mayor parte de la SIgA del adulto la ha sufrido, posiblemente en los centros germinales de las placas de Peyer, generándose SIgAs más sofisticadas y diversificadas.

4. INDUCCIÓN DE LA IgA Y CARACTERÍSTICAS DE LAS CÉLULAS PLASMÁTICAS

Las células productoras de la IgA específica de antígeno, las plasmáticas, se generan en el tejido linfoide intestinal (organizado y difuso) y en los nódulos linfáticos mesentéricos (NLM), si bien los mecanismos de inducción de la IgA y los lugares donde se produce cada tipo de inducción no se conocen del todo. La producción de la SIgA la inicia la unión del antígeno (llamémosle X) al receptor (una IgM) de las células B vírgenes. El antígeno puede ser presentado por las células dendríticas unido al MHCII o directamente unirse al receptor de la célula B, pero en el último caso la respuesta es de menor intensidad. A partir de aquí la inducción de la IgA puede o no depender de las células TCD4$^+$ cooperadoras foliculares (Thf). Las células dendríticas que presentan los antígenos a las células B vírgenes o de memoria difieren de las que lo presentan a las células T (vírgenes o de memoria).

La respuesta IgA *dependiente de las células T* ocurre mayormente en las placas de Peyer y en los NLM, en donde las células Thf dirigen la selección y diferenciación de las células B a células plasmáticas (Figura II.3.5).

El proceso podemos resumirlo en cuatro etapas. *Etapa 1*. Una célula dendrítica, que ha migrado al área perifolicular de las placas de Peyer, presenta a la célula Thf virgen o de memoria el antígeno (antígeno X) unido al MHCII y la activa. La linfopoyetina del estroma tímico (TSLP), liberada por las células epiteliales, contribuye a la activación. La Thf activada prolifera localmente y madura a célula con experiencia antigénica efectora o de memoria. *Etapa 2*. La célula B funciona como una célula presentadora de antígenos para las Thf: internaliza el antígeno X presentado por las presentadoras de antígenos, lo procesa, alguno de sus fragmentos lo carga en las moléculas MHCII, el complejo MHCII-péptido llega a su membrana plasmática y el péptido se une al receptor RCT del linfocito Thf cebado en la etapa 1. *Etapa 3*. Se forma el conjugado «célula Thf-célula B» en el que la célula Thf suministra

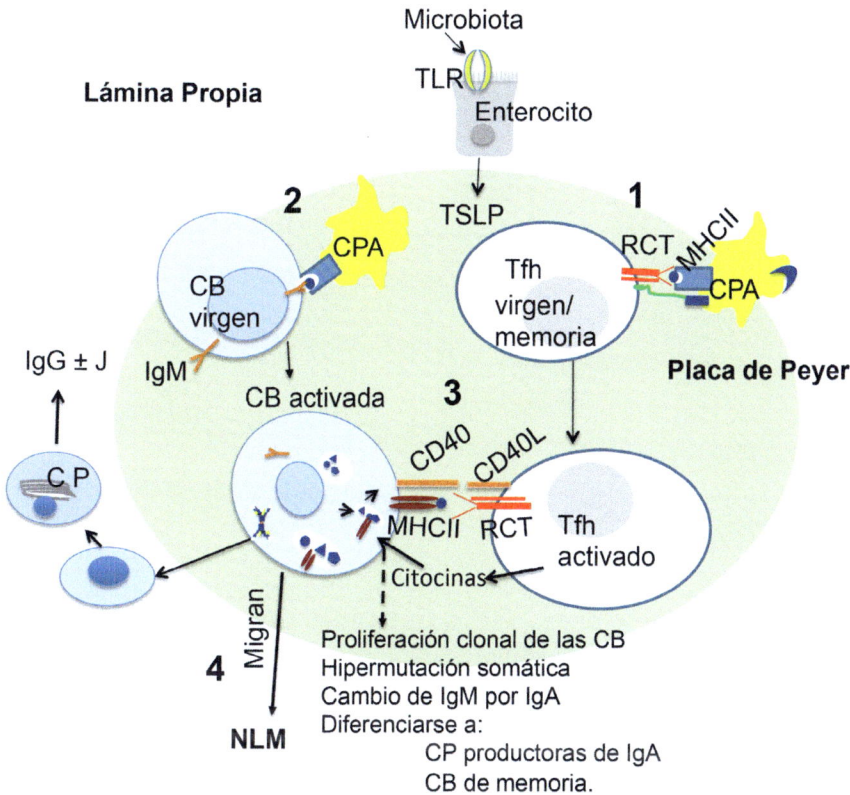

Figura II.3.5. Inducción de la IgA dependiente de las células Thf (véase apartado de SIGLAS) (adaptada de Cerutti A., 2008; Pabst O., 2012. En Inducción)

dos tipos de señales a la B: i) libera citocinas (TGFβ1, IL-6 e IL-10, entre otras) al estrecho espacio entre las dos células del conjugado y ii) expresa el ligando CD40L del receptor CD40 de la membrana del linfocito B. Estas señales sacan a la célula B del estado de reposo y les induce lo señalado en la Figura II.3.5 por la flecha punteada. La célula B que no recibe las seña-les de la Thf quedará anérgica. Los linfocitos B reciben ayuda adicional de las células Treg foliculares y de las del sistema inmunitario innato (asesinas naturales y distintos granulocitos, especialmente neutrófilos, eosinófilos y basófilos). *Etapa 4.* Las células B activadas por las Thf migran a los nódulos linfáticos mesentéricos. Las que salen del folículo y se quedan en la lámina propia se diferencian en células plasmáticas que expresan menos cadena J y son propensas a producir IgG ± J. La SIgA generada por este mecanismo ha sufrido hipermutación somática y diversos factores regulan el cambio de IgM a IgA (Figura II.3.6).

La respuesta IgA dependiente de las células T tarda de 5 a 7 días en producirse, demasiados para neutralizar los patógenos de rápida replicación o los antígenos del microbioma y dieta que atravesaron la barrera intestinal.

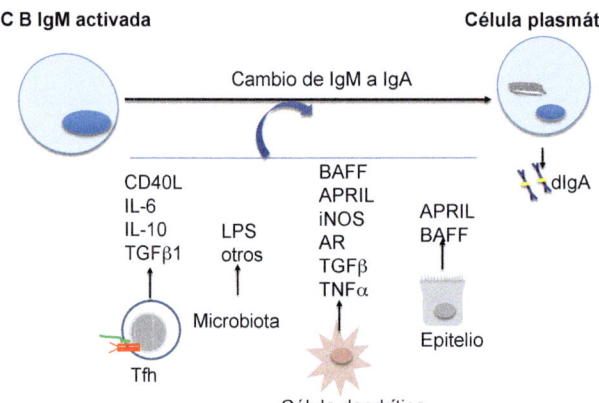

Figura II.3.6. Factores que afectan al paso de IgM a IgA. MB, microbiota; CP, célula plasmática (adaptada de Reboldi A. y Cyster J.G., 2016. En Inducción) (véase apartado de SIGLAS)

Esta limitación la compensa la producción de la IgA por un mecanismo *independiente de las células T*, que parece ocurrir en los folículos aislados y en la lámina propia difusa. Las células epiteliales y diversos subconjuntos de células TCD4$^+$ (Treg, Thf y las Th17) contribuyen a la maduración de las células B, al aumento de la síntesis de IgA y al cambio de isotipo. Los estudios sobre esta respuesta IgA hay que tomarlos con precaución al haber sido realizados en ratones que no pueden realizar la inducción de la IgA dependiente de las células T.

La Figura II.3.7 resume las características de la IgA atendiendo al mecanismo de inducción.

Las células B gradualmente se diferencian en plasmáticas durante su migración a los nódulos linfáticos mesentéricos donde seguirán su diferenciación, después retornarán al torrente sanguíneo vía el conducto torácico (Figura II.2.4) y regresarán a la mucosa intestinal, al lugar donde se inició el

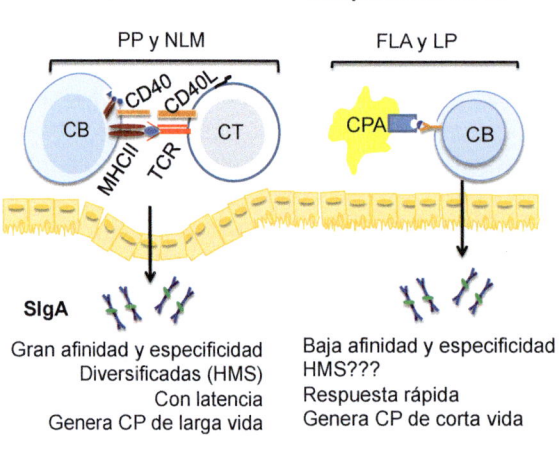

Figura II.3.7. Lugares de inducción y las características de la IgA atendiendo al mecanismo de inducción. HPS???, no se conoce con certeza si ha sufrido hipermutación somática (véase apartado de SIGLAS) (adaptada de Stephens W.Z. y Round J.L., 2014, En Introducción)

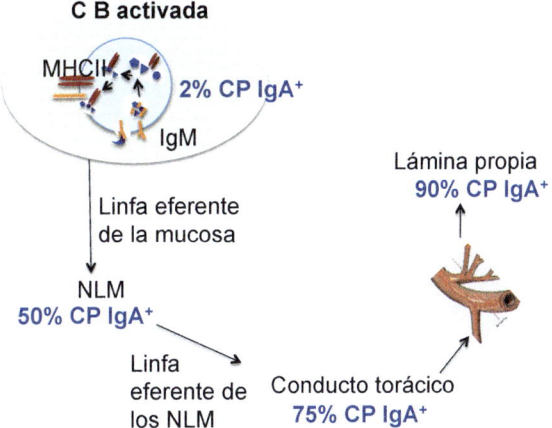

C B activada

MHCII

2% CP IgA⁺

IgM

Linfa eferente
de la mucosa

NLM
50% CP IgA⁺

Lámina propia
90% CP IgA⁺

Linfa
eferente de   Conducto torácico
los NLM   **75% CP IgA⁺**

Figura II.3.8. Emigración,
diferenciación y regreso de
las células B al intestino
(véase apartado de SIGLAS)

proceso (Figura II.3.8). Ya mencionamos en el Capítulo II.2 (Tabla 1) que el retorno de las células plasmáticas/B al intestino depende de receptores de alojamiento de su membrana que interaccionan con componentes específicos de la membrana de las células epiteliales y matriz extracelular.

Las *células plasmáticas* son fábricas de producción continua de la IgA, lo que hace inevitable que cometan errores en el proceso o padezcan estrés del retículo endoplasmático, problemas que los resuelven mediante la autofagia. La vida media de algunas células plasmáticas de la lámina propia puede ser de hasta 30 días o más, incluso tras una exposición transitoria al antígeno. Ciertas células plasmáticas IgA⁺ exhiben un fenotipo multifuncional que, bajo condiciones de continua estimulación microbiana, liberan mediadores antimicrobianos (TNFα) y la óxido nítrico sintasa inducible (iNOS), este enzima producirá óxido nítrico. También pueden exhibir características de monocitos y liberar la interleucina antiparasitaria IL-37 y el factor estimulante de la colonia granulocitos-macrófagos, mediante el que ejercen respuestas antimicrobianas innatas.

5. CARACTERÍSTICAS DE LA RESPUESTA IgA

La respuesta SIgA a las bacterias comensales tiene un alto umbral de inducción (~10^9 bacterias), es lenta (varios días), de vida media larga (> 16 semanas), constantemente se adapta a la especie comensal predominante (plasticidad) (ej., la monocolonización de un animal sin microbiota con *E. coli* induce una SIgA que se mantiene durante un tiempo tras eliminar la bacteria y la introducción de otro microorganismo genera una SIgA específica del nuevo microorganismo) y no siempre olvida. A diferencia de la inmunidad sistémica, el reencuentro de las células B de memoria del intestino con un antígeno igual o parecido al que las cebó no genera una respuesta mayor. Otra diferencia es que los anticuerpos séricos matan y eliminan las bacterias mediante el sistema de complemento, su posterior captación por los macrófagos y neutrófilos y la generación de la inflamación. La unión de la SIgA a los antígenos intestinales no desencadena inflamación porque no fija ni activa la cascada de complemento.

6. LA SIgA QUE RECUBRE EL MICROBIOMA INTESTINAL

El principio general es que la acción de la SIgA va desde casi innata para los microorganismos comensales a una de alta afinidad y especificidad para los patógenos o con potencial patogénico (patobiontes); es decir, las bacterias no agresivas inducirían una SIgA de baja afinidad e independiente de las células T y las agresivas (patobiontes, ver Capítulo III.1) generarían una SIgA de alta afinidad y especificidad y dependiente de las células T, similar a la inducida por los patógenos clásicos. Por ejemplo, las especies bacterianas próximas a la superficie del epitelio (ej., bacterias filamentosas segmentadas) inducen una IgA dependiente de las células T. Sin embargo, no hay acuerdo respecto a si en condiciones homeostáticas la respuesta SIgA al microbioma intestinal depende o no de las células T. Según unos autores, la respuesta es mayoritariamente dependiente de ellas, y para otros, las bacterias comensales inducen una SIgA tipo natural, es decir, independiente de las células T, sin hipermutación somática, polirreactiva y de baja afinidad. Generar continuamente SIgA de alta afinidad podría ser tremendamente complejo dada la vasta y dinámica cantidad de antígenos intestinales (de la dieta y microbiota) a los que diariamente se enfrenta la mucosa intestinal.

En condiciones homeostáticas, la SIgA recubre las bacterias comensales, pero no a todas y las que lo están difieren de las que no, pero tampoco hay consenso respecto a quienes están recubiertas. Si están recubiertas y por gran cantidad de SIgA las bacterias con potencial patogénico, como las colitógenas (bacterias que aumentan la susceptibilidad a padecer colitis). Algunos sugieren que el principal requerimiento del microorganismo para inducir la respuesta SIgA es su localización en el intestino delgado, cuya capa de moco es mucho más fina que la del colon. Así, en condiciones homeostáticas, la SIgA rodea la mayoría de las bacterias comensales del intestino delgado y aquellas del colon rodeadas por SIgA proceden del intestino delgado. Ello podría deberse al gran contenido de tejido linfoide secundario (placas de Peyer y folículos linfoides) del intestino delgado que genera respuesta SIgA contra prácticamente todas las bacterias. El rodear la microbiota del intestino delgado con la SIgA da ventajas al hospedador al permitirle competir eficazmente con ella por los nutrientes, mucho más abundantes en esta parte intestinal que en el colon.

7. ACCIONES DE LA SIgA

Una de las funciones principales de la SIgA es controlar el microbioma intestinal y protegernos de los patógenos, pero los mecanismos subyacentes no son del todo conocidos. La Figura II.3.9 resume las acciones de la SIgA.

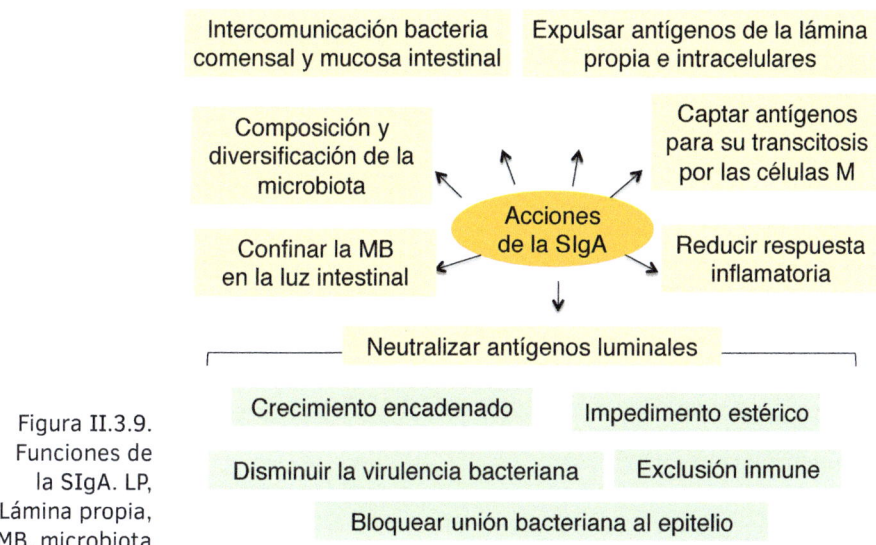

Figura II.3.9. Funciones de la SIgA. LP, Lámina propia, MB, microbiota

7.1. La SIgA confina los microorganismos en la luz intestinal

La ausencia de SIgA, bien por la carencia de células B, del RpIg o de la AID (enzima necesario para el cambio de isotipo de IgM a IgA y la hipermutación somática), genera hiperplasia del sistema linfoide asociado al intestino y aumenta la penetración mucosal de las bacterias simbióticas, la presencia de bacterias en los nódulos linfáticos mesentéricos y la de anticuerpos séricos (ej., IgG) inducidos por las bacterias que atravesaron el epitelio. Las modificaciones mencionadas desaparecen tras restaurar la IgA. Estas observaciones indican que la SIgA retiene los microorganismos (comensales y patógenos) y sus toxinas en la luz intestinal, impidiéndoles su migración hacia el epitelio y que lo atraviesen, especialmente en el intestino delgado con poca o nada capa densa de moco. Para ello la SIgA rodea a los microorganismos mediante uniones no covalentes o se une a ellos y al moco mediante sus oligosacáridos. A este último «secuestro microbiano» también contribuyen los glucanos del componente secretor: su eliminación disminuye considerablemente la unión de la SIgA a las bacterias. Además, el componente secretor libre puede realizar funciones inmunitarias, por ejemplo, neutraliza la toxina A de *Clostridium difficile* y la intimina de *E. coli enteropatógena*.

La Figura II.3.9 ilustra algunos mecanismos por los que la SIgA impediría el acceso de los microorganismos al medio interno, de los que se desconoce si operan con los simbiontes y en qué medida contribuyen a nuestra protección de los patógenos entéricos. El gran diámetro hidráulico de la SIgA respecto a su tamaño molecular limita la penetración epitelial, incluida la ruta paracelular, de los patógenos o sus toxinas por ella rodeados *(impedimento estérico)*. *Disminuye la virulencia bacteriana* directamente distorsionándoles la membrana o suprimiendo la expresión de los sistemas de invasión. Por ejemplo, la unión de la SIgA al «antígeno O» de *Shigella flexneri* le bloquea el sistema de secreción tipo 3 con el que invade las células epiteliales. Indirectamente lo hace bloqueando las adhesinas microbianas o compitiendo con ellas por los lugares de unión al epitelio. Otro mecanismo sería la *exclusión inmunitaria*, que consiste en la aglutinación de los microorganismos o toxinas por la SIgA, atrapamiento en el moco y eliminación por el peristaltismo. La SIgA podría aglutinar las bacterias en división impidiendo la separación de las hijas (*crecimiento encadenado*) o actuar como una *cinta matamoscas* y estabilizar los biofilms bacterianos. Si los microbios consiguen atravesar la superficie epitelial, el mecanismo epitelial de secreción de la SIgA puede sacarlos nuevamente a la luz.

7.2. La SIgA y la homeostasis del microbioma intestinal

La microbiota y la SIgA intestinal mantienen una relación recíproca (mutualista): la primera induce la respuesta SIgA específica y la SIgA regula la localización, composición, tamaño y función de la microbiota. Ya se ha mencionado que muchas de las acciones de la SIgA sobre la microbiota depende de sus glucanos (Figura II.3.10) y, a su vez, las bacterias utilizan los glucanos como fuente de energía, por lo que pudiera ser que las bacterias «busquen» a la SIgA para obtener energía en vez de al revés.

Un sistema de la SIgA disfuncional induce disbiosis en el ratón y ser humano: masa microbiana muy aumentada, diversidad disminuida y cambios en su ecología. El enorme aumento en la masa microbiana, de hasta 100 veces, indica que la SIgA facilita su eliminación fecal, posiblemente uniéndose al moco. La disfunción del sistema SIgA se trasmite a la descendencia: las crías de madres con deficiencias en el sistema SIgA exhiben disbiosis y aumento del contenido bacteriano en los nódulos linfáticos mesentéricos. Cualquiera

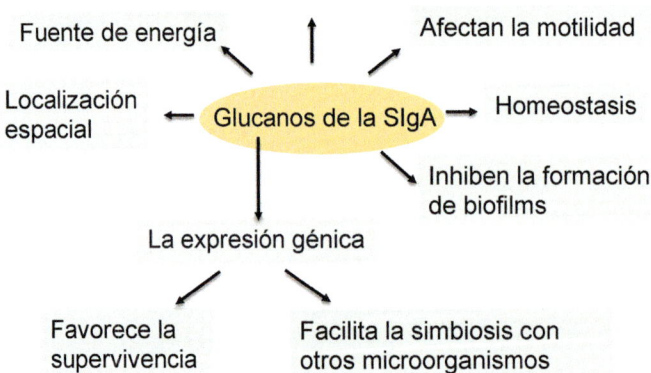

Figura II.3.10. Acciones de los glucanos de la SIgA sobre la microbiota

que sea la causa primaria, la ruptura del mutualismo entre SIgA y el microbioma puede conducir a un ciclo vicioso de disminución de SIgA y aumento
de la disbiosis a largo plazo.

7.3. La SIgA, la inflamación y la celiaquía

Diversas observaciones revelan que la SIgA nos protege de la *enfermedad
inflamatoria*. Los animales con el sistema SIgA defectuoso responden a la
monocolonización intestinal con *Bacteroides thetaiotaomicron* con una inflamación potente y, en el ser humano y ratón, aumenta la susceptibilidad
al desarrollo de la enfermedad inflamatoria intestinal, la celiaquía y las alergias. La intensidad de la enfermedad de Crohn se correlaciona con la menor
expresión del receptor polimérico RpIg, la desregulación de la transcitosis
de la IgA, su acumulación en la submucosa y aumento en plasma. El RpIg
también está disminuido en ratones con colitis experimental. A pesar de estas observaciones, la mayoría de los individuos deficientes en SIgA no padecen patología intestinal, indicando el origen multifactorial de la enfermedad
o la compensación de la ausencia de la SIgA por otros sistemas de defensa,
por ejemplo, el aumento de la SIgM.

Además de mantener la homeostasis microbiana y limitar su acceso
al epitelio, la SIgA nos protege de la inflamación por otros mecanismos.
Por ejemplo, la bacteria *Shigella flexneri* recubierta con SIgA contacta con
células dendríticas tolerogénicas y el resultado es menor producción de
citocinas proinflamatorias (TNFα, IL-6, IFNγ) y aumento de la IL-10, antiinflamatoria, ambos efectos también mantiene la integridad de las uniones
ocluyentes. En la línea celular Caco2, las bacterias asociadas con una SIgA
poco específica reforzaron las uniones ocluyentes, disminuyeron la señalización del factor de transcripción NF-κβ generador de citocinas proinflma-
torias y aumentaron la producción epitelial del RpIg y de la linfopoyetina
del estroma tímico. Esta respuesta fue independiente del segmento Fab
(contiene la región variable de la Ig) sugiriendo que se debe a los glucanos de la SIgA.

En los individuos con *celiaquía* la SIgA actúa como el caballo de Troya;
se acompleja con la gliadina, el complejo se une al receptor de la transferrina (TfR, CD71) de la membrana apical de las células M y estas lo transcitosan, facilitando de esta manera el acceso de la gliadina al subepitelio. La
gliadina estimula procesos inflamatorios activando las células TCD4$^+$.

7.4. Sinergia entre el sistema de defensa innato y la SIgA

El sistema inmunitario innato y el adaptativo (SIgA) intestinal actúan con-
juntamente para asegurar la homeostasis intestinal, existiendo sinergia
entre ambos. En el ratón, las deficiencias en el sistema SIgA estimulan la
respuesta innata intestinal a la monocolonización y esta respuesta se reduce cuando se les administra una IgA de alta afinidad para la especie

colonizadora. Inversamente, defectos en la señalización de los TLRs (recep-tores innatos) estimulan la respuesta SIgA. La SIgA también afecta al sis-tema inmunitario adaptativo: su deficiencia aumenta la generación de las células Treg (Figura II.3.11).

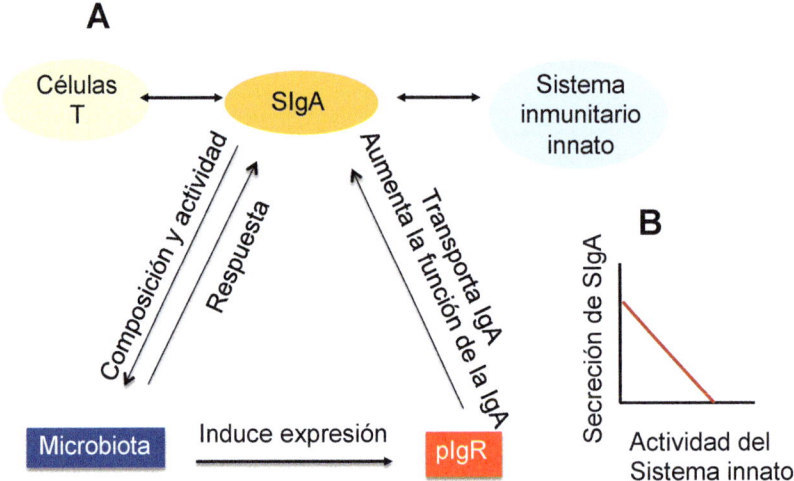

Figura II.3.11. La microbiota intestinal, la SIgA y el sistema inmunitario intesti-nal. A, relación entre los tres. B, relación entre la SIgA y el sistema inmunitario innato intestinal (adaptada de Kaetzel C.S., 2014)

8. LA SIgA DE LA LECHE MATERNA

La transición del neonato de un ambiente uterino casi estéril a otro con mi-croorganismos se acompaña de la exposición de su tracto gastrointestinal a la Igs de la leche materna; estas Igs representan la primera protección intes-tinal inmunitaria adaptativa del lactante. En la leche materna humana pre-domina la SIgA dimérica, si bien en otras especies puede dominar la IgG. Durante la lactancia, las células B / plasmáticas IgA+ maternas ya inducidas por antígenos intestinales abandonan los nódulos linfáticos mesentéricos (NLM) y llegan a la lámina propia del epitelio mamario, en donde producen IgA (SIgA^m) que se secretará a la leche mediante el receptor RpIg del epi-telio mamario. El componente secretor la protege de la degradación a su paso por el tubo digestivo del lactante. En el intestino del lactante, la SIgA^m se une bacterias afines (bacterias similares a las que la indujeron en la ma-dre), el complejo SIgA^m-bacteria atraviesa las células M y provoca una res-puesta SIgA del lactante (SIgA^L) y específica de la bacteria transcitosada (Figura II.3.12).

De esta manera, la SIgA materna hace que el lactante adquiera un mi-crobioma intestinal parecido al de ella, en principio saludable; favorece la educación del sistema inmunitario intestinal hacia antígenos asociados con socios comensales, y posibilita que el microbioma intestinal se herede de

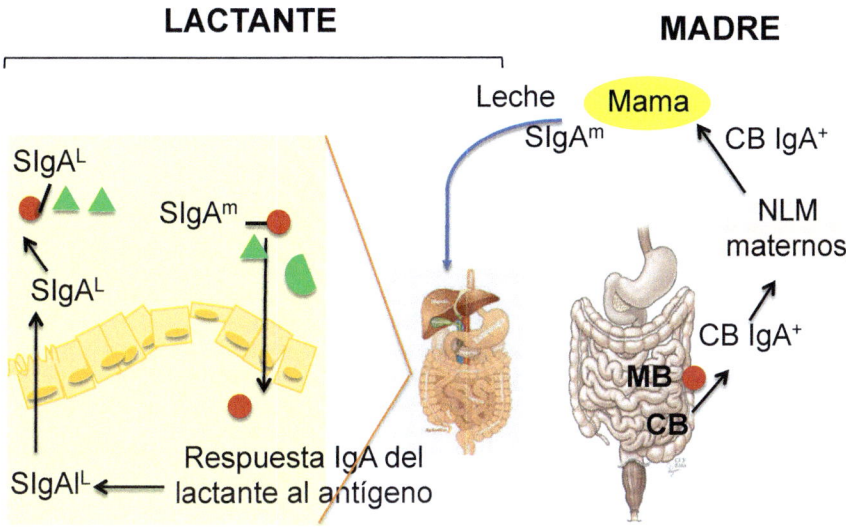

Figura II.3.12. El microbioma intestinal del lactante y la IgA de la leche materna (véase apartado de SIGLAS)

generación en generación. Por ejemplo, el tipo de microbioma intestinal de los ratones lactantes depende de si la leche materna contiene o no SIgA y dicha diferencia persiste en el adulto. En el ratón, la población de células plasmáticas IgA+ de la glándula mamaria deriva de respuestas inmunitarias intestinales anteriores, incluso, al apareamiento de los progenitores. Esto indica que la respuesta de las células B de memoria es esencial para generar células plasmáticas con destino a diferentes compartimentos anatómicos.

A medida que se desarrolla el sistema inmunitario de las crías ocurre una transición lenta de la SIgA materna a la generada por el intestino de la descendencia. Las células plasmáticas IgA+ del intestino del ratón neonato aparecen tras el destete, hacia las 3-4 semanas de vida. Su aparición en la especie humana varía enormemente, en general meses después del nacimiento y de manera gradual durante los primeros años de vida. El aumento depende de la carga microbiana intestinal y duración de la lactancia materna. Esta última la retrasa, indicando que la SIgA materna controla la producción de la intestinal en la descendencia. El repertorio y afinidad de la SIgA del lactante para los epítopos de su microbiota son limitados, porque en su mayoría no ha sufrido hipermutación somática, mecanismos que aparecen con el tiempo.

Hoy se acepta que la SIgA de la leche materna protege al lactante de las infecciones, alergias y enfermedad intestinal inflamatoria, entre otras, aunque hay discrepancia sobre si dichos beneficios persisten con los años. La controversia parece fundamentalmente debida a la falta de estandarización de los estudios epidemiológicos respecto a la duración de la lactancia, las concentraciones de SIgA, etc. En base a lo mencionado, sin embargo, cabe preguntarse si es recomendable que las madres con enfermedades crónicas (diabetes *mellitus* I, esclerosis múltiple, inflamación intestinal, etc.), cuya microbiota es disbiótica, amamanten a sus bebés. ¿Contribuiría a generar en el lactante un microbioma pro-inflamatorio?

CONCLUSIÓN

Las especies microbianas intestinales han evolucionado y optimizado su fisiología en presencia de diversas restricciones por parte del hospedador, siendo la SIgA una de ellas. El sistema de la SIgA contribuye a controlar los patógenos y patobiontes mediante mecanismos diversos sin provocar inflamación, lo que limita o soluciona la inflamación y mantiene un ecosistema sano. Solo una fracción de la SIgA parece actuar sobre los patógenos y el resto realiza otras funciones. Entre ellas, modular la composición y abundancia del microbioma intestinal y confinarlo al medio luminal. Sus glucanos son fuente de energía para la microbiota y, como tal, podrían aumentar la retención intestinal de las bacterias en vez de su eliminación. Asimismo, la adhesión de las bacterias al moco mediada por SIgA podría suponer un beneficio para el microbioma intestinal. De hecho, el microbioma intestinal residente en el moco es varios órdenes de magnitud mayor que el no residente.

La IgM pentamérica secretada por el epitelio y la IgG de las secreciones locales contribuyen a la función protectora de la barrera intestinal. Por ejemplo, la unión de la IgG a *Citrobacter rodentium* facilita la fagocitosis y eliminación de la bacteria.

REFERENCIAS

Generales

Castro, C. D. y Flajnik, M. F. (2014): «Putting J chain back on the map: how might its expression define plasma cell development?». *Journal of Immunology*, 193, 3248-3255. DOI: 10.4049/jimmunol.1400531.

de Sousa-Pereira, P. y Woof, J. M. (2019): «IgA: Structure, function, and developability». *Antibodies (Basel)*, 8, 57. DOI: 10.3390/antib8040057.

Johansen, F.-E.; Braathen, R. y Brandtzaeg, P. (2000): «Role of J chain in secretory immunoglobulin formation». *Scandinavian Journal of Immunology*, 52, 240-248. DOI: 10.1046/j.1365-3083.2000.00790.x.

Kaetzel, C. S. (2014): «Cooperativity among secretory IgA, the polymeric immunoglobulin receptor, and the gut microbiota promotes host-microbial mutualism». *Immunology Letters*, 162, 10-21. DOI: 10.1016/j.imlet.2014.05.008.

Lycke, N. Y. y Bemark, M. (2017): «The regulation of gut mucosal IgA B-cell responses: recent developments». *Mucosal Immunology*, 10, 1361-1374. DOI: 10.1038/mi.2017.62.

Pabst, O.; Cerovic, V. y Hornef, M. (2016): «Secretory IgA in the coordination of establishment and maintenance of the microbiota». *Trends in Immunology*, 37, 287-296. DOI: 1016/j.it.2016.03.002.

Pabst, O. y Slack, E. (2020): «IgA and the intestinal microbiota: the importance of being specificv. *Mucosal Immunology*, 13, 12-21. DOI: 10.1038/s41385-019-0227-4.

Wells, J. M. y col. (2017): «Homeostasis of the gut barrier and potential biomarkers». *American Journal of Physiology-Gastrointestinal and Liver Physiology*, 312, G171-G193. DOI: 10.1152/ajpgi.00048.2015.

Funciones de la IgA

Brandtzaeg, P. (2010): «Update on mucosal immunoglobulin A in gastrointestinal disease». *Current Opinion in Gastroenterology*, 26, 554-563. DOI: 10.1097/MOG.0b013e32833dccf8.

Bunker, J. y col. (2017): «Natural polyreactive IgA antibodies coat the intestinal microbiota». *Science*, 358, eaan6619. DOI: 10.1126/science.aan6619.

Fritz, J. H. y col. (2012): «Acquisition of a multifunctional IgA+ plasma cell phenotype in the gut». *Nature*, 481, 199-203. DOI: 10.1038/nature10698.

Gommerman, J. L.; Rojas, O. L. y Fritz, J. H. (2014): «Re-thinking the functions of IgA(+) plasma cells». *Gut Microbes*, 5, 652-662. DOI: 10.4161/19490976.2014.969977.

Macpherson, A. J. y col. (2001): «IgA responses in the intestinal mucosa against pathogenic and non-pathogenic microorganisms». *Microbes Infection*, 3, 1021-1035. DOI: 10.1016/s1286-4579(01)01460-5.

Macpherson, A. J. y Ganal-Vonarburg, S. (2018): «IgA – about the unexpected». *Journal of Experimental Medicine*, 215, 1965-1966. DOI: 10.1084/jem.20181153.

Macpherson, A. J.; Köller, Y. y McCoy, K. D. (2015): «The bilateral responsiveness between intestinal microbes and IgA». *Trends in Immunology*, 36, 460-470. DOI: 10.1016/j.it.2015.06.006.

Mantis, N. J.; Rol, N. y Corthésy, B. (2011): «Secretory IgA's complex roles in immunity and mucosal homeostasis in the gut». *Mucosal Immunology*, 4, 603-611. DOI: 10.1038/mi.2011.41.

Mathias, A. y col. (2014): «Role of secretory IgA in the mucosal sensing of commensal bacteria». *Gut Microbes*, 5, 688-695. DOI: 10.4161/19490976.2014.983763.

Mathias, A. (2010): «Potentiation of polarized intestinal Caco-2 cell responsiveness to probiotics complexed with secretory IgA». *Journal of Biological Chemistry*, 285, 33906-33913. DOI: 10.1074/jbc.M110.135111.

Moor, K. y col. (2017): «High-avidity IgA protects the intestine by enchaining growing bacteria». *Nature*, 544, 498-502. DOI: 10.1038/nature22058.

Nakajima, A. y col. (2018): «IgA regulates the composition and metabolic function of gut microbiota by promoting symbiosis between bacteria».

Journal of Experimental Medicine, 215, 2019-2034. DOI: 10.1084/jem.20180427.

Ost, K. S. y col. (2021): «Adaptive immunity induces mutualism between commensal eukaryotes». *Nature*, 596, 114-118. DOI: 10.1038/s41586-021-03722-w.

Inducción de la IgA

Brandtzaeg, P. y Johansen F.-E. (2005): «Mucosal B cells: phenotypic characteristics, transcriptional regulation, and homing properties». *Imunological Reviews*, 206, 32-63. DOI: 10.1111/j.0105-2896.2005.00283.x.

Bunker, J. y col. (2015): «Innate and adaptive humoral responses coat distinct commensal bacteria with immunoglobulin A». *Immunity*, 43, 541-553. DOI: 10.1016/j.immuni.2015.08.007.

Cerutti, A. (2008): «The regulation of IgA class switching». *Nature Reviews Immunology*, 8, 421-434. DOI: 10.1038/nri2322.

Macpherson, A. J. y col. (2008): «The immune geography of IgA induction and function». *Mucosal Immunol*, 1, 11-22. DOI: 10.1038/mi.2007.6.

Macpherson, A. J. y McCoy, K. D. (2015): «Independence day for IgA». *Immunity*, 43, 416-418. DOI: 10.1016/j.immuni.2015.08.024.

Pabst, O. (2012): «New concepts in the generation and functions of IgA». *Nature Reviews Immunology*, 12, 821-832. DOI: 10.1038/nri3322.

Puga, I.; Cerutti, A. y Cols, M. (2013): «Modulación del cambio de isotipo de las inmunoglobulinas por señales del sistema inmunitario innato». *Seminarios de la Fundación Española de Reumatología*, 15, 11-18. DOI: 10.1016/j.semreu.2013.09.003.

Reboldi, A. y Cyster, J. G. (2016): «Peyer's patches: organizing B-cell responses at the intestinal frontier». *Immunological Reviews*, 271, 230-245. DOI: 10.1111/imr.12400.

Stephens, W. Z. y Round, J. L. (2014): «IgA targets the troublemakers». *Cell Host and Microbe*, 16, 265-267. DOI: 10.1016/j.chom.2014.08.012.

Capítulo II.4

Los linfocitos intraepiteliales

En el intestino, los linfocitos o células T se localizan en los compartimentos indicados en la Figura II.4.1. Los intraepiteliales (LIE) están entre las células del epitelio y entre estas y la membrana basal, membrana que los separa de la lámina propia. Debido a la enorme superficie intestinal, los LIE representan la mayor población de células T del organismo, lo que no sorprende dada la constante, masiva y diversa carga antigénica de dicha superficie. La población de LIE la forman tipos celulares diversos, que establecen una intricada red de interacciones entre ellos, con las células epiteliales y con las inmunitarias residentes fuera del epitelio intestinal, interacciones que refuerzan la barrera intestinal.

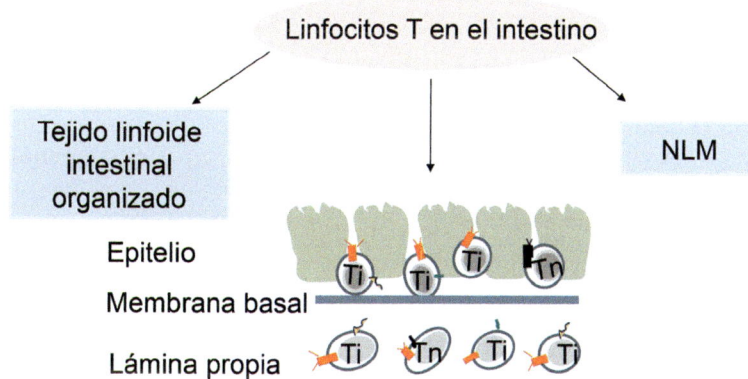

Figura II.4.1. Localización de los linfocitos T en la mucosa intestinal. i, inducidos; n, naturales; NLM, nódulos linfáticos mesentéricos

1. CARACTERÍSTICAS GENERALES

Los LIE difieren funcional y fenotípicamente de los T presentes en la sangre, linfa o el bazo. Son células residentes (una vez han llegado al epitelio ya no lo abandonan), tienen experiencia antigénica y han sido condicionados en el timo para permanecer silentes en el ambiente del lumen intestinal. Sus características principales se resumen en la Figura II.4.2.

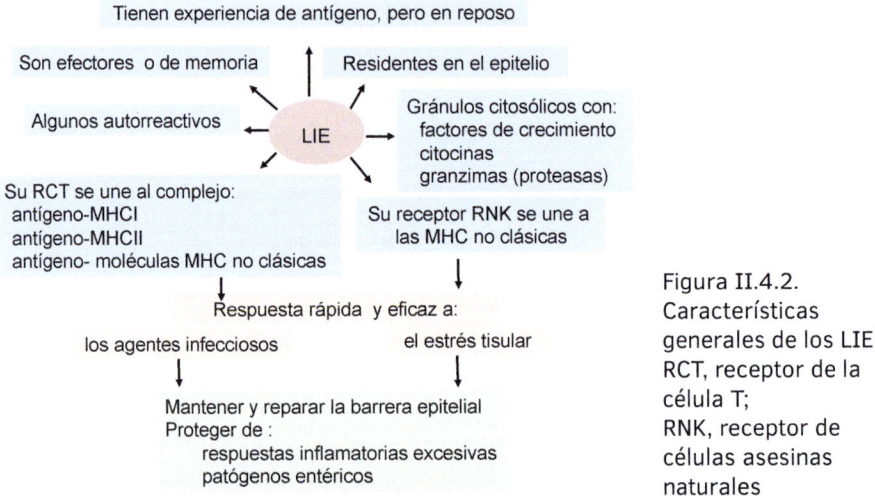

Figura II.4.2. Características generales de los LIE. RCT, receptor de la célula T; RNK, receptor de células asesinas naturales

La posición estratégica de los LIE, entre el ambiente luminal y el casi estéril de nuestro medio interno, les permite la vigilancia constante de los antígenos intestinales. La evidencia acumulada indica que son importantes en la homeostasis mucosal, pero los mecanismos que median sus funciones reguladoras y efectoras permanecen bastante desconocidos. Responden de manera muy rápida, pero regulada, solo a señales que suponen un peligro real y debido a ello se dice que despliegan un fenotipo «con experiencia de antígeno pero en reposo». Este comportamiento es homeostáticamente importante para nosotros: una respuesta excesiva a los antígenos intestinales inocuos (de la comida y microbiota comensal), similar a la generada por los patógenos, sería perjudicial y posiblemente conduciría a trastornos inflamatorios destructores.

Las células epiteliales y los LIEs se intercomunican bidireccionalmente y el mantenimiento y activación de estos últimos depende de las interacciones del epitelio con la microbiota. El ambiente intestinal directamente afecta a los LIE, excepto a los RCTγδ, cuyo desarrollo y número no depende de los antígenos de la comida y microbiota. El número de los otros LIE disminuye en animales libres de gérmenes (axénicos) o alimentados con una dieta sin proteínas, este efecto de la dieta puede ser directo o resultado de su acción sobre la composición microbiana. Otros factores, como las vitaminas A y D, expanden el compartimento de LIEs.

2. SUBGRUPOS

La Figura II.4.3 resume los distintos grupos de LIE atendiendo a si expresan o no el receptor RCT, el tipo de RCT y correceptores y su lugar de inducción. Todos los RCT⁺ expresan los marcadores de los linfocitos T y otros propios de las células asesinas naturales. Los correceptores CD4 o CD8αβ aumentan la avidez del RCT por el antígeno unido a las MHC clásicas. En condiciones homeostáticas, en el intestino delgado abundan los linfocitos T unidos al correceptor CD8αβ y escasean los unidos al CD4⁺, estos últimos predominan en la lámina propia y centros de inducción de la IgA. Los linfocitos RCT⁻ expresan receptores de las células asesinas naturales, los RNK, además de otras proteínas transmembranales o citosólicas.

Al menos en el intestino delgado del ratón, la mayoría de los LIE llegan al epitelio con el correceptor CD8αα indicativo de un fenotipo activado, por lo que se les considera que están en un estado parcialmente activado. El ligando del CD8αα es el antígeno de leucemia del timo, una molécula MHCI no clásica producida abundantemente por el epitelio del intestino delgado. La unión del CD8αα a dicho ligando incrementa el umbral de estimulación del receptor RCT, y de esta manera amortigua la magnitud de las respuestas inmunitarias innecesarias o autoagresivas (caso de los LIE autorreactivos) mediadas por el RCT y las adapta al ambiente en donde mantener la integridad de la barrera intestinal es prioritario.

Atendiendo a su lugar de inducción, el timo o el intestino, pueden ser naturales e inducidos, respectivamente (Capítulo II.2, apartado 6). La mayoría de los estudios sobre los LIE se han centrado en los RCT⁺, siendo escasa la información sobre los RCT⁻, por lo que estos últimos no serán abordados.

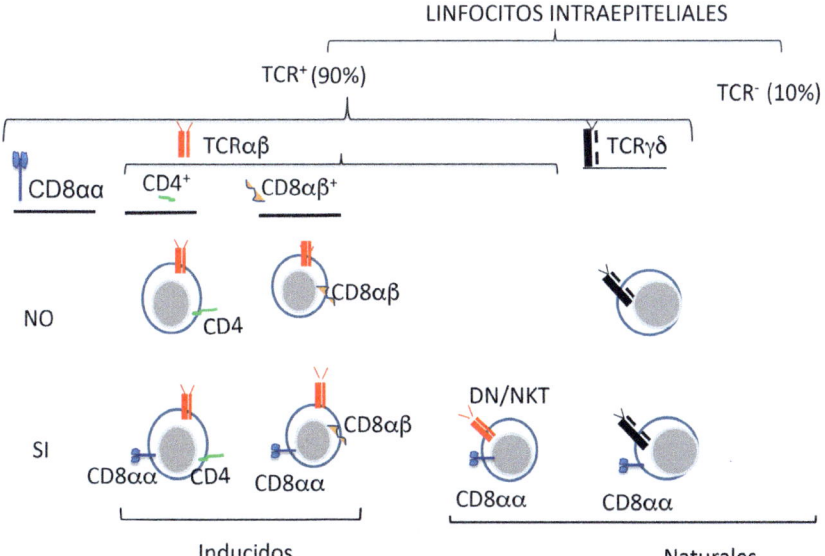

Figura II.4.3. Tipos de linfocitos T intraepiteliales (adaptada de Olivares-Villagómez D. y Van Kaer L., 2017)

3. LOS LIEs NATURALES

Los LIEs naturales han sufrido selección positiva para los antígenos propios en el timo, por ello tienen tendencia a la autorreactividad si bien en condiciones homeostáticas no producen autoinmunidad. Expresan o no el receptor RCT y en su mayoría el CD8αα, pero no los correceptores CD4 o CD8αβ ni otras moléculas propias de los LIEs inducidos. También expresan receptores típicos de las células asesinas naturales (NKG2D y NKG2A, entre otros) que interaccionan con proteínas generadas por el epitelio en respuesta al estrés o daño tisular. Sus funciones y comportamiento en el epitelio no se conocen bien. Se les considera los principales para asegurar la integridad epitelial y enfriar la respuesta inmunitaria. Su diferenciación a células que responden a autoantígenos, fenotipo citotóxico y regulador y su aparición temprana en el epitelio sugiere que mantienen y protegen la integridad epitelial durante la colonización microbiana, antes del desarrollo de la inmunidad específica que la protegerá de los antígenos exógenos. Su proximidad al epitelio también los capacita para detectar y eliminar células epiteliales cancerosas.

Hay dos tipos de LIE RCT⁺ naturales: los RCTαβ⁺CD8αα⁺ y los RCTγδ⁺ con o sin el correceptor CD8αα. A los *LIE RCTαβ⁺CD8αα⁺* se los denomina RCTαβ⁺ doble negativo (DN) por carecer de los correceptores CD8αβ y CD4⁺ o células T asesinas naturales (NKT) por desplegar en su superficie receptores (KIR y 2B4, entre otros) y expresar componentes de las vías de señalización de las células asesinas. Exhiben, por tanto, citotoxicidad dependiente del TCR y actividad asesina directa mediada por los receptores de las células asesinas. Unos proceden de timocitos que se unen al autoantígeno ligado a las MHCI clásicas y otros de timocitos que reaccionan con moléculas MHCI no clásicas, como la MR1. La Figura II.4.4 resume sus propiedades.

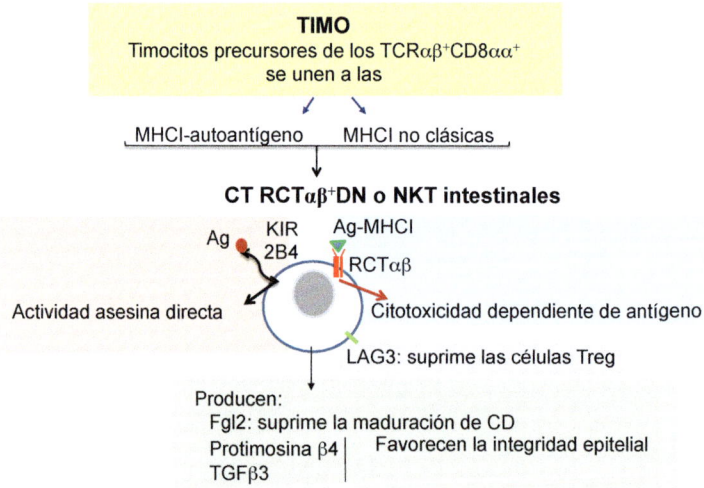

Figura II.4.4. Características y funciones de los linfocitos intraepiteliales RCTαβ⁺CD8⁺ DN o NKT. LAG 3, proteína implicada en la supresión de las células Treg (véase apartado de SIGLAS)

La abundancia intestinal de linfocitos $RCT\gamma\delta^+$ depende de la especie (10-15 % en el ser humano), pero supera a la presente en sangre o linfa, donde son una minoría. Su desarrollo no depende ni de la microbiota ni de los antígenos de la comida, pero sí de la expresión en los enterocitos (en su membrana y en el citosol) de moléculas parecidas a la butirofilina que instruyen su desarrollo y función (Figura II.4.5-1). Durante el desarrollo fetal y desde el nacimiento al adulto, los linfocitos $RCT\gamma\delta^+$ del ser humano sufren cambios en la región variable de su RCT, sugiriendo que sus funciones varían a lo largo del desarrollo del individuo. Se les considera en la frontera entre la inmunidad innata y la adaptativa (Figura II.4.5-2): i) como en esta última, reorganizan los genes que codifican sus RCTs para diversificar y generar receptores que reconocen antígenos concretos unidos a las MHCI clásicas, aunque el repertorio de receptores es bastante restringido y ii) al igual que los receptores de las células asesinas naturales (innatas), los RCT interaccionan directamente con patrones moleculares bacterianos no peptídicos y con antígenos proteicos (la proteína de choque térmico, la MICA y la MICB en el ser humano) producidos por las células epiteliales infectadas, transformadas o estresadas, antígenos que no son previamente procesados por una célula presentadora de antígenos. El receptor NKG2D también reconoce las moléculas MIC (Figura II.4.5-3) y si el NKG2D y el RCT reconocen una misma molécula indicaría intercomunicación entre ambos sistemas de señalización. En condiciones de reposo, los LIE no expresan el RNAm del

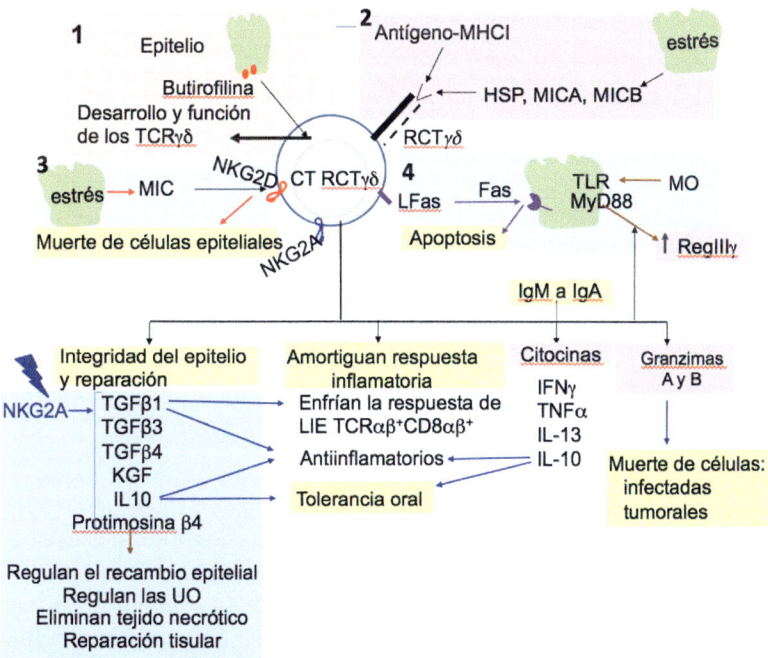

Figura II.4.5. Características y acciones de los LIE RCTγδ. Las acciones de los linfocitos están resaltadas en amarillo (véase apartado de SIGLAS)

ligando LFas (Figura II.4.5-4) ni los de las citocinas liberadas durante la inflamación, sugiriendo que requieren señales adicionales para iniciar parte de su acción efectora.

Los LIE RCTγδ$^+$ no son células estacionarias. En homeostasis, la mayoría de ellos se acumulan en la zona media de las vellosidades, moviéndose casi exclusivamente entre el epitelio y la membrana basal. La presencia de patógenos (*Salmonella typhimurium* y *Toxoplasma gondii*, por ejemplo) cambia su dinámica: disminuye su movimiento vertical a lo largo de la vellosidad y se mueven entre las células epiteliales como el hilo dental, emitiendo prolongaciones entre ellas con las que establecen uniones de ocludina. De esta manera vigilan toda la superficie epitelial y tienen acceso directo a los antígenos intestinales. La acción de los microorganismos sobre el movimiento de los RCTγδ$^+$ posiblemente ocurra vía la activación de los receptores TLR epiteliales.

En cuanto a sus funciones, los LIE RCTγδ$^+$ son considerados la primera línea de defensa epitelial por estar constitutivamente activados y ser los más rápidos en responder, ya que, en general, no requieren de las células presentadoras para reconocer los antígenos. Sus principales funciones son mantener y reparar la barrera epitelial, protegernos de los patógenos entéricos y de las repuestas inflamatorias excesivas, además de inducir tolerancia oral (Figura II.4.5). La producción epitelial de la sustancia antimicrobiana RegIIIγ inducida por los LIE depende de los receptores TLR del epitelio, indicando comunicación entre ambos tipos celulares para generar respuestas homeostáticas a los microorganismos.

4. LOS LIEs INDUCIDOS

Los LIE inducidos son los *LIE RCTαβ$^+$ convencionales*. Expresan el correceptor CD4$^+$ o el CD8αβ$^+$ normalmente junto al CD8αα y se activan en el intestino tras reconocer el antígeno afín. Sus RCTs no se solapan significativamente con el limitado repertorio RCT de los naturales. Son células efectoras o de memoria, pero su contribución a la respuesta inmunitaria mucosal es bastante desconocida: podría ser proteger al epitelio de la inflamación.

Los RCTαβ$^+$CD4$^+$ son minoría en el compartimiento intraepitelial, especialmente en el intestino delgado. Su diferenciación depende de bacterias comensales, como *Lactobacillus reuteri*, y de los derivados del indol generados por el metabolismo bacteriano del triptófano. Tienen actividad citotóxica (expresan gran cantidad de granzimas) y frecuentemente muestran actividad reguladora. *Los RCTαβ$^+$ CD8αβ$^+$* representan del 70-80 % del total de los LIE en el en el ser humano. Son células efectoras o de memoria que producen la granzima B, poco TNFα e IFNγ y tienen acción citolítica inmediata. En el ser humano, pero no en el ratón, expresan receptores inhibidores y coactivadores propios de las células asesinas naturales, que controlan su estado de activación. Son esenciales para la inmunidad antiviral y antitumoral.

5. DISTRIBUCIÓN DE LOS LIEs

La abundancia de los LIE muestra variaciones ontogénicas y regionales (Figura II.4.6). Los *naturales* son las primeras células T con experiencia antigénica que pueblan el intestino, aun antes del nacimiento y de la colonización microbiana. En el ser humano, los dobles negativos (NKT) aparecen hacia la semana 12 a 14 de la gestación y no están en el adulto. Los RCTγδ$^+$ continúan generándose en el timo y se cree que en su ausencia siguen produciéndose en el intestino, aunque no está del todo demostrado. Los *LIE inducidos* son inicialmente escasos, aumentan con la edad a medida que se exponen a los antígenos exógenos y con el tiempo superan en número a los naturales, que apenas cambian con la edad. Se podría decir que la repoblación directa de la barrera intestinal con los LIE naturales (efectores/memoria, autorreactivos y sensores del estrés tisular), que ocurre antes del desarrollo de la inmunidad específica contra los antígenos exógenos, representa un mecanismo de vigilancia tolerante a los antígenos de la dieta y microbiota comensal. La acumulación progresiva de los LIE inducidos, que con el tiempo supera la población de los naturales, permite al sistema inmunitario mucosal desarrollar un repertorio casi personalizado y dirigido contra los antígenos medioambientales con los que muy probablemente se va a reencontrar

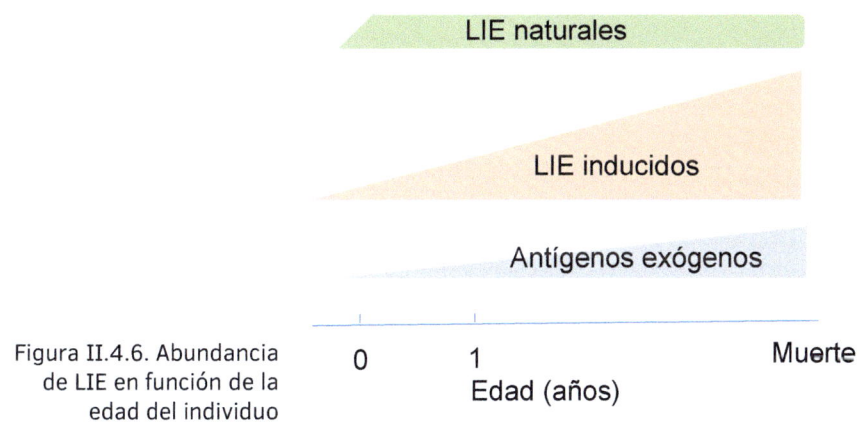

Figura II.4.6. Abundancia de LIE en función de la edad del individuo

el individuo.

Todos los subtipos de LIE están presentes a lo largo del intestino, pero se observan diferencias regionales. El número total de LIE del intestino delgado es unas 10 veces el del colon: 1 LIE / 4-10 células epiteliales en el duodeno, disminuyen a lo largo del intestino y son muy pocos en el colon. Globalmente, esta distribución coincide con la mayor carga intestinal de antígenos de la dieta, el colon tiene mayor carga antigénica microbiana y espesor de moco (Figura II.4.7). Podría decirse que en el intestino delgado la abundante población de LIE refuerza la defensa proporcionada por la pequeña capa de moco, mientras que el colon con su espesa capa de moco no requiere tantos LIE.

La distribución intestinal de los subtipos de LIE depende de la especie y puede o no coincidir con la distribución intestinal de la microbiota o de los antígenos de la dieta. Por el momento se desconoce el significado fisiológico

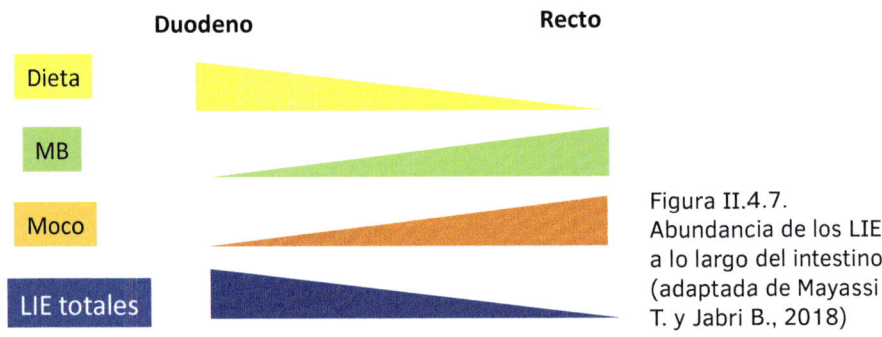

Figura II.4.7. Abundancia de los LIE a lo largo del intestino (adaptada de Mayassi T. y Jabri B., 2018)

de la diferente distribución intestinal de los subgrupos de LIE y de las diferencias entre especies.

REFERENCIAS

Cukrowska, B. y col. (2017): «Intestinal epithelium, intraepithelial lymphocytes and the gut microbiota – Key players in the pathogenesis of celiac disease». *World Journal Gastroenteroly*, 23, 7505-7518. DOI: 10.3748/wjg.v23.i42.7505.

Cheroutre, H. (2004): «Starting at the beginning: new perspectives on the biology of mucosal Tcells». *Annual Review of Immunology*, 22, 217-246. DOI: 10.1146/annurev.immunol.22.012703.104522.

Cheroutre, H. (2005): «IELs: enforcing law and order in the court of the intestinal epithelium». *Immunological Reviews*, 206, 114-131. DOI: 10.1111/j.0105-2896.2005.00284.x.

Cheroutre, H.; Lambolez, F. y Mucida, D. (2011): «The light and dark sides of intestinal intraepithelial lymphocytes». *Nature Reviews Immunology*, 11, 445-456. DOI: 10.1038/nri3007.

van Konijnenburg, D. P. H. y col. (2017): «Intestinal epithelial and intraepithelial T cell crosstalk mediates a dynamic response to infection». *Cell*, 171, 783-794.e13. DOI: 10.1016/j.cell.2017.08.046.

Johnson, M. D.; Witherden, D. A. y Havran, W. L. (2020): «The role of tissue resident T cells in stress surveillance and tissue maintenance». *Cells*, 9, 686. DOI: 10.3390/cells9030686.

Konjar, S. y col. (2017): «Intestinal Barrier interactions with specialized CD8T». *Frontiers in Immunology*, 8, 1281. DOI: 10.3389/flmmu.2017.01281.

Kuka, M. y Iannacone, M. (2017): «Intestinal flossing keeps pathogens at bay». *Developmental Cell*, 43, 383-384. DOI: 10.1016/j.devcel.2017.11.006.

Mayassi, T. y Jabri, B. (2018): «Human intraepithelial lymphocytes». *Mucosal Immunology*, 11, 1281-1289. DOI: 10.1038/s41385-018-0016-5.

Nielsen, M. M.; Witherden, D. A. y Havran, W. L. (2017): «γδ T cells in homeostasis and host defence of epithelial barrier tissues». *Nature Reviews Immunology*, 17, 733-745. DOI: 10.1038/nri.2017.101.

Olivares-Villagómez, D. y Van Kaer, L. (2017): «Intestinal intraepithelial lymphocytes: Sentinels of the mucosal barrier». *Trends in Immunology*, 39, 264-275. DOI: 10.1016/j.it.2017.11.003.

Tyler, C. J. y col. (2015): «Human Vc9/Vd2 T cells: Innate adaptors of the immune system». *Cellular Immunology*, 296, 10-21. DOI: 10.1016/j.cellimm.2015.01.008.

Vantourout, P. y col. (2013): «Six-of-the-best: unique contributions of γδ T cells to immunology». *Nature Reviews Immunology*, 13, 88-10. DOI: 10.1038/nri3384.

Qiu, Y. y Yang, Y. (2013): «Effects of intraepithelial lymphocyte-derived cytokines on intestinal mucosal barrier function». *Journal of Interferon and Cytokine Research*, 33, 551-562. DOI: 10.1089/jir.2012.0162.

Capítulo II.5

Las células linfoides innatas

La familia de las células linfoides innatas (CLIs) la forman un conjunto de células cuyo nombre fue cambiando a medida que se descubrían: células parecidas a las LTi, células T naturales colaboradoras, nuocitos o células no citotóxicas semejantes a las asesinas. Tienen distribución ubicua en nuestro organismo, abundando en la mucosa de la piel, pulmón y tracto gastrointestinal. Aunque poco abundantes, están ampliamente distribuidas en el tejidos linfoide y no linfoide, son de rápida activación y su gran producción de citocinas amplifica su señal. Se solapan funcionalmente con las asesinas naturales, pero ni son citotóxicas ni proceden del mismo linaje. Se ha sugerido, aunque no confirmado, que sean las precursoras de los linfocitos T por compartir con ellos el origen y muchos aspectos fenotípicos y funcionales; sin embargo, no expresan los receptores específicos de antígenos (RCT) generados por recombinación genética, ni los marcadores de los linfocitos T. Algunas expresan pequeñas cantidades de mRNAs de los TLRs cuya función se desconoce.

Las CLIs liberan citocinas y otras sustancias en respuesta a las secretadas por las células mieloides y no mieloides (epiteliales y del estroma), generadas, a su vez, en respuesta a los patógenos y al daño tisular (Figura II.5.1).

1. TIPOS, DESARROLLO Y LOCALIZACIÓN DE LAS CLIs INTESTINALES

Las CLIs se generan en la médula ósea a partir de una célula progenitora linfoide común que genera las células precursoras de los linfocitos B y T, las asesinas naturales y las CLIs (Figura II.5. 2). Las células precursoras de las CLIs aparecen ya en el intestino del feto del ratón y su diferenciación se completa en respuesta a factores ambientales. Para llegar al intestino desde le médula ósea, las CLIs expresan receptores de alojamiento intestinal semejantes a los de las células T y B, aunque hay poca información al respecto.

161

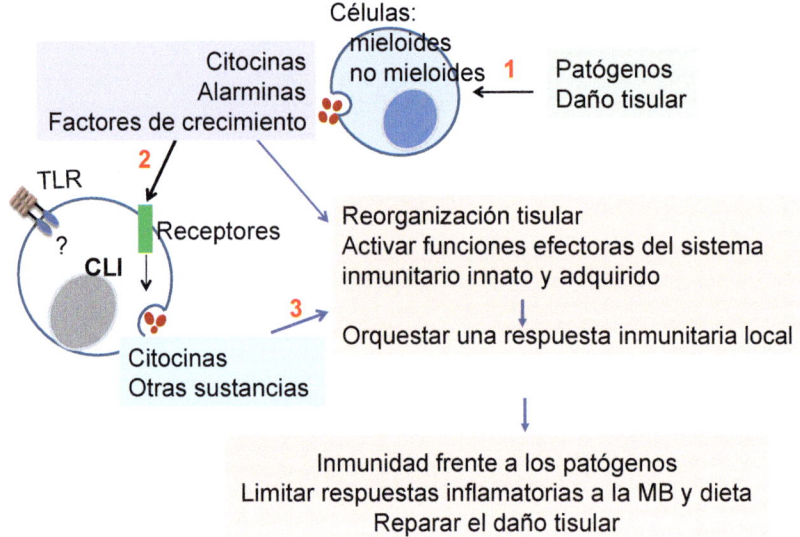

Figura II.5.1. Receptores y señales aferentes y eferentes de las CLI. MB, microbiota

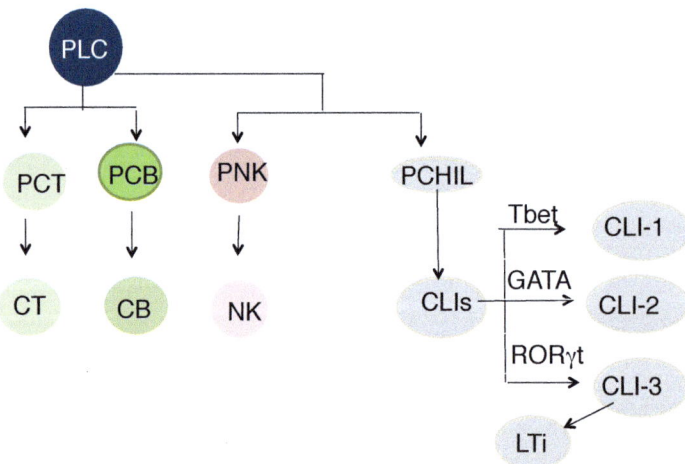

Figura II.5.2. Desarrollo de las las CLIs. CPT, CPB, PNK y PChIL, células precursoras de las CT, CB, NK y CLI, respectivamente (adaptada de Eberl G. y col., 2015)

En base a sus factores de transcripción y citocinas que producen, se distinguen tres categorías (1, 2 y 3) de CLIs, que son la imagen en el espejo de los linfocitos Th1, Th2 y Th17, respectivamente (Figura II.5.3). Como las células Th, las CLIs son funcionalmente flexibles y adaptables, de manera que un tipo de CLI puede pasar a otro dependiendo de los estímulos medioambientales (citocinas y metabolitos). Las señales liberadas por las

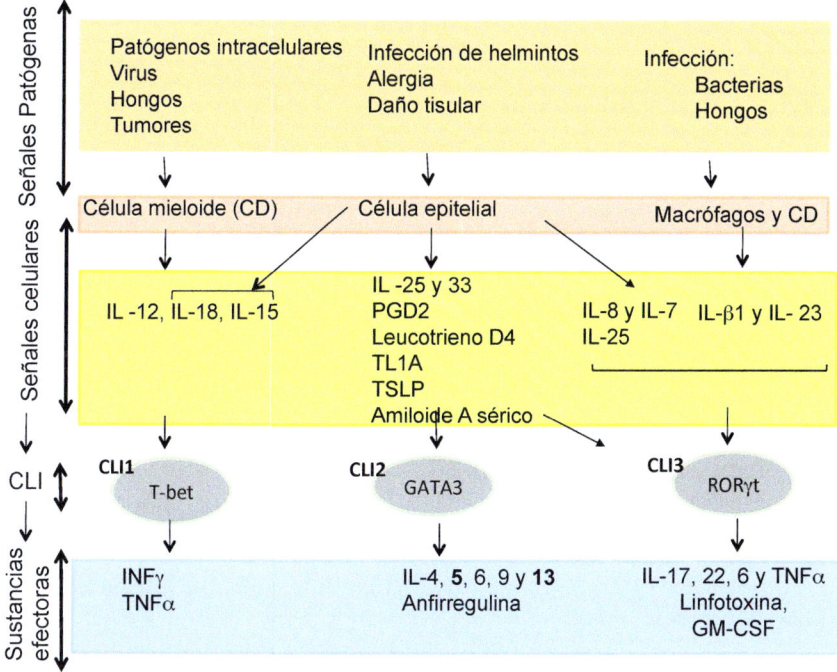

Figura II.5.3. Tipos de CLIs, activación y sustancias que producen (véase apartado de SIGLAS) (adaptada de Eberl G. y col., 2015; Ignacio A., Sousa Breda C.N. y Saraiva Camara N.O., 2017)

células mieloides y no mieloides pueden tener efectos negativos o positivos sobre las CLIs.

Las CLIs están en la lámina propia y su abundancia, tráfico y localización los controlan el epitelio y las citocinas. En el ser humano, el número total de CLIs aumenta en dirección distal principalmente debido al aumento de las CLI3, las CLI1 son las más abundantes en el intestino proximal y las CLI2 son poco abundantes (Figura II.5.4). La abundancia de las CLI3 se

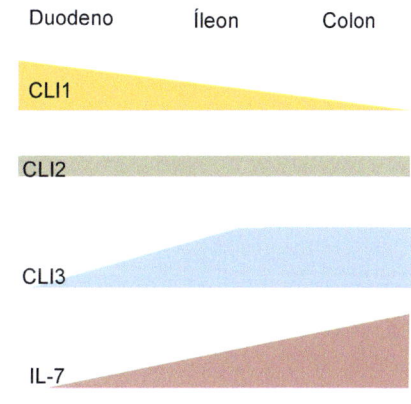

Figura II.5.4. Abundancia de las CLIs y de la IL-7 a lo largo del intestino

correlaciona con la de IL-7, citocina producida por las células dendríticas y epiteliales, entre otras, que controla la supervivencia de las CLI3s y el tipo de CLI dominante: a más IL-7 más CLI3. Durante la inflamación, las células epiteliales y las mieloides liberan la citocina TL1A, que induce la expansión de las CLI2s independientemente de la IL-25 e IL-33.

2. FUNCIONES DE LAS CLIs

Las CLIs son esenciales para la homeostasis intestinal al proporcionar inmunidad contra los patógenos, limitar las respuestas inflamatorias inapropiadas a los antígenos inocuos (bacterias comensales y dieta) y contribuir a la reparación tisular tras el daño y al desarrollo del tejido inmunitario.

2.1. La defensa frente a los patógenos y el mantenimiento de la barrera intestinal

Las *CLI1* nos protegen de los patógenos intracelulares (virus, bacterias, hongos y parásitos, como los helmintos) mediante los mecanismos indicados en la Figuras II.5.5.

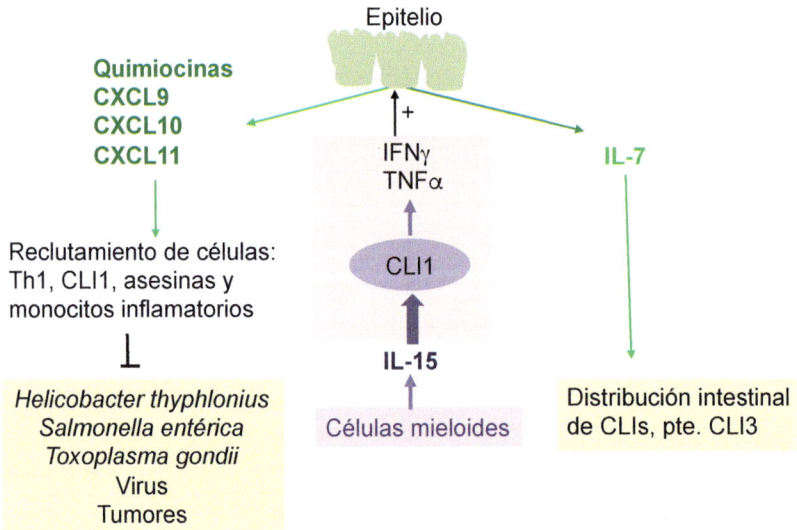

Figura II.5.5. Acciones de las CLI1 en la defensa contra los patógenos

Las *CLI2* contribuyen a mantener la integridad de la barrera intestinal y nos defienden de los nematodos (helmintos) como se indica en la Figura II.5.6. La activación de los macrófagos y el aumento de la secreción de moco y peristaltismo expulsan los nematodos intestinales, expulsión que depende del

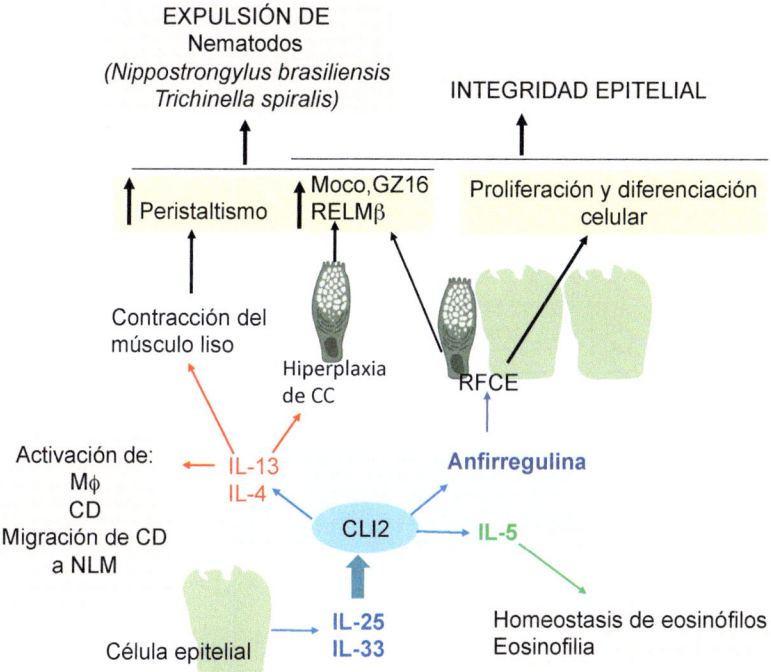

Figura II.5.6. Acciones de las CLI2s sobre la barrera intestinal y defensa
(véase apartado de SIGLAS)

complejo MHCII de las CLI2. También podrían controlar la motilidad intestinal mediante el receptor del «péptido intestinal vasoactivo» y secreción de la «proteína morfogénica ósea 2» (Bmp2). La anfirregulina se une al receptor del factor de crecimiento epitelial (RFCE) y contribuye a la integridad intestinal. Asimismo, se las ha implicado en el metabolismo y la deposición de tejido graso.

Las *CLI3* regulan la localización microbiana intestinal y contribuyen a la resistencia a las infecciones bacterianas y fúngicas, al desarrollo y reparación tisular y a la integridad de la barrera intestinal (Figura II.5.7). Una vez activadas, liberan IL-22, IL-17 y GM-CSF, predominando la respuesta IL-22, cuya expresión depende de la activación del receptor de hidrocarburos de arilo (RHA). Las CLI3, y en menor medida las CLI2, internalizan glucolípidos de los microorganismos, los procesan y los cargan a la CD1d (molécula tipo MHCI no clásica) para presentarlos a los TCR de las células NKT. La unión directa del lípido, sin procesado previo, al CD1d es suficiente para estimular la producción de IL-22.

La *IL-22* ejerce diversas funciones. i) Estimula la fucosilación proteica de las células epiteliales, de las que una vez exfoliadas las bacterias obtienen la fucosa. La fucosa mantiene el número apropiado de las bacterias que la utilizan como fuente de energía y de esta manera nos defiende

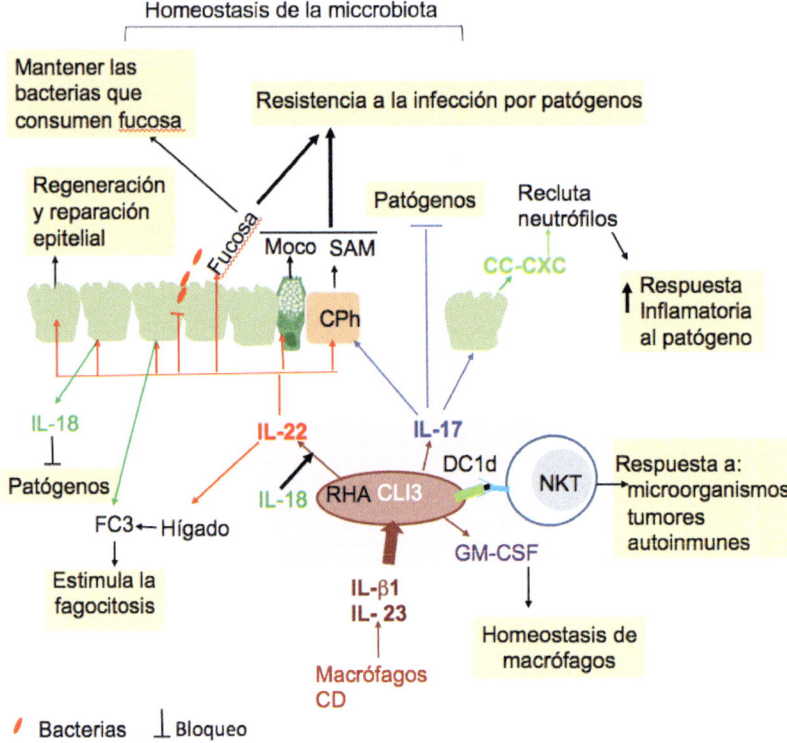

Figura II.5.7. Acciones de las CLI3 en la defensa frente a los patógenos
(véase apartado de SIGLAS)

de los patógenos (*Salmonella thyphimurium* y *Citrobacter rodentium*) y limita la colonización epitelial por las bacterias filamentosas segmentadas.
ii) Es el mayor inductor de la síntesis epitelial de péptidos antimicrobianos
(β-defensina, RegIIIγ, lipocalina-2 y las dos subunidades de calprotectina
S100A8 y S100A9) y mucinas, ello aumenta la resistencia del hospedador
a la colonización por patógenos. iii) En el intestino e hígado, induce la expresión del factor de complemento (FC3) que controla la carga antigénica
sistémica. iv) Colabora en la regeneración y reparación epitelial, lo que obstaculiza la translocación bacteriana al medio interno y su diseminación sistémica. La interleucina *IL-17* provoca una inflamación local para confinar al
patógeno y bloquear su diseminación sistémica, colabora con la IL-22 en la
producción de proteínas antimicrobianas e induce la liberación epitelial de
quimiocinas (CC-CXC), que, a su vez, reclutan macrófagos. *El GM-CSF* contribuye a la homeostasis de los macrófagos.

2.2. Las CLIs y el tejido linfoide

Durante el desarrollo embrionario, un subgrupo de las CLI3, las LTi, inducen la generación y liberación de quimiocinas y moléculas de adhesión por
las células del estroma, sustancias que atraen y se unen a los linfocitos para
constituir el tejido linfoide secundario (placas de Peyer). Tras el nacimiento,
las CLI3s liberan la linfotoxina que facilita el desarrollo de los folículos linfoides aislados a partir de las «placas de la cripta». La linfotoxina α1β2 recluta
las células inmunitarias a localizaciones organizadas concretas. También
participan en la diferenciación de las células asesinas naturales citotóxicas.

Además de sus acciones innatas, las CLIs son esenciales para la modulación de la inmunidad adaptativa y actúan de puente entre ambos tipos
de inmunidad. Por ejemplo, internalizan el antígeno, lo procesan, lo carga a
las moléculas MHCII (denominada HLA-DR) y presentan a las células TCD4+,
siendo las CLI3s las que tienen mayor expresión del MHCII. La presentación
del antígeno por las CLIs es mucho menos eficaz que la realizada por las células dendríticas y, además, carecen de las moléculas co-estimuladoras convencionales y de las citocinas necesarias para regular la diferenciación de
las células T. La Figura II.5.8 esquematiza la comunicación entre las CLI2 y
las TCD4+.

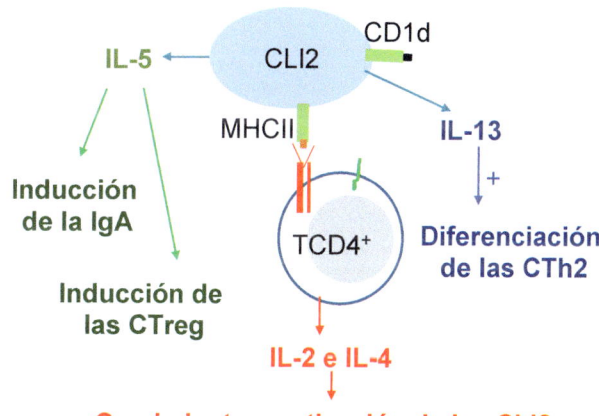

Figura II.5.8. Las CLI2 y
la inmunidad adaptativa.
CD1d, complejo mayor de
histocompatibilidad no
clásico

La Figura II.5.9 resume las acciones de las *CLI3* sobre la inmunidad
adaptativa. Limitan la respuesta de las TCD4+ a las bacterias comensales
presentándoles el antígeno unido a la MHCII (Figura II.5.9-1): la ausencia
de las CLI3 o de la MHCII exacerba la respuesta de las TCD4+ a las bacterias
comensales y la inflamación intestinal. También lo hacen induciendo la secreción de sustancias tolerogénicas, como el ácido retinoico y la IL10, por
las células presentadoras de antígenos (células dendríticas y macrófagos
intestinales) (Figura II.5.9-2). Curiosamente, en el bazo las CLI3s activan
las TCD4+. Las CLI3, asimismo, expresan factores solubles (BAFF y APRIL)
y de membrana (CD40L y linfotoxina α1β2) que activan la proliferación de

las células B y la producción de IgA (Figura II.5.9-3). La IgA controla la composición, el tamaño y la segregación anatómica del microbioma comensal en
el intestino, frustrando así una respuesta inmunitaria inapropiada. Mediante
la linfotoxina α1β2, las CLI3 inducen la producción de la IL-23 por las células
dendríticas, que a su vez promueve la activación de las CLI3 y la diferenciación
de las Th17 (Figura II.5.9-4), a lo que también contribuye el GM-CSF (Figura
II.5.9-6), a lo que también contribuye el GM-CSF (Figura II.5.9-6). Como ya
se ha mencionado, otra de sus funciones es facilitar el desarrollo de folículos
linfoides aislados (FLA) mediante la linfotoxina α1β2 (Figura II.5.9-5).

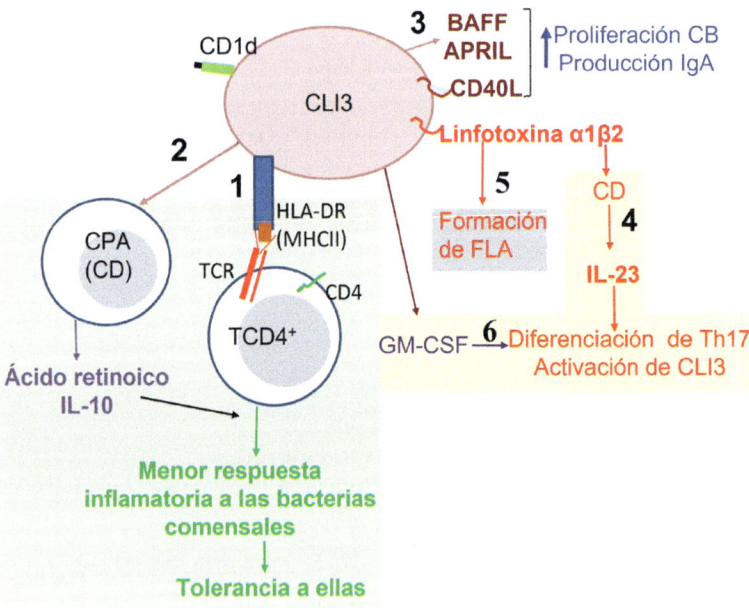

Figura II.5.9. Las CLI3 y el sistema inmunitario adaptativo
(véase apartado de SIGLAS)

En resumen, además de proporcionar inmunidad contra los patógenos
y mantener y restaurar la integridad epitelial, las CLIs contribuyen a establecer una relación de tolerancia entre hospedador y la microbiota, principalmente las CLI3. Lo hacen regulando mecanismos que limitan la respuesta
inflamatoria de los linfocitos TCD4+ a las bacterias, la composición bacteriana y su confinamiento anatómico mediante la producción de moco, péptidos antimicrobianos e IgA. También controlan la diferenciación de los
linfocitos y podrían comunicarse con el sistema nervioso mediante la detección y secreción de neuropéptidos.

3. LA MICROBIOTA, LA DIETA Y LAS CLIs

La evidencia a favor de que las bacterias regulan las CLIs es controvertida, se conocen más las relaciones indirectas que las directas y no parece que las CLIs intestinales dependan mayormente de la colonización microbiana.

Al igual que con la microbiota, hasta el momento se conocen más las relaciones indirectas entre las CLIs y la dieta que las directas. Tras el nacimiento, pero no durante el desarrollo fetal, la expansión de las CLI3 depende del receptor de hidrocarburos de arilo, receptor activado por componentes de la dieta como el indol-3-carbinol presente en varios tipos de repollo y los polifenoles del té, entre otros. La maduración de las CLIs requiere ácido retinoico y la deficiencia en vitamina A altera las respuestas de las CLI3.

REFERENCIAS

Artis, D. y Grencis, R. K. (2008): «The intestinal epithelium: sensors to effectors in nematode infection». *Mucosal Immunology*, 1, 252-264. DOI: 10.1038/mi.2008.21.

Bostick, J. W. y Zhou, L. (2016): «Innate lymphoid cells in intestinal immunity and inflammation». *Cell and Molecular Life Science*, 73, 237-252. DOI: 10.1007/s00018-015-2055-3.

Eberl, G. y col. (2015): «Innate lymphoid cells: A new paradigm in immunology». *Science*, 348, aaa6566. DOI: 10.1126/science.aaa6566.

Geremia, A. y Arancibia-Cárcamo, C. V. (2017): «Innate lymphoid cells in intestinal inflammation». *Frontiers in Immunology*, 8, 1296. DOI: 10.3389/fimmu.2017.01296.

Ignacio, A.; Sousa Breda, C. N. y Saraiva Camara, N. O. (2017): «Innate lymphoid cells in tissue homeostasis and diseases». *World Journal of Hepatology*, 9, 979-989. DOI: 10.4254/wjh.v9.i23.979.

Saez de Guinoa, J. y col. (2017): «CD1d-mediated activation of group 3 innate lymphoid cells drives IL-22 production». *EMBO Reports*, 18, 39-47. DOI: 10.15252/embr.201642412.

Sonnenberg, G. F. (2014): «Regulation of intestinal health and disease by innate lymphoid cells». *International Immunology*, 26, 501-507. DOI: 10.1093/intimm/dxu052.

Spits, H. y Mjösberg, J. (2012): «The aryl hydrocarbon receptor: a sentinel safeguarding the survival of immune cells in the gut». *Immunity*, 36, 5-7. DOI: 10.1016/j.immuni.2012.01.004.

PARTE III
LA MICROBIOTA

Capítulo III.1

La microbiota intestinal: composición, localización y adquisición

Los microbios («micro», pequeño, y «bio», vida) o microrganismos son la forma de vida más abundante en nuestro planeta y habitan casi todos los ecosistemas terrestres, acuáticos y biológicos. Los organismos multicelulares están en íntima asociación con los microorganismos circundantes y el ser humano no es una excepción. Prácticamente, todas las superficies de nuestro cuerpo expuestas al exterior (piel, cavidad oral y los tractos gastrointestinal, urogenital y respiratorio) están colonizadas por un vasto número de microorganismos, en su mayoría inocuos, aunque pueden causar enfermedad si atraviesan en exceso las barreras que los separan de nuestro medio interno.

La *microbiota, microflora o flora* es el conjunto de microorganismos que nos coloniza. Es difícil clasificar la relación entre ellos y el hospedador como mutualista, comensal o parásita, si bien los muchos años de co-evolución sugieren que la interdependencia entre ambos no se reduce a un mero intercambio de metabolitos. El número de células del microbioma y el de nuestro cuerpo son similares, ambos estimados en unos 3×10^{13} (unos 0,2-0,4 kg para un ser humano joven de unos 70 kg), por lo que podemos considerarnos 50 % ser humano y 50 % microbios; la relación inicialmente estimada fue 10:1 (Figura III.1). La microbiota nos supera en variedad genética, siendo el conjunto de sus genes o *microbioma* unas 150 veces el de nuestro genoma y nos aporta genes que perdimos durante la evolución. Algunos la consideran nuestro segundo genoma. Utilizamos los términos microbiota y microbioma indistintamente. De todas las superficies de nuestro cuerpo en contacto con el exterior, la del intestino es la preferida para la colonización microbiana por su gran superficie (200-400 m^2 o 30 a 40 m^2 según unos u otros autores) y por ser un hábitat relativamente estable y rico en nutrientes. El 70 % del microbioma intestinal está en el colon, unos $10^{11\text{-}12}$/g de contenido colónico, cantidad superior a la de cualquier consorcio microbiano

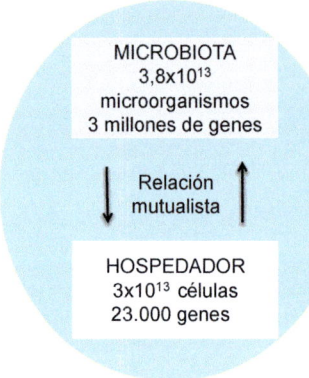

Figura III.1.1. Nosotros y la microbiota

observado en suelos, océanos y otras superficies. Cuando se habla de microbiota intestinal normalmente hace referencia a la del colon. A lo largo de la evolución, la microbiota tuvo que adaptarse a las condiciones intestinales adversas para ella (ausencia de oxígeno, la temperatura corporal, el peristaltismo, un pH desde muy ácido en el estómago a alcalino en la mucosa intestinal, entre otras) y el intestino a su presencia. La microbiota continuamente interacciona con el contenido luminal y con nuestro organismo, en un equilibrio entre homeostasis y enfermedad. La alteración de cualquier actividad microbiana o del hospedador que desplace dicho equilibrio puede generar enfermedad.

Hasta finales del siglo XX, el estudio del cuerpo del ser humano se centró en su organización y funcionamiento e ignoró el microbioma intestinal. Ningún libro de texto convencional la menciona, tampoco hay expertos clínicos que conozcan en profundidad sus funciones y las consecuencias que su alteración puede generar en nuestra salud. El conocimiento del microbioma ha incrementado exponencialmente a lo largo del presente siglo, principalmente debido al desarrollo técnico y conceptual, incentivado, a su vez, por las observaciones a favor de la enorme contribución del microbioma a nuestra homeostasis. Hay quien considera el microbioma como un órgano formado por diferentes tipos celulares, cada uno con su función. Por ser muy diferente a nuestros órganos, algunos la llaman «órgano virtual» y «superorganismo», y al hospedador junto con ella holobionte, si bien hay disparidad de opiniones al respecto.

1. COMPOSICIÓN DEL MICROBIOMA INTESTINAL

La complejidad del microbioma imposibilita conocer su composición en un individuo sano, la asociada con la enfermedad y menos aún la de nuestros ancestros. Por otro lado, para su estudio se emplea la microbiota fecal, pero, a pesar del considerable flujo oro-anal, la taxonomía microbiana de una región intestinal proporciona una información limitada sobre la de otros nichos intestinales. La Figura III.1.2 resume a grandes rasgos la composición microbiana intestinal del individuo adulto. La comunidad más abundante y mejor conocida es la bacteriana y cuando hablemos del microbioma o microbiota nos referimos a las bacterias, salvo que se especifiquen otros microorganismos. Se han descrito más de 50 filos bacterianos y sugerido la existencia de 1800 géneros y de 15000 a 36000 especies. Las Firmicutes y Bacteroidetes son las dominantes y la relación entre ambos se utiliza para caracterizar la composición bacteriana intestinal en las diferentes

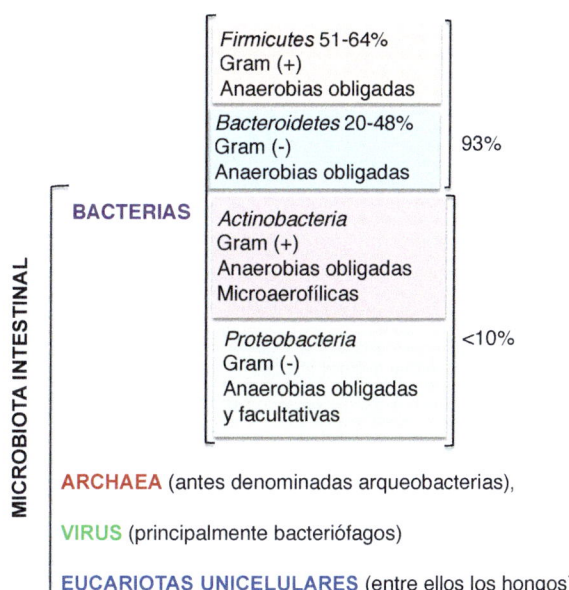

Figura III.1.2.
Composición del
microbioma intestinal
y abundancia de sus
componentes

situaciones. Dicho cociente se afecta por factores del hospedador (endógenos) y ambientales (exógenos).

Hasta no hace mucho el estudio del microbioma intestinal era compli-
cado debido a que numerosas de sus especies bacterianas no pueden ser
cultivadas en el laboratorio. Hoy en día se utilizan las técnicas «ómicas» o
«meta-ómicas», siendo la *genómica* la más frecuentemente empleada: compara el microbioma con bases de datos de genes del RNA ribosomal de 16S.
La *transcriptómica* compara los RNAs mensajeros del microbioma con las
bases de datos del RNA o DNA complementario y la *metabolómica* estudia,
mediante la espectroscopia de masa, las pequeñas moléculas resultantes
del metabolismo microbiano. La primera nos informará sobre la composición
y diversidad microbiana y las dos últimas sobre sus funciones y contribución
a la homeostasis del hospedador. Las bacterias también se clasifican en base
a otros criterios. Según se coloreen o no con la tinción de Gram, se clasifican
en Grampositivas (G+) y negativas (G-) y ello depende del contenido de pep-
tidoglucanos en su pared. Atendiendo a su capacidad de utilizar el oxígeno,
están las que lo utilizan (aerobias), las que pueden o no utilizarlo en función
de su disponibilidad (anaerobias facultativas) y las que no lo utilizan (anaerobias obligadas o estrictas). Estas últimas dominan en la microbiota colónica y superan en dos a tres órdenes de magnitud a las otras.

La mayoría de los individuos de la microbiota intestinal nos proporcionan beneficios, son los simbiontes o comensales, pero hay otros con potencial patogénico. Estos no causan problemas en un microbioma homeostático,
pero pueden hacerlo cuando cambia la comunidad microbiana. Entre ellos
están los patobiontes y los maestros de la manipulación o «piedra angular».

Los microorganismos *patobiontes* no causan problemas dentro de la comunidad simbiótica, pero su influencia aumenta cuando la homeostasis microbiana se perturba, dando al traste con la microbiota simbionte y generando la enfermedad inflamatoria. Los antibióticos, el daño tisular, el tipo de dieta y las deficiencias inmunitarias, entre otros, rompen la homeostasis microbiana. Los patobiontes son distintos de los patógenos oportunistas primarios, estos últimos producen enfermedad en condiciones homeostáticas microbianas en las que el patobionte es inocuo para el hospedador. Los patobiontes, además, se asocian con enfermedades inflamatorias crónicas y los oportunistas generan infecciones agudas, por ejemplo, inducen diarrea. El término «microorganismo piedra angular» hace referencia a especies muy influyentes en la comunidad bacteriana en relación con su abundancia, los hay patogénicos y estabilizadores. Los patógenos «piedra angular» son microorganismos poco abundantes que pueden producir cambios cuantitativos (biomasa) y cualitativos (composición, metatranscriptoma y metaproteoma) del microbioma, cambios que forman y estabilizan comunidades inductoras de la enfermedad. Los «piedra angular» estabilizadores son simbiontes poco abundantes que estabilizan la microbiota suprimiendo el potencial patogénico de los patógenos. Por ejemplo, *Bacteroides thetaiotaomicron* induce la producción del péptido antimicrobiano angiogenina por las células Paneth, péptido que mata los organismos oportunistas y patógenos no comensales, pero no a los comensales.

2. LOCALIZACIÓN DEL MICROBIOMA EN EL TRACTO GASTROINTESTINAL

La abundancia y composición del microbioma varía a lo largo del tracto digestivo (Figura III.1.3). Es poco abundante en ambientes hostiles como el estómago, alcanzando el valor máximo en el colon, en donde representa el 60 % de la materia fecal. La válvula ílocecal evita el reflujo al íleon del material fecal, incluida la microbiota. En la sección transversal intestinal hay al menos cuatro diferentes ecosistemas: la microbiota que se mezcla con la ingesta, la adherida o incorporada en la capa de moco, la presente en la inmediata proximidad del epitelio y la de las criptas. También los pliegues de la pared del colon crean entre ellos compartimentos bacterianos que difieren del central del lumen. Se pensaba que solo en situaciones patológicas los microorganismos están próximos al epitelio, pero hay bacterias anaerobias facultativas (algunas *Porteobacterias*) y obligadas (*Bacteroides fragilis*) asociadas directamente al epitelio de las criptas del colon de ratón y ser humano sanos. *B. fragilis*, por ejemplo, utiliza el oxígeno a concentraciones nanomolares y expresa enzimas que inactivan las especies reactivas de oxígeno producidas por el metabolismo aerobio del hospedador.

La localización microbiana en el intestino la determina el peristaltismo, las sustancias antimicrobianas, el O_2, el pH, el tipo de nutrientes y el moco, así como la actividad inmunitaria del hospedador (Figura III.1.4). La motilidad intestinal afecta a la abundancia y diversidad microbiana: cuanto mayor sea este más rápido es el tránsito intestinal y menor la colonización y viceversa.

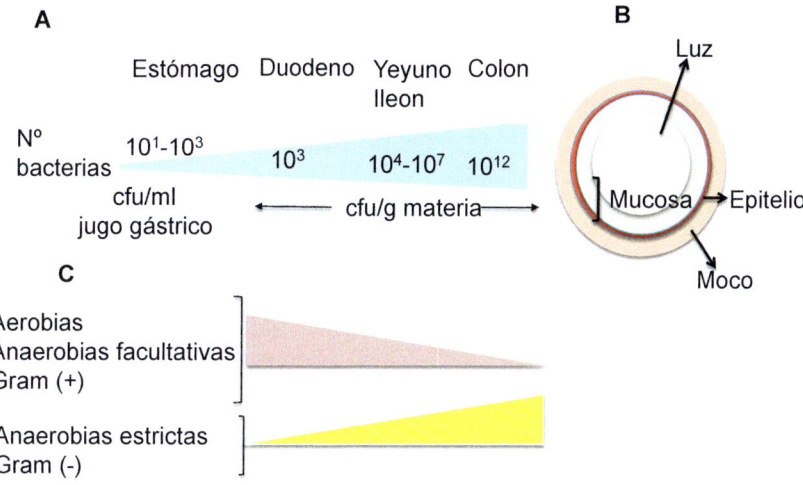

Figura III.1.3. Biogeografía del microbioma intestinal. A, número de bacterias a lo largo del tracto gastrointestinal. B, sección transversal del intestino con sus distintos hábitats bacterianos. C, abundancia según su metabolismo y composición de la pared celular. Cfu, unidad formadora de colonias (adaptada de Donaldson G.P., Lee S.M. y Mazmanian S.K., 2016; Sekirov I. y col., 2010, en Generales)

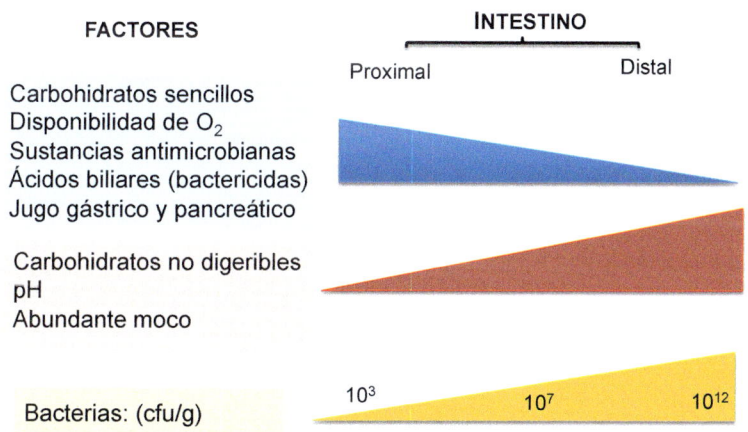

Figura III.1.4. Factores que determinan la biogeografia microbiana intestinal. CH, carbohidratos (adaptada de Hollister E.B. y col., 2014; Donaldson G.P., Lee S.M. y Mazmanian S.K., 2016. Generales)

2.1. Motilidad, sustancias antimicrobianas y morfología intestinal

El crecimiento bacteriano *del intestino delgado* está limitado por la elevada motilidad (tiempo de tránsito de 4-5 horas) que dificulta la adhesión de los microorganismos al moco y disminuye la abundancia de sustancias antimicrobianas (las SAMs y los ácidos biliares) y enzimas digestivos (ej., proteasas). Dominan las bacterias de crecimiento rápido y tolerantes a las sustancias antimicrobianas. El *colon, ciego y apéndice* albergan la comunidad bacteriana más densa y diversa. Son hábitats idóneos para las bacterias por tener bajo contenido de sustancias antimicrobianas (carecen de las células que las secreta, las Paneth); un pH cercano a la neutralidad, principalmente en el colon distal; alta disponibilidad de nutrientes, y tránsito lento (un orden de magnitud menor que en el intestino delgado). Las criptas del colon, el ciego y el apéndice son, además, lugares privilegiados para las bacterias por su gran contenido en moco, utilizado por ellas como nutriente, y por mantenerlas a salvo de las corrientes fecales. Se los considera los «almacenes bacterianos», especialmente el apéndice, para reaprovisionar el colon con una microbiota sana tras un episodio de diarrea o tratamiento con antibióticos de amplio espectro. Además, la continua eliminación fecal de especies bacterianas beneficiosas, especialmente las del colon, sería catastrófica en ausencia de un mecanismo que las restituya.

El apéndice está filogenéticamente muy extendido y ha evolucionado independientemente varias veces, indicando que no se trata de una estructura vestigial. El apéndice también tiene una importante función inmunitaria: es un concentrado de tejido linfoide, semejante a las placas de Peyer, que produce abundante IgA, inmunoglobulina esencial para regular la densidad, calidad y localización intestinal del microbioma.

2.2. El oxígeno y los nutrientes sólidos

El metabolismo aerobio del epitelio, junto con la rápida dilución del oxígeno hacia la luz intestinal, genera un gradiente decreciente de *oxígeno*. La menor capa de moco del intestino delgado favorece la colonización por las bacterias aerobias, principalmente en el intestino proximal. El grosor y densidad de la capa de moco aumenta desde esta región al colon y también lo hacen las bacterias anaerobias obligadas, que representan el 99 % del microbioma del colon. En contraste, el ciego está colonizado por las anaerobias facultativas.

El intestino delgado es muy rico en *nutriente* sencillos (ácidos grasos, aminoácidos y azúcares sencillos) que favorecen el crecimiento de Proteobacteria y Lactobacillales, y, al ser absorbidos por el intestino delgado, no llegan al colon. Los carbohidratos que alcanzan el colon son complejos (almidones resistentes, polisacáridos no almidón y los oligosacáridos), comúnmente denominados la fibra de la dieta: el hospedador no los puede digerir, pero sí lo hacen las bacterias sacarolíticas. En el colon dominan las bacterias anaerobias obligadas, que expresan un amplio espectro de enzimas para hidrolizar dichos carbohidratos y los oligosacáridos de las mucinas y de la SIgA. Las proteínas de la dieta que llegan el colon (alrededor de un 10 %) son sustrato para las bacterias proteolíticas y también fuente de nitrógeno para las sacarolíticas. Las proteolíticas viven en su mayoría al final del colon, en donde el contenido de carbohidratos es muy bajo; algunas son estrictamente proteolíticas y otras tienen actividad sacarolítica.

3. LA MICROBIOTA A LO LARGO DE LA VIDA

La composición microbiana intestinal varía a lo largo de la vida.

3.1. Feto y neonato

Hasta no hace mucho tiempo se creía que el «*útero era estéril*» y que el feto adquiría la microbiota durante y tras el nacimiento. Hoy se sabe que ni la placenta, ni el fluido amniótico, ni el meconio de los embarazos que llegan a término sin complicaciones ni patologías son estériles. Se considera que algunos microorganismos del microbioma materno alcanzan el feto: ascendiendo por el tracto genital y vía sangre/cordón umbilical llegan a la placenta y el feto continuamente ingiere el fluido amniótico. También pueden llegar al feto las sustancias generadas por el microbioma materno o por la madre en respuesta al microbioma, y que atraviesan la placenta. Aunque diversas observaciones lo avalan, Pérez-Muñoz y colaboradores (2017) concluyen que no hay evidencia suficiente a favor de la transmisión microbiana madre-feto.

La colonización microbiana propiamente dicha comienza justo al nacer y continúa aumentando a gran velocidad, de manera que en pocos días numerosas especies bacterianas habitan el intestino. El tipo de parto dicta la composición inicial del microbioma. Las comunidades bacterianas de la vagina materna, principalmente representadas por Lactobacillus y Prevotella, colonizan la mucosa gastrointestinal, urogenital y la respiratoria del neonato durante el parto vaginal. La diversidad microbiana intestinal de los niños nacidos por cesárea es pequeña y semeja la de la piel materna.

El microbioma que se adquiere también depende de la duración de la gestación, tanto más cuanto más prematuros sean: el desarrollo de estos niños es incompleto, con frecuencia tienen que vencer graves problemas de salud, estar con respiración artificial, alimentación parenteral y con administración de fármacos, entre ellos antibióticos. Todo ello afecta a la composición del microbioma que adquieren.

3.2. Primeros años de vida

El tipo de microbioma que nos coloniza durante los 2-3 primeros años de vida afecta al desarrollo de nuestro organismo y, en consecuencia, es vital para nuestra futura salud física y mental (Figura III.1.5). Se conoce poco sobre la sucesión de los ecosistemas bacterianos del intestino de un niño sano. La composición microbiana inicial es relativamente simple, de baja diversidad y varía mucho entre los individuos, entre las diferentes regiones del tracto intestinal y con el tiempo, siendo las diferencias más taxonómicas (35-46 % de semejanza) que funcionales (90-96 % similares). Es rica en genes implicados en el metabolismo de los carbohidratos (oligosacáridos de la leche humana) y posee enzimas para romper los polisacáridos de origen

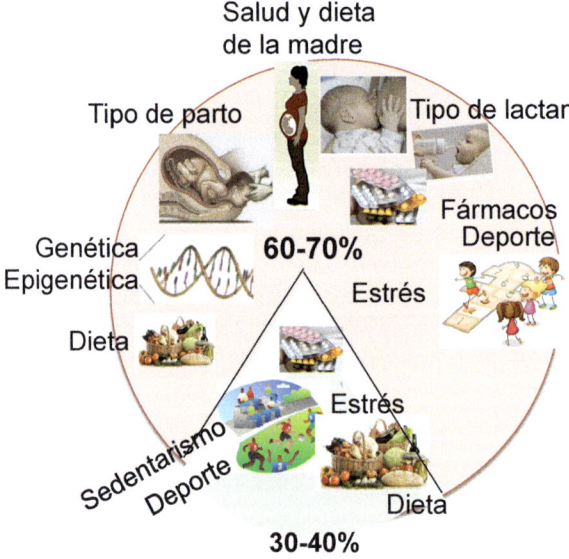

Figura III.1.5. Factores que afectan a la composición del microbioma que se adquiere y del adulto (adaptada de Kashtanova D.A. y col., 2016).

vegetal, lo que sugiere que está preparada para recibir dichos alimentos. También está enriquecida en genes que favorecen el desarrollo del hospedador, por ejemplo, genes que regulan la síntesis *de novo* de folato.

La composición microbiana depende del tipo de leche (materna o de fórmula) y el cese de la lactancia provoca los mayores cambios del microbioma, tras él aumenta la diversidad y el número de bacterias que producen butirato. Las bacterias colonizadoras del intestino de los niños alimentados con leche materna, como las Bifidobacterias, digieren los glucanos de la leche. La microbiota de los alimentados con leche de fórmula contiene muchas menos Bifidobacterias y más Bacteroides y Enterobacterias. La composición de la *leche materna* parece haber sido seleccionada para favorecer la colonización intestinal por microorganismos que tienen una relación comensal bien establecida con el hospedador y heredada durante milenios. Representa la nutrición perfecta para el niño: posee más de 10^9 microorganismos beneficiosos/L y proporciona, entre otras, inmunoglobulinas A (IgAs) específicas. La especificidad de estas IgAs fueron configuradas por la microbiota intestinal materna: durante la lactancia, linfocitos B inducidos en el intestino materno por bacterias intestinales llegan a la glándula mamaria y producen IgA que se secreta a la leche (Capítulo II.3, apartado 9). La leche materna, por tanto, trasmite la memoria inmunitaria intestinal de la madre a sus descendientes. La leche materna también tiene micronutrientes, particularmente oligosacáridos, que no tienen valor nutritivo para el niño, pero nutren y favorecen la supervivencia de la microbiota beneficiosa heredada (ej., Bifidobacteria). La leche de fórmula incluye los macronutrientes necesarios para la salud del neonato, pero carece de las inmunoglobulinas específicas y prácticamente de los micronutrientes (entre ellos, los oligosacáridos).

Además de lo ya mencionado, otros muchos factores determinan el tipo de microbiota que se adquiere, como son las condiciones sanitarias del hospital, estructura e higiene familiar y de los cuidadores (los miembros de la familia comparten la microbiota de su piel, boca e intestino en mayor medida que los que no cohabitan), la genética y epigenética del individuo, el entorno social y cultural, las mascotas, la dieta, la actividad física, la enfermedad, etc. Un estudio reciente (Gacesa y col., 2022), realizado con microbiomas procedentes de 8200 individuos holandeses, reveló que la composición del microbioma está principalmente determinada por factores medioambientales y la cohabitación, heredándose un 6,6 % de los taxones y un 48,6 % podrían ser obtenidos de la cohabitación.

3.3. Preadolescencia, edad adulta y vejez

Pasados los 2-3 años de edad, el microbioma continúa desarrollándose y su diversidad en los *preadolescentes* (6 y 12 años) supera la de los adultos. Esto último parece estar relacionado con el mayor interés de los preadolescentes por probar y explorar nuevos alimentos; el patrón alimentario tiende a estabilizarse en el adulto.

En la microbiota del *adulto* dominan los Bacteroidetes y Firmicutes. Del 60-70 % del microbioma del adulto se adquirió en los primeros años de vida y ambas, composición y resistencia a la perturbación permanecen inalteradas a lo largo de ella; el 30-40 % restante puede ser modificado por factores del hospedador y ambientales. En los individuos sanos, la composición taxonómica y capacidad funcional del microbioma permanece relativamente invariable en el tiempo, siendo la de las especies muy variable y distinta en cada individuo. Las diferencias entre los individuos, incluso en el mismo individuo, pueden deberse a los hábitos dietéticos, el estrés, los estados emocionales, lugares en donde viven y al estado de salud (infecciones, ingesta de antibióticos, etc.), entre otros. Por ejemplo, los individuos que viven en la misma zona geográfica y tienen contacto entre ellos tienen parecida microbiota, lo que puede estar relacionado con la dieta: la dieta del hospedador determina lo que las bacterias pueden consumir y se dice que nosotros alimentamos a las bacterias.

Un análisis metagenómico, realizado con un grupo de 100 europeos adultos, reveló la existencia de tres tipos de microbioma intestinal o enterotipos según predominen Bacteroides, Prevotella o Ruminococcus, que coexisten y caracterizan el microbioma intestinal a través de varios continentes. Otros investigadores no observaron enterotipos y otros solo los de Prevotella y Bacteroides, a su vez asociados a la dieta rica en fibra (carbohidratos complejos) o a la occidental (rica proteína y grasa animal), respectivamente. La composición y relevancia de los enterotipos sigue en discusión.

El *envejecimiento* ejerce efectos negativos sobre la microbiota, esta se hace inestable y menos diversa, coincidiendo con el declive de la función inmunitaria. La variabilidad entre individuos es mayor que en los más jóvenes y ello podría deberse a la dieta, la enfermedad y los fármacos.

En resumen, la composición y función del microbioma depende de la gestación, el tipo de parto, la lactancia y el exposoma (conjunto de factores externos e internos que afectan a nuestra salud a lo largo de nuestra vida, siendo de particular importancia el de los primeros años de vida).

REFERENCIAS

Generales

Arumugam, M. y col. (2001): «Enterotypes of the human gut microbiome». *Nature*, 473, 174-180. DOI: 10.1038/nature09944.

Barko, P. C. y col. (2018): «The gastrointestinal microbiome: A review». *Journal of Veterinary Internal Medicine*, 32, 9-25. DOI: 10.1111/jvim.14875.

Donaldson, G. P.; Lee, S. M. y Mazmanian, S. K. (2016): «Gut biogeography of the bacterial microbiota». *Nature Reviews Microbiology*, 14, 20-32. DOI: 10.1038/nrmicro3552.

Eckburg, P. B. y col. (2005): «Diversity of the human intestinal microbial flora». *Science*, 308, 1635-1638. DOI: 10.1126/science.1110591.

Girard-Madoux, M. J. H. y col. (2018): «The immunological functions of the Appendix: An example of redundancy?». *Seminars in Immunology*, 36, 31-44. DOI: 10.1016/j.smim.2018.02.005.

Goodrich, J. K. y col. (2014): «Human Genetics Shape the Gut Microbiome». *Cell*, 159, 789-799. DOI: 10.1016/j.cell.2014.09.053.

Grice, E. A. y Segre, J. A. (2012): «The human microbiome: our second genome». *Annual Review of Genomics and Human Genetics*, 13, 151-170. DOI: 10.1146/annurev-genom-090711-163814.

Hajishengallis, G.; Darveau, R. P. y Curtis, M. (2012): «The keystone pathogen hypothesis». *Nature Reviews Microbiology*, 10, 717-725. DOI: 10.1038/nrmicro2873.

Hajishengallis, G. y Lamont, R. J. (2016): «Dancing with the stars: how choreographed bacterial interactions dictate nososymbiocity and pathobionts give rise to keystone pathogens, accessory pathogens, and pathobionts». *Trends in Microbiology*, 24, 477-489. DOI: 10.1016/j.tim.2016.02.010.

Hollister, E. B. y col. (2014): «Compositional and functional features of the gastrointestinal microbiome and their effects on human health». *Gastroenterology*, 146, 1449-1458. DOI: 10.1053/j.gastro.2014.01.052.

Meadow, J. F. y col. (2015): «Humans differ in their personal microbial cloud». *PeerJ*, 23, e1258. DOI: 10.7717/peerj.1258.

Ottman, N. y col. (2012): «The function of our microbiota: who is out there and what do they do?». *Frontiers in Cellular and Infection Microbiology*, 2, 104. DOI: 10.3389/fcimb.2012.00104.

Rescigno, M. (2017): «The microbiota revolution: excitement and caution». *European Journal of Immunology*, 47, 1406-1413. DOI: 10.1002/eji.201646576.

Sekirov, I. y col. (2010): «Gut microbiota in health and disease». *Physiological Reviews*, 90, 859-904. DOI: 10.1152/physrev.00045.2009.

Sender, R.; Fuchs, S. y Milo, R. (2016): «Revised estimates for the number of human and bacteria cells in the body». *PLoS Biololgy*, 14, e1002533. DOI: 10.1371/journal.pbio.1002533.

Thursby, E. y Juge, N. (2017): «Introduction to the human gut microbiota». *Biochemical Journal*, 474, 1823-1836. DOI: 10.1042/BCJ20160510.

Adquisición y cambios con la edad de la microbiota

Álvarez-Calatayud, G. y col. (2015): «Microbiota in women; clinical applications of probiotics». *Nutrición Hospitalaria*, 32, 56-61. DOI: 10.3305/nh.2015.32.sup1.9481.

Arboleya, S. y col. (2016): «Gut bifidobacteria populations in human health and aging». *Frontiers in Microbiology,* 7, 1204. DOI: 10.3389/fmicb.2016.01204.

Avershina, E. y col. (2018): «Low maternal microbiota sharing across gut, breast milk and vagina, as revealed by 16s rRNA gene and reduced metagenomic sequencing». *Genes (Basel)*, 9, 231. DOI: 10.3390/genes9050231.

Ferretti, P. y col. (2018): «Mother-to-infant microbial transmission from different body sites shapes the developing infant gut microbiome». *Cell Host and Microbe*, 24, 133-145.e5. DOI: 10.1016/j.chom.2018.06.005.

Gacesa, R. y col. (2022): «Enviromental factors shaping the gut microbiome in a Dutch population». *Nature*, 604, 732-739. DOI: 10.1038/s41586-022-04567-7.

Kashtanova, D. A. y col. (2016): «Association between the gut microbiota and diet: Fetal life, early childhood, and further life». *Nutrition*, 32, 620-627. DOI: 10.1016/j nut.2015.12.037.

Liu, F. y col. (2018): «Alterations in the urinary microbiota are associated with cesarean delivery». *Frontiers in Microbiology*, 9, 2193. DOI: 10.3389/fmicb.2018.02193.

Martín, V. y col. (2012): «Sharing of bacterial strains between breast milk and infant feces». *Journal of Human Lactation*, 28, 36-44. DOI: 10.1177/0890334411424729.

Milani, C. y col. (2017): «The first microbial colonizers of the human gut: composition, activities, and health implications of the infant gut microbiota». *Microbiology and molecular reviews*, 8, e00036-17. DOI: 10.1128/MMBR.00036-17.

Morais, L. H. y col. (2020): «Enduring Behavioral Effects Induced by Birth by Caesarean Section in the Mouse». *Current Biology*, 30, 3761-3774.e6. DOI: 10.1016/j.cub.2020.07.044.

Newburg, D. S. y Walker, W. A. (2006): «Protection of the neonate by the in-
nate immune system of developing gut and of human milk». *Pediatric Research*, 61, 2-8. DOI: 10.1203/01.pdr.0000250274.68571.18.

Pacheco, A. R. y col. (2015): «The impact of the milk glycobiome on the neonate gut microbiota». *Annual Review of Animal Biosciences*, 3, 419-
445. DOI: 10.1146/annurev-animal-022114-111112.

Perez-Muñoz, M. E. y col. (2017): «A critical assessment of the "sterile
womb" and "in utero colonization" hypotheses: implications for research on the pioneer infant microbiome». *Microbiome*, 5, 48. DOI:
10.1186/s40168-017-0268-4.

Takiishi, T. y col. (2017): «Intestinal barrier and gut microbiota: Shaping
our immune responses throughout life». *Tissue Barriers*, 5, e1373208.
DOI: 10.1080/21688370.2017.1373208.

Walker, R. W. y col. (2017): «The prenatal gut microbiome: are we colonized
with bacteria in utero?». *Pediatric Obesity*, 12, 3-17. DOI: 10.1111/
ijpo.12217.

Zivkovic, A. M. y col. (2011): «Human milk glycobiome and its impact on the
infant gastrointestinal microbiota». *Proceedings of the National Academic of Science*, 108, 4653-4658. DOI: 10.1073/pnas.1000083107.

Capítulo III.2

Beneficios que proporciona la microbiota al hospedador

A lo largo de millones de años de coevolución, el ser humano (hospedador) y la microbiota han generado una relación de mutuo beneficio, de hecho, muy probablemente, el ser humano como hoy lo conocemos no existiría sin ella. La Figura III.2.1 resume los beneficios que nos proporciona el microbioma. Además de producir sustancias que actúan sobre el hospedador, el microbioma responder a las secreciones de este por lo que se asemeja al sistema endocrino, si bien su parecido físico con el nuestro es nulo. Si la consideramos como un órgano endocrino, la microbiota sería morfológica y bioquímicamente el más grande, variado y complejo de nuestro organismo, superando bioquímicamente al cerebro.

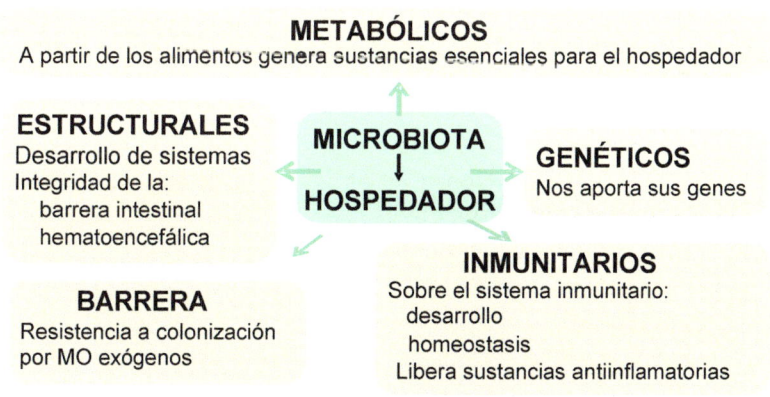

Figura III.2.1. Beneficios que obtiene el hospedador del microbioma.
MO, microorganismo

1. LA MICROBIOTA INTESTINAL Y EL DESARROLLO GASTROINTESTINAL

Respecto a la contribución del microbioma a nuestro desarrollo, aquí mencionaremos sus efectos sobre el sistema gastrointestinal y en el Capítulo III.4 aquellos sobre el sistema nervioso central.

La microbiota es esencial para el desarrollo estructural y funcional del tracto gastrointestinal: los animales axénicos tienen la función de defensa y nutritiva de la barrera intestinal deteriorada (Figura III.2.2) y su colonización con una especie bacteriana o exposición a productos bacterianos (el peptidoglucano o el lipopolisacárido) revierten algunas de las disfunciones observadas. Los microorganismos actúan interaccionado con los receptores innatos (PRRs) o liberando sustancias. Port ejemplo, las bacterias sacarolíticas producen el butirato que mantiene la integridad de las uniones ocluyentes, entre otras acciones; *Bacteroides thetaiotaomicron* induce la expresión de proteínas que favorecen la reparación tisular, entre ellas, la sprr2a (pequeña proteína 2 rica en prolina) implicada en el mantenimiento de los desmosomas del epitelio.

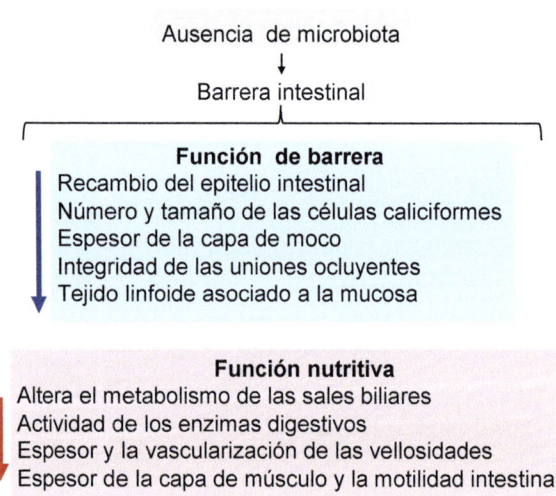

Figura III.2.2. Efectos del microbioma sobre la barrera intestinal. El número de células enteroendocrinas está aumentado en los animales axénicos

2. LA MICROBIOTA COMO ÓRGANO METABÓLICO

La microbiota regula vías metabólicas del hospedador y le proporciona diversas sustancias que se resumen en la Figura III.2.3. Estas sustancias, junto con las producidas por el hospedador en respuesta a señales microbianas, pueden actuar localmente, interaccionar con terminaciones del sistema nervioso autónomo y, tras alcanzar la circulación sistémica, llegar a lugares distantes de donde se produjeron, incluido el cerebro (ver Capítulo III.4).

En ocasiones, el metabolismo bacteriano genera sustancias con efectos negativos para nuestra salud, por la que cuanto menor sea la permanencia

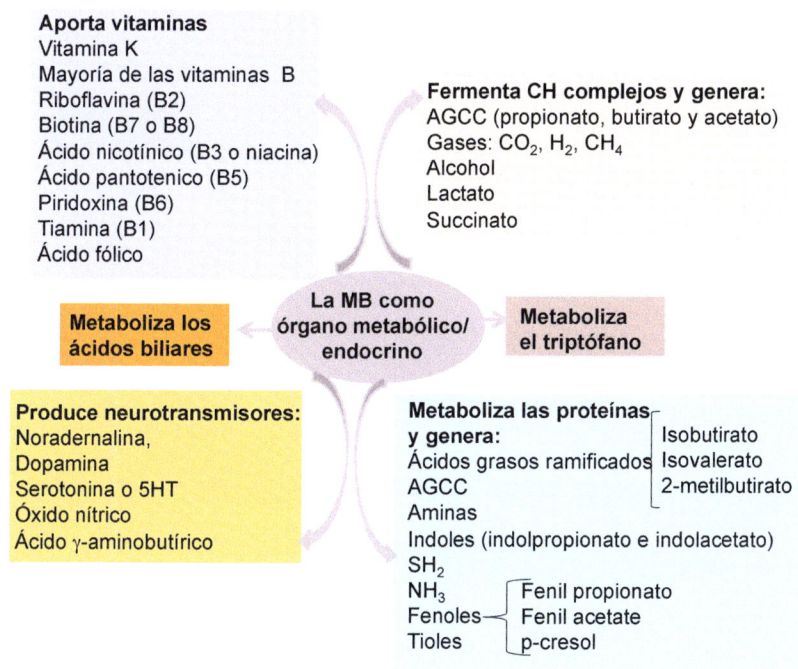

Aporta vitaminas
Vitamina K
Mayoría de las vitaminas B
Riboflavina (B2)
Biotina (B7 o B8)
Ácido nicotínico (B3 o niacina)
Ácido pantotenico (B5)
Piridoxina (B6)
Tiamina (B1)
Ácido fólico

Fermenta CH complejos y genera:
AGCC (propionato, butirato y acetato)
Gases: CO_2, H_2, CH_4
Alcohol
Lactato
Succinato

Metaboliza los ácidos biliares

La MB como órgano metabólico/ endocrino

Metaboliza el triptófano

Produce neurotransmisores:
Noradernalina,
Dopamina
Serotonina o 5HT
Óxido nítrico
Ácido γ-aminobutírico

Metaboliza las proteínas y genera:
Ácidos grasos ramificados
AGCC
Aminas
Indoles (indolpropionato e indolacetato)
SH_2
NH_3
Fenoles
Tioles

- Isobutirato
- Isovalerato
- 2-metilbutirato

- Fenil propionato
- Fenil acetate
- p-cresol

Figura III.2.3. La microbiota como órgano metabólico. CH, carbohidratos; AGCC, ácidos grasos de cadena corta; MB, microbiota

de las heces en el organismo menor es el riesgo de la aparición de moléculas nocivas y de que estas interaccionen con las células de la mucosa colónica.

2.1. La microbiota y el metabolismo de los ácidos biliares primarios

El hígado sintetiza los ácidos biliares primarios (los ácidos cólico y queno-deoxicólico) y los conjuga (amina) con la taurina (25 %) o la glicina (75 %), formando las sales biliares. Hay dos vías de síntesis de los ácidos biliares: la clásica produce al menos el 75 % de ellos y la neutra (alternativa o ácida) genera predominantemente el quenodeoxicólico. Las sales biliares son transportadas a la vía biliar por la bomba de sales biliares y conducidas a la vesícula biliar, donde se almacenan y concentran hasta su liberación al duodeno. El 95 %-97 % de los ácidos biliares son reabsorbidos en el íleon mediante el cotransportador Na^+/ácidos biliares (Figura III.2.4). El «depósito» de ácidos biliares del hospedador depende de su síntesis y reabsorción ileal; ambos procesos son regulados por el microbioma, al menos en el ratón.

A partir de las sales biliares no reabsorbidas en el íleon, la microbiota comensal genera los ácidos biliares secundarios y terciarios mediante hidrolasas, en su mayoría citosólicas y presentes en la mayor parte de las bacterias y arqueas humanas. El contenido de dichas hidrolasas en el microbioma

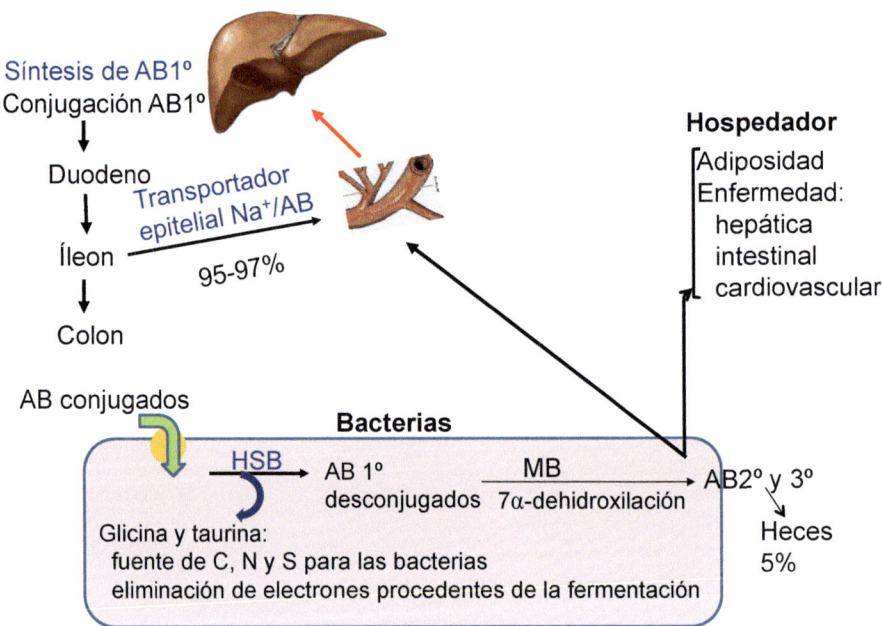

Figura III.2.4. La microbiota y el metabolismo de los ácidos biliares primarios. C, N y S, carbono, nitrógeno y azufre, respectivamente. En azul se indican los procesos regulados por la microbiota

intestinal es muy superior al de cualquier otro ecosistema microbiano y se aso-cia con una mayor resistencia bacteriana a la toxicidad de los ácidos biliares. Los ácidos biliares conjugados, pero no los desconjugados, entran a las bac-terias utilizando transportadores dependientes de protones (Figura III.2.4) y, una vez allí, son desconjugados por la correspondiente hidroxilasa. La descon-jugación, que evita la recaptación de los ácidos biliares por el íleon, libera la taurina y la glicina: ambas eliminan los electrones procedentes de la fermen-tación bacteriana y son fuente de carbono (C), nitrógeno (N) y azufre (S) para la microbiota. Se generan más de 20 diferentes ácidos biliares secundarios, entre ellos, el deoxicólico a partir del ácido cólico y litocólico a partir del que-nodeoxicólico, con diferente toxicidad e hidrofobicidad. La hidrofobicidad los excluye de la fase acuosa, ello reduce su interacción con los colonocitos y fa-cilita su eliminación en las heces, en un total de un 5 %. La reabsorción coló-nica de los ácidos biliares secundarios también disminuye su recirculación y acumulación en el colon, evitando así el daño de la mucosa y el crecimiento tumoral colónico. Los ácidos biliares reabsorbidos pueden ser reconjugados y nuevamente secretados al duodeno, lo que mantiene el «depósito» de los ácidos biliares en el hospedador. La relación entre la microbiota y los ácidos biliares es bidireccional: estos controlan la composición microbiana, favore-cen la colonización intestinal por las bacterias que los metabolizan e inhiben el crecimiento de aquellas sensibles a ellos: el ácido deoxicólico es el de ma-yor acción antimicrobiana (ver Capítulo I.2, apartado 3).

Los ácidos biliares secundarios y terciarios también actúan como moléculas señalizadoras que, interaccionando con los receptores TGR5 y farnexoide X, ejercen efectos positivos y negativos sobre nuestra homeostasis (Figura III.2.4). Entre otros, los ácidos biliares estimulan la liberación de los péptidos parecidos al glucagón 1 y el 2 por las células enteroendocrinas del epitelio intestinal, péptidos que regulan la ingesta de los alimentos. Por tanto, cambios en la microbiota pueden modificar el metabolismo de los ácidos biliares y, en consecuencia, la respuesta de nuestro organismo a ellos. Asimismo, inducen el desarrollo de la adiposidad y la enfermedad.

2.2. El metabolismo microbiano del triptófano

El triptófano es el precursor de la serotonina (5-HT) y melatonina; nosotros no lo sintetizamos (aminoácido esencial) y su disponibilidad depende del presente en la dieta. El hospedador convierte el triptófano absorbido en serotonina y kinurenina; el metabolismo de la última genera los ácidos kinurénico (neuroprotector) y quinolínico (neurotóxico), entre otros (Figura III.2.5). La perturbación de esta vía metabólica se asocia con trastornos gastrointestinales y cerebrales.

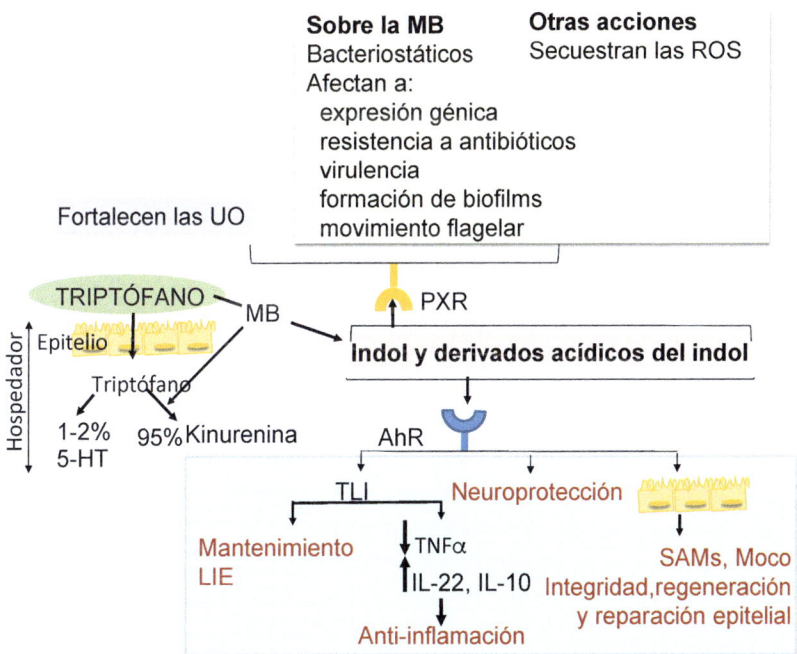

Figura III.2.5. La microbiota y el metabolismo del triptófano. TLI, tejido linfoide asociado al intestin; ROS, especies reactivas de oxígeno (véase apartado de SIGLAS)

La microbiota regula la conversión del triptófano a kinurenina y también lo metaboliza, afectando así al sistema serotoninérgico del hospedador. El metabolismo microbiano del triptófano requiere la cooperación de dos o más bacterias, ya que una misma no posee todos los enzimas necesarios para ello. El 4-6 % del triptófano es convertido en indol y sus derivados, que ejercen las acciones esquematizadas en la Figura III.2.5 tras la activación de los receptores indicados. Por ejemplo, el ácido indol-3-propiónico es neuroprotector (disminuye el daño oxidativo eliminando los radicales libres de oxígeno), antiinflamatorio e incluso atenúa el daño producido en la mucosa gastrointestinal por los fármacos antiinflamatorios no esteroideos. Los efectos del indol y sus derivados dependen de la dosis, pudiendo ser perjudicial a dosis altas: el hígado los convierte en oxindol e isatina, ambos neurodepresores, el primero puede inducir el coma y la istatina comportamientos ansiosos y depresivos con alteraciones cognitivas.

El metabolismo del triptófano también afecta al microbioma (Figura III.2.5) y el indol, además, actúa como una molécula de señalización entre los microorganismos y su ausencia reduce la proliferación y diversidad microbiana.

2.3. Metabolismo microbiano de los carbohidratos complejos

El ser humano carece de los enzimas para metabolizar la fibra soluble y los almidones resistentes de la dieta, tampoco metaboliza los oligosacáridos de las mucinas e IgA intestinal (SIgA). Las bacterias anaerobias fermentan dichos compuestos (fermentación sacarolítica) y generan ácidos grasos de cadena corta (AGCC), predominando el propionato, el butirato y el acetato, normalmente en la proporción 1:1:3. La fermentación es máxima en el colon ascendente, donde está la mayor concentración de AGCC, disminuye en el transverso y aún más en el descendente; en consecuencia, el pH aumenta desde menos de 5,5-5,9 en el colon ascendente a 6,5-6,9 en el descendente. La fermentación también origina gases sin efectos negativos para nosotros, salvo producir flatulencia e hinchazón. La ausencia de fibra en la dieta expande las especies que utilizan el moco como fuente de energía y en los animales axénicos aumenta el tamaño del ciego por acumulación de la fibra y mucinas.

Los AGCC regulan diversos procesos celulares interaccionando con sus receptores (Figura III.2.6), todos ellos ligados a la proteína G (el receptor 3 de ácidos grasos libres también denominado FFAR3 o GPR41; el receptor 2 del ácido hidroxicarboxílico, también llamado HCA2, FFAR2, GPR43 o también receptor 1 de niacina, y el GPR109A). Los GPR41 y GPR43 reconocen al butirato, acetato y propionato y el GPR109A solo al butirato. Los efectos de los AGCC sobre el cerebro y su participación en la comunicación microbiota-cerebro se tratarán en el Capítulo III.4 (apartado 3.2).

La función mejor conocida de los AGCC es *la regulación de la homeostasis energética* del hospedador. Los colonocitos rápidamente incorporan los AGCC generados por la microbiota, consumen el 60-70 % del butirato para obtener energía y el resto pasa al torrente circulatorio (Figura III.2.7). De esta manera, el hospedador obtiene energía de los alimentos que no puede

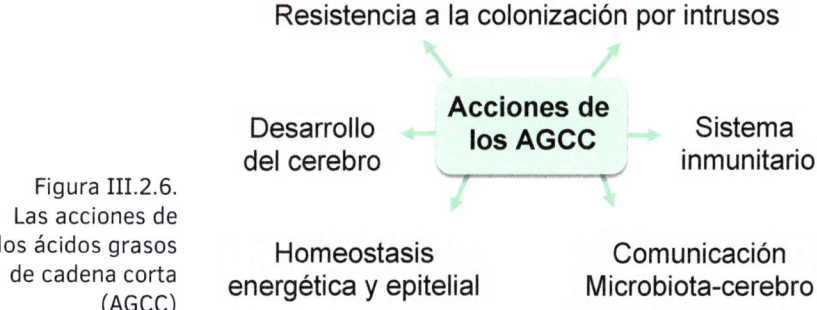

Figura III.2.6. Las acciones de los ácidos grasos de cadena corta (AGCC)

digerir y recupera la empleada para la síntesis de componentes de la barrera intestinal. Se estima que los AGCC contribuyen en un 5-10% al requerimiento energético de nuestro organismo. Una vez en el torrente circulatorio, los ácidos grasos llegan a todas las células de nuestro organismo, pudiendo así realizar acciones locales, sistémicas y cerebrales. Clásicamente, los AGCCs se asocian con la salud y el peso corporal normal, pero su contenido

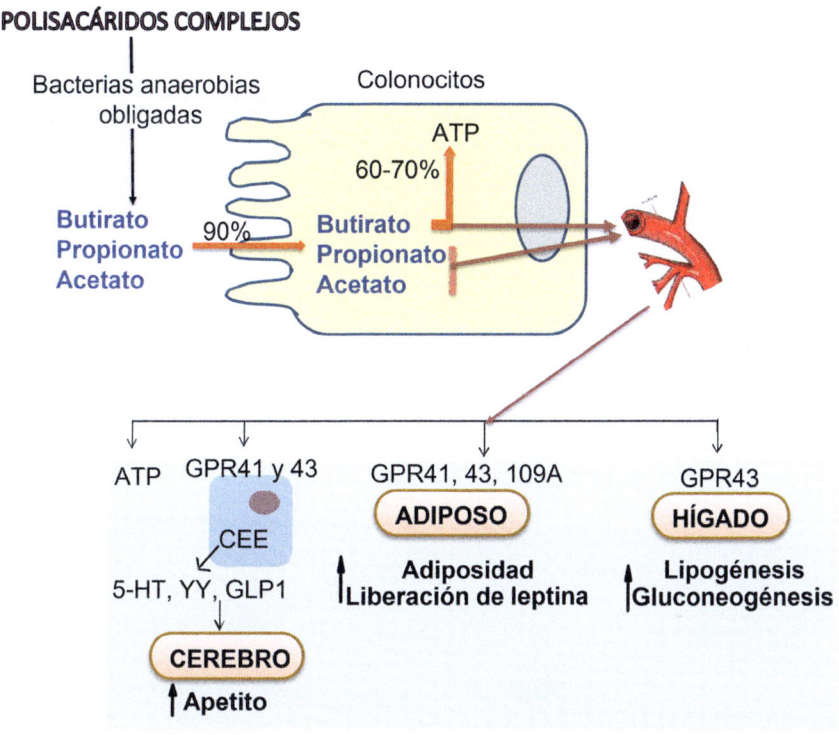

Figura III.2.7. Acciones de los AGCC sobre el metabolismo energético. Se indican los receptores y, entre paréntesis, los AGCC implicados en el proceso (véase apartado de SIGLAS)

está aumentado en las heces de los obesos. Se postula que, en los individuos genéticamente susceptibles a la obesidad, la excesiva producción de
AGCCs contribuye al fenotipo obeso al proporcionar más energía a partir de
los alimentos.

Otra función de los AGCC es *la homeostasis epitelial*: refuerzan las uniones ocluyentes y reparan la barrera intestinal. De entre ellos, destaca el butirato, que, además de reforzar las uniones, estimula la síntesis de mucinas
por las células caliciformes y sustancias antimicrobianas por las Paneth (Figura III.2.8A). Estas acciones restringen el paso de bacterias y macromoléculas al medio interno. Hay un gradiente decreciente de butirato desde la
luz intestinal a las criptas que parece controlar la dinámica epitelial, favoreciendo la replicación celular en las criptas y aumentando la apoptosis y
exfoliación en la superficie. Actuando directamente sobre las células del sis-
tema inmunitario de la mucosa intestinal, los AGCC, especialmente el butirato, favorecen los procesos antiinflamatorios al mismo tiempo que inhiben
los proinflamatorios (Figura III.2.8B), evitando así una respuesta inflamatoria innecesaria contra la microbiota comensal. El butirato, en menor grado
el propionato y acetato, inhiben las deacetilasas de histonas, lo que facilita
la hiperacetilación de estas y, en consecuencia, el acceso al DNA de los enzimas reparadoras.

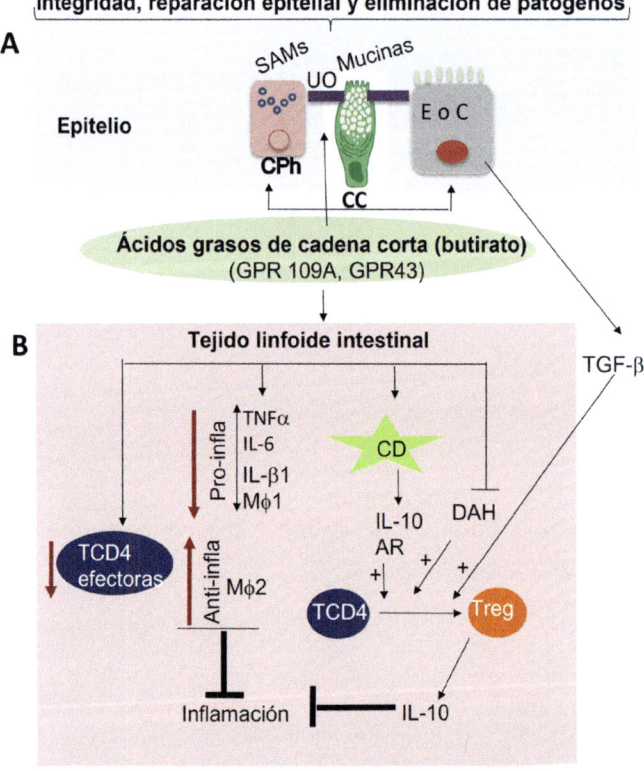

Figura III.2.8.
Acciones de los
AGCC sobre el
epitelio y el sistema
inmunitario.
C, colonocito;
E, enterocito
(véase apartado de
SIGLAS). Indicador
en forma de T:
Inhibición

2.4. Metabolismo microbiano de las proteínas

El metabolismo bacteriano de la proteína de la dieta que alcanza el colon (aproximadamente el 10 %) genera diversos compuestos con efectos diversos sobre el hospedador, algunos no saludables como los cuatro últimos indicados en la Figura III.2.3 y ciertos indoles irritantes para el epitelio intestinal y posiblemente mutagénicos. La dieta de origen animal incluye sustancias cuya fermentación bacteriana puede generar enfermedad, por ejemplo, la fermentación de la L-carnitina produce N-óxido de trimetilamina, sustancia asociada con la ateroesclerosis. La excesiva fermentación bacteriana de las proteínas, especialmente en el colon distal, se asocia con el cáncer de colon y enfermedades inflamatorias intestinales y no intestinales. Su toxicidad se debe más bien a un desequilibrio nutricional, por ejemplo, una dieta pobre en fibra. La fibra aumenta la masa fecal y el contenido de las bacterias que la consumen, y reduce el tiempo de tránsito fecal. El resultado es alto contenido en AGCC y baja concentración de productos tóxicos procedentes de la fermentación proteica. Por ello, es muy importante favorecer la fermentación sacarolítica en el intestino grueso.

4. LA MICROBIOTA Y EL SISTEMA INMUNITARIO

El desarrollo del sistema inmunitario coincidió con la adquisición de una microbiota intestinal compleja, ello sugiere que una gran fracción del sistema se originó para mantener una relación mutualista con la microbiota y, como tal, contribuye a configurar y mantener la ecología de esta. Al mismo tiempo, nuestro sistema inmunitario intestinal y no intestinal necesita a la microbiota para su inducción, educación y función, principalmente durante su desarrollo (Figura III.2.9).

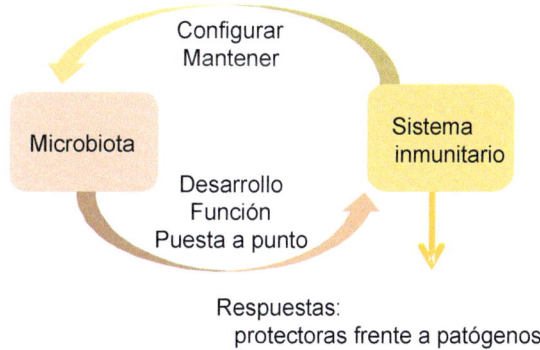

Figura III.2.9. Relación bidireccional entre la microbiota y el sistema inmunitario

Respuestas:
protectoras frente a patógenos
tolerancia a la microbiota comensal

La microbiota afecta al sistema inmunitario intestinal y no intestinal. La microbiota comensal contribuye a la defensa del hospedador actuando sobre el epitelio y configurando el *tejido linfoide asociado al intestino (TLI)*, este a su vez configura la microbiota y le permite colonizar el intestino. La maduración del TLI ocurre tras la colonización bacteriana intestinal y la ingesta de la dieta. Los animales axénicos tienen el sistema inmunitario deficiente, deficiencias solo revertidas cuando se coloniza el intestino en las primeras etapas de la vida, no si se coloniza en la edad adulta. La acción del microbioma sobre el sistema inmunitario puede ser directa interaccionando con los receptores inmunitarios innatos (PRRs) (Figura III.2.10) e indirecta mediante la producción de los indoles (Figura III.2.5) y ácidos grasos de cadena corta (Figura III.2.8).

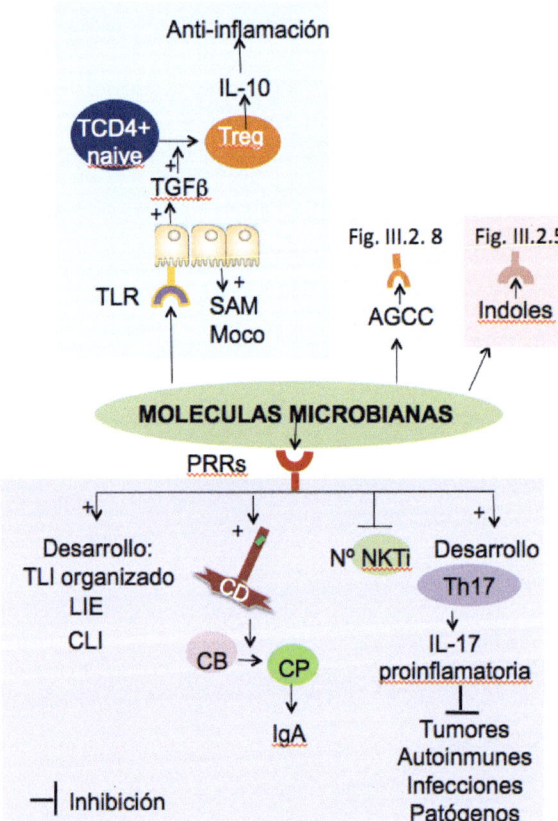

Figura III.2.10. La microbiota y sistema inmunitario intestinal. CD, célula dendrítica que ha incorporado un microorganismso (véase apartado de SIGLAS)

En condiciones homeostáticas, las respuestas de los PRRs (TLRs y NODs) a las bacterias comensales benefician al hospedador. La activación de los PRRs, por un lado, induce la liberación epitelial de las sustancias antimicrobianas y moco, la diferenciación de diversas células del TLI y el desarrollo del tejido linfoide organizado, y por otro, controla la captación de las bacterias (comensales y patógenas) por las células dendríticas. Estas células engullen las bacterias y las llevan a los centros inductores del TLI y nódulos linfáticos mesentéricos, en donde desencadenan la producción de la IgA específica de antígeno, que secretada a la luz intestinal (SIgA) evita la penetración bacteriana al medio interno (Capítulo II.3). Los efectos anti-inflamatorios microbianos son, en su mayoría, directos y mediados por los TLRs. Por ejemplo, los ratones con deficiencias en la señalización de los TLRs o sin microbioma (ingesta de antibióticos de amplio espectro) son más susceptibles de padecer colitis, predisposición que se corrige tras la administración oral de los ligandos de los TLRs (el LPS o el ácido lipoteicoico).

En el intestino, la mayoría de las células TCD4$^+$ se diferencian en las Treg y Th17 y la microbiota controla la producción de ambas. Por ejemplo, *B. fragilis*, secretando el polisacárido A (ligando del TLR2) y *Bifidobacterium breve* (se desconoce el inductor), inducen la diferenciación de las células *Treg*, que liberan la IL-10 (antiinflamatoria). Esta respuesta protectora se ha observado en modelos animales con inflamación intestinal y en aquellos con esclerosis múltiple. Al desarrollo de las células Treg también contribuye la acción epigenética de los ácidos grasos de cadena corta (Figura III.2.8) y la liberación epitelial del TGFβ. Las células *Th17* producen gran cantidad de IL-17 que genera inflamación local para aislar al patógeno y bloquear su diseminación sistémica vía el torrente circulatorio, entre otras acciones. La relación Th17 (proinflamatorias)/Treg (antiinflamatorias) es importante para mantener nuestra homeostasis.

La microbiota también regula el desarrollo de las células *NKT* invariantes (NKTi), un tipo de célula T que reconoce antígenos lipídicos (las células T mayormente reconocen antígenos proteicos) y cuyo número está muy aumentado en los animales axénicos. La colonización de estos ratones con *B. fragilis* suprime el desarrollo de las NKTi y los protege de la colitis; estas acciones solo se observan en los ratones de corta edad que es cuando el sistema inmunitario se está formando, pero no en los adultos. Por tanto, *B. fragilis* proporciona beneficios al hospedador mediante más de un mecanismo: a través de las células Treg y las NKTi, lo que evidencia la complejidad de las interacciones entre la microbiota y el hospedador.

Algunas bacterias comensales reducen la inflamación atacando las citocinas proinflamatorias. Mencionaremos algunos ejemplos. La proteasa lactocepina, generada por *Lactobacillus paracasei* y *L. casei*, degrada la proteína inflamatoria IP-10 (la secretada y la asociada al epitelio) y ello disminuye el reclutamiento de los linfocitos durante la ileitis experimental. *L. rhamnosus* GG secreta proteínas (p75 y p40) inhibidoras de la apoptosis epitelial inducida por las citocinas proinflamatorias. Otras bacterias evitan la producción de interleucinas inflamatorias interfiriendo con el factor nuclear κβ (NF-κβ).

La localización microbiana en la luz intestinal hizo pensar que el *sistema inmunitario no intestinal* la ignoraba, pero no es así. Desde hace más de 30 años se conoce que los antibióticos disminuyen el número de células madre y progenitoras de la médula ósea. Hoy sabemos que la detección tónica del microbioma comensal y sus metabolitos contribuyen a la hematopoyesis y continúa afectando a las células inmunitarias después de abandonar la médula ósea. También controla la reposición homeostática de los macrófagos de la mucosa intestinal a partir de los monocitos y la cantidad de células innatas circulantes, como los basófilos y neutrófilos. La ausencia del microbioma intestinal disminuye, incluso, la respuesta inmunitaria a la infección nasal por el virus de la gripe, que se restaura tras la administración rectal de ligandos de los TLRs. Esto revela que la activación de los receptores innatos intestinales es importante para la respuesta inmunitaria de otras mucosas.

Una cuestión importante es ¿cómo la microbiota alcanza el sistema inmunitario no intestinal? Diversas observaciones indican que lo hace mediante los ácidos grasos de cadena corta y los indoles. Los primeros regulan la hematopoyesis e inducen el desarrollo de células dendríticas con reducida capacidad para producir alergias. Así, las dietas ricas en fibra aumentan la concentración sérica de acetato y propionato y aminoran la respuesta alérgica a los ácaros. Igualmente, las crías cuyas madres se alimentaron con dietas ricas en fibra durante la gestación desarrollan menos alergias que las de aquellas gestantes alimentadas con dietas pobres en fibra: el acetato producido por la microbiota materna pasa al feto y se supone configura la microbiota de este. También, la ingesta del acetato por la madre gestante suprime en la descendencia el desarrollo de la alergia al polvo en la edad adulta.

Otros sugieren que la microbiota directamente actúa sobre el sistema inmunitario no intestinal mediante la entrada a la circulación de componentes bacterianos. Así, el ratón y el ser humano tienen elevadas concentraciones séricas de anticuerpos IgG que selectivamente reconoce las bacterias Gram-negativas. Asimismo, se ha detectado DNA bacteriano en el hígado de ratones no manipulados, sugiriendo que algunas bacterias atravesaron la barrera intestinal, evadieron los fagocitos de los ganglios mesentéricos y llegaron a otros órganos, en donde iniciaron una respuesta inmunitaria. Por el momento se desconocen los mecanismos mediante los que la mayoría de los productos bacterianos atraviesan el epitelio en homeostasis.

5. LA MICROBIOTA Y LA RESISTENCIA A LA COLONIZACIÓN POR INTRUSOS

Tradicionalmente se ha considerado que solo el sistema inmunitario evitaba la colonización intestinal por patógenos. Sin embargo, lo primero que encuentran los patógenos al llegar al intestino es la microbiota. En condiciones fisiológicas normales, la microbiota es una comunidad estable, resistente a la invasión por bacterias exógenas y también a la expansión de los patobiontes, lo que se conoce como «resistencia a la colonización». Una comunidad bacteriana inmadura como la de los niños menores de 3 años o alterada (por antibióticos, dieta inadecuada, etc.) pierde la capacidad de obstaculizar la colonización por patógenos. El concepto de «resistencia a la colonización» aparece en los años 50 y actualmente incluye diversos aspectos relacionados: la resistencia a la infección inicial, la tolerancia a una infección establecida y la eliminación de la infección. La microbiota evita la colonización y el crecimiento excesivo de patógenos mediante mecanismos directos e indirectos. En los primeros no interviene el hospedador y sí lo hace en los indirectos.

5.1. Mecanismos directos

Los mecanismos directos incluyen: i) competir con los patógenos por los nichos físicos y nutritivos, ii) producir armas proteicas contra los intrusos y matarlos y iii) producir sustancias antipatógenos (Figura III.2.11).

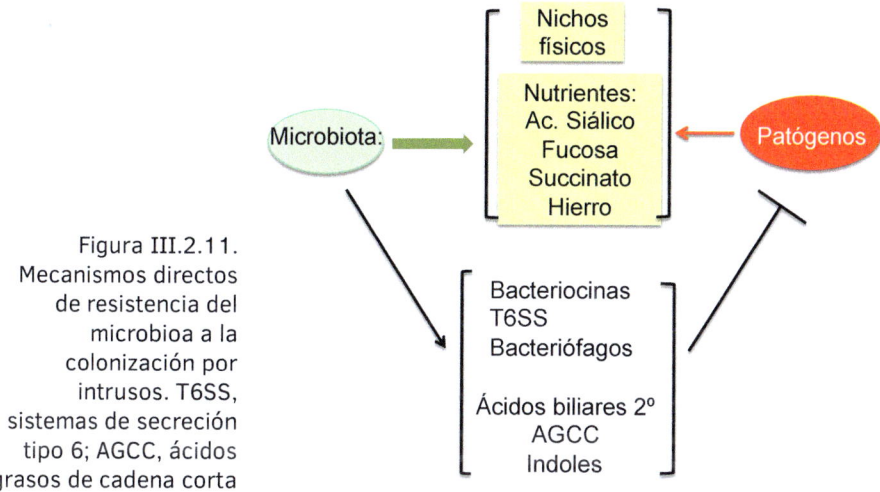

Figura III.2.11. Mecanismos directos de resistencia del microbioa a la colonización por intrusos. T6SS, sistemas de secreción tipo 6; AGCC, ácidos grasos de cadena corta

5.1.1. *Competir por los nutrientes y el espacio*

En el ecosistema intestinal, las interacciones metabólicas de sus componentes son complejas y mayormente desconocidas. Los microorganismos comensales podrían competir con los patógenos utilizando más eficientemente los *nutrientes*. Por ejemplo, la fucosa es una fuente de energía importante para ciertos invasores (ej., *S. thyphimurium* y *Citrobacter rodentium*) que solo disponen de ella cuando se eliminan los simbiontes que normalmente la consumen, por ejemplo, por los antibióticos. El tratamiento con antibióticos también deja disponible para los patógenos *C. difficile* y *Citrobacter rodentium* el succinato producido por especies de Bacteroides, lo que favorece la colonización intestinal de ambos patógenos.

Las bacterias, así mismo, compiten por el *espacio físico*: algunas especies prefieren vivir en el contenido luminal, otras en la capa externa de moco y, más raramente, en la superficie epitelial. Para algunos patógenos es esencial vivir en la proximidad del epitelio, por lo que la ocupación de los lugares de adhesión epitelial (normalmente glucanos) por las comensales puede impedir la adhesión e infección por el patógeno.

5.1.2. Armas contra los extraños

Las bacterias comensales producen los *sistemas de secreción tipo 6* (T6SS), las bacteriocinas y los bacteriófagos, entre otros. Algunas bacterias Gram-negativas secretan el complejo de translocación proteica T6SS, mediante el que transfieren proteínas efectoras al interior de otras bacterias o células eucariotas y las mata. El abanico de las bacterias dianas es más amplio que el de las otras armas asesinas. Las *bacteriocinas* son polipéptidos pequeños y normalmente actúan contra bacterias taxonómicamente muy relaciona-das, aunque a veces tienen un espectro de acción más amplio. Los microorganismos que las generan permanecen durante más tiempo en el intestino y evitan, por ejemplo, la colonización del patógeno oportunista *Enterococcus* resistente a la vancomicina. Las producen en abundancia las Bifidobac-terias o bacterias del ácido láctico, presentes en los alimentos fermentados. Si bien las observaciones indican que las bacteriocinas participan en la re-sistencia a la colonización por los patógenos, por ahora se desconoce en qué medida contribuyen a la misma. La mayoría de los *bacteriófagos* (vi-rus que infectan a las bacterias) del intestino del ser humano son profa-gos, pero también hay partículas virales no identificadas en su mayoría. Los bacteriófagos tienen un espectro de acción restringido y los del intestino del ser humano son mayormente del tipo moderado: no lisan a sus dianas, por lo que la depredación por bacteriófagos no parece ser importante en el eco-sistema intestinal.

Entre las sustancias *antipatógenos* están los ácidos grasos de cadena corta (AGCC), los indoles (ver Figura III.2.5) y los biliares, principalmente lo secundarios (Figura I.2.15). Los primeros directamente reducen la expresión de factores virulentos por los microorganismos.

5.2. Mecanismos indirectos

En los mecanismos indirectos de la resistencia a la colonización participa el hospedador. Incluyen mecanismos inmunitarios, los glucanos del hospeda-dor y el metabolismo microbiano (Figura III.2.12). Entre los primeros está el aumento y la liberación de sustancias antimicrobianas, moco e IgA. *Los glucanos* de las mucinas del moco y glucocálix actúan como receptores de adhesión para los microbios en general, incluyendo los patógenos y pato-biontes, lo que disminuye su aproximación al epitelio. *El metabolismo del microbioma* indígeno crea condiciones intestinales que pueden inhibir el cre-cimiento y virulencia de los patógenos. Entre ellas, generar fucosa y AGCC, y modificar azúcares producidos por la digestión del hospedador. Las bac-terias comensales o mutualistas estimulan la *fucosilación* α (1,2) del epite-lio, mucho más tras una infección, y enzimas bacterianos, especialmente de las anaerobias estrictas, liberan la fucosa de los carbohidratos complejos de la dieta, del moco y glucocálix, y de las proteínas fucosiladas de las células epiteliales una vez exfoliadas. El suplemento de fucosa: es fuente de ener-gía para los simbiontes y su uso evita que lo utilicen los patógenos, afecta la

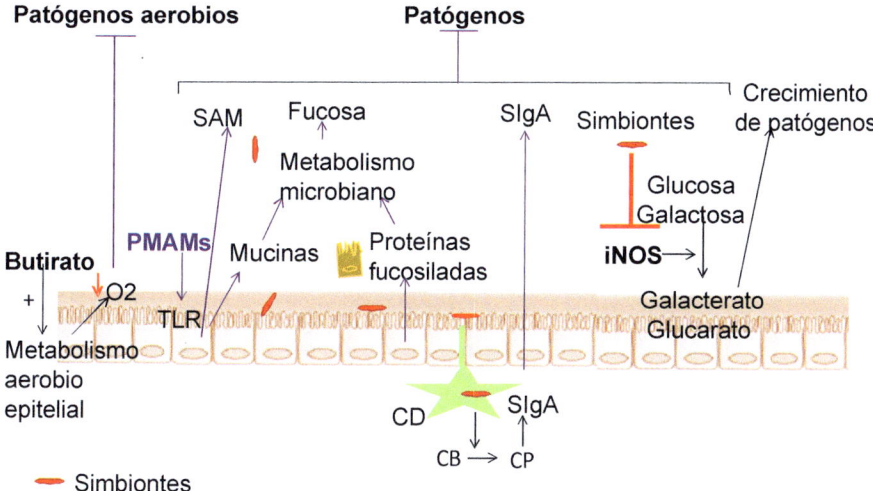

Figura III.2.12. Mecanismos indirectos de resistencia a la colonización. PMAMs, patrones moleculares asociados a los microorganismos (véase apartado de SIGLAS)

expresión de rutas metabólicas y disminuye la expresión de genes de virulencia, tanto en bacterias comensales como patógenas. Los *AGCC*, principalmente el butirato, estimulan el metabolismo aerobio del epitelio intestinal, lo que hace su superficie menos favorable para el patógeno. Los microorganismos pueden *modificar azúcares* intestinales procedentes de la digestión del hospedador. En el ciego, la sintasa del óxido nítrico inducible (iNOS) produce el glucarato y galacterato (azúcares oxidados) a partir de la glucosa y galactosa, respectivamente. Ambos azúcares favorecen el crecimiento de patógenos (*S. typhimurium*). Hay simbiontes que suprimen la sintasa y/o consumen dichos azúcares oxidados, simbiontes que pueden ser eliminados por los antibióticos. Estos últimos también pueden directamente aumentar la expresión de la sintasa.

REFERENCIAS

Generales

Agus, A.; Clément, K. y Sokol, H. (2021): «Gut microbiota-derived metabolites as central regulators in metabolic disorders». *Gut*, 70, 1174-1182. DOI: 10.1136/gutjnl-2020-323071.

Lin, L. y Zhang, J. (2017): «Role of intestinal microbiota and metabolites on gut homeostasis and human diseases». *BMC Immunology*, 18, 2. DOI: 10.1186/s12865-016-0187-3.

Rizzetto, L. y col. (2018): «Connecting the immune system, systemic chronic inflammation and the gut microbiome: The role of sex». *Journal of Autoimmunity*, 92, 12-34. DOI: 10.1016/j.jaut.2018.

Yu, L. C.-H. (2012): «Intestinal epithelial barrier dysfunction in food hypersensitivity». *Journal of Allergy* (Cairo), 2012, 596081. DOI: 10.1155/2012/596081.

Ácidos grasos de cadena corta

Corrêa, R. O. y col. (2016): «Regulation of immune cell function by short-chain fatty acids». *Clinical & Translational Immunology*, 5, e73. DOI: 10.1038/cti.2016.17.

Koh, A. y col. (2016): «From dietary fiber to host physiology: short-chain fatty acids as key bacterial metabolites». *Cell*, 165, 1332-1345. DOI: 10.1016/j.cell.2016.05.041.

Shibata, N.; Kunisawa, J. y Kiyono, H. (2017): «Dietary and microbial metabolites in the regulation of host immunity». *Frontiers in Microbiology*, 8, 2171. DOI: 10.3389/fmicb.2017.02171.

Trompette, A. y col. (2014): «Gut microbiota metabolism of dietary fiber influences allergic airway disease and hematopoiesis». *Nature Medicine*, 20, 159-166. DOI: 10.1038/nm.3444.

Yamada, T.; Takahashi, D. y Hase, K. (2016): «The diet-microbiota-metabolite axis regulates the host Physiology». *The Journal of Biochemistry*, 160, 1-10. DOI: 10.1093/jb/mvw022.

Yang, H. y Duan, Z. (2018): «The local defender and functional mediator: gut microbiome». *Digestion*, 97, 137-145. DOI: 10.1159/000484687.

Metabolismo microbiano de las sales biliares

Ver citas Capítulo I.2

Dawson, P. A. y Karpen, S. J. (2015): «Intestinal transport and metabolism of bile acids». *Journal of Lipid Research*, 56, 1085-1099. DOI: 10.1194/jlr.R054114.

Enright, E. F. y col. (2018): «Microbiome-mediated bile acid modification: Role in intestinal drug absorption and metabolism». *Pharmacological Research*, 133, 170-186. DOI: 10.1016/j.phrs.2018.04.009.

Ramírez-Pérez, O. y col. (2017): «The role of the gut microbiota in bile acid metabolism». *Annals of Hepatology*, 1, S21-S26. DOI: 10.5604/01.3001.0010.5672.

Wahlström, A. y col. (2016): «Intestinal crosstalk between bile acids and microbiota and its impact on host metabolism». *Cell Metabolism*, 24, 41-50. DOI: 10.1016/j.cmet.2016.05.005.

Metabolismo microbiano del triptófano

Agus, A. y col. (2018): «Gut microbiota regulation of tryptophan metabolism in health and disease». *Cell Host and Microbe*, 23, 716-724. DOI: 10.1016/j.chom.2018.05.003.

Bosi, A. y col. (2020): «Tryptophan metabolites along the microbiota-gut-brain axis: an interkingdom communication system influencing the gut in health and disease». *International Journal of Tryptophan Research*, 13, 1-25. DOI: 10.1177/1178646920928984.

Chyan, Y. J. y col. (1999): «Potent neuroprotective properties against the Alzheimer beta-amyloid by an endogenous melatonin-related indole structure, indole-3-propionic acid». *Journal of Biological Chemistry*, 274, 21937-21942. DOI: 10.1074/jbc.274.31.21937.

Galligan, J. J. (2018): «Beneficial actions of microbiota-derived tryptophan metabolites». *Neurogastroenterology & Moyility*, 30, e13283. DOI: 10.1111/nmo.13283.

Gao, J. y col. (2018): «Impact of the gut microbiota on intestinal immunity mediated by tryptophan metabolism». *Frontiers in Cellular and Infection Microbiology*, 8, 13. DOI: 10.3389/fcimb.2018.00013.

Hwang, I. K. y col. (2009): «Indole-3-propionic acid attenuates neuronal damage and oxidative stress in the ischemic hippocampus». *Journal of Neuroscience Research*, 87, 2126-2137. DOI: 10.1002/jnr.22030.

Madhukumar, V. y col. (2014): «Symbiotic bacterial metabolites regulate gastrointestinal barrier function via the xenobiotic sensor PXR and Toll-like receptor 4». *Immunity*, 41, 296-310. DOI: 10.1016/j.immuni.2014.06.014.

Wlodarska, M. y col. (2017): «Indoleacrylic acid produced by commensal *Peptostreptococcus* species suppresses inflammation». *Cell Host and Microbe*, 22, 25-37.e6. DOI: 10.1016/j.chom.2017.06.007.

El microbioma como órgano endocrino

Evans, J. M.; Morris, L. S. y Marchesi, J. R. (2013): «The gut microbiome: the role of a virtual organ in the endocrinology of the host». *Journal of Endocrinol*, 218, R37-47. DOI: 10.1530/JOE-13-0131.

Clark, G. y col. (2014): «Minireview: gut microbiota: the neglected endocrine organ». *Molecular Endocrinology*, 28, 1221-1238. DOI: 10.1210/me.2014-1108.

Microbiota y sistema inmunitario

Belkaid, Y. y Harrison, O. J. (2017): «Homeostatic Immunity and the Microbiota». *Immunity*, 46, 562-576. DOI: 10.1016/j.immuni.2017.04.008.

Blacher, E. y col. (2017): «Microbiome-modulated metabolites at the inter-face of host immunity». *Journal of Immunology*, 198, 572-580. DOI: 10.4049/jimmunol.1601247.

Clarke, T. B. y col. (2010): «Recognition of peptidoglycan from the micro-biota by Nod1 enhances systemic innate immunity». *Nature Medicine*, 16, 228-231. DOI: 10.1038/nm.2087.

Eberl, G. y Lochner, M. (2009): «The development of intestinal lymphoid tis-sues at the interface of self and microbiota». *Mucosal Immunology*, 2, 478-485. DOI: 10.1038/mi.2009.114.

Gu, B.-H.; Kim, M. y Yun, C.-H. (2021): «Regulation of gastrointestinal im-munity by metabolites». *Nutrients*, 13, 10.3390/nu13010167. DOI: 10.3390/nu13010167.

Maynard, C. L. y col. (2012): «Reciprocal Interactions of the intestinal mi-crobiota and immune System». *Nature*, 489, 231-241. DOI: 10.1038/nature11551.

Rooks, M. G. y Garrett, W. S. (2016): «Gut microbiota, metabolites and host immunity». *Nature Reviews Immunology*, 16, 341-352. DOI: 10.1038/nri.2016.42.

Shi, N. y col. (2017): «Interaction between the gut microbiome and muco-sal immune system». *Military Medical Research*, 4, 14. DOI: 10.1186/s40779-017-0122-9.

Yoo, J. Y. y col. (2020): «Gut microbiota and immune system interactions». *Microorganisms*, 8, 1587. DOI: 10.3390/microorganisms8101587.

Resistencia a la colonización

Kim, S.; Covington, A. y Pamer, E. G. (2017): «The intestinal microbiota: An-tibiotics, colonization resistance, and enteric pathogens». *Immunolo-gical Reviews*, 279, 90-105. DOI: 10.1111/imr.12563.

Lawley, T. D. y Walker, A. W. (2012): «Intestinal colonization resistance». *Im-munology*, 138, 1-11. DOI: 10.1111/j.1365-2567.2012.03616.x.

Pickard, J. M. y col. (2017): «Gut microbiota: Role in pathogen coloniza-tion, immune responses, and inflammatory disease». *Immunological Reviews*, 279, 70-89. DOI: 10.1111/imr.12567.

Spees, A. M. y col. (2013): «Colonization resistance: battle of the bugs or menage a trois with the host?». *PLoS Pathogens*, 9, e1003730. DOI: 10.1371/journal.ppat.1003730.

Capítulo III.3

Factores que modifican la microbiota intestinal. La disbiosis

Los miembros de las comunidades polibacterianas, como la intestinal, tienen especialización funcional y sistemas de señalización que coordinan sus funciones. A lo largo de nuestra vida, factores del hospedador (internos) y ambientales (externos) continuamente amenazan con modificar la abundancia, diversidad y localización del microbioma intestinal, lo que modificará el equilibrio entre las bacterias beneficiosas y patógenas y harán al hospedador vulnerable a la enfermedad. Al desequilibrio microbiano con consecuencias patológicas para el hospedador se denomina *disbiosis*. Los microorganismos beneficiosos contribuyen a programar y mantener la homeostasis del hospedador y las comunidades disbióticas provocan respuestas inmunitarias ineficaces, descontroladas y destructivas. Se distinguen tres tipos de disbiosis, que no son excluyentes y con frecuencia ocurren simultáneamente: i) pérdida de organismos beneficiosos, ii) crecimiento excesivo de los potencialmente dañinos (patobiontes) y iii) pérdida general de la diversidad. La disbiosis difiere de la infección, pudiendo darse la secuencia homeostasis-disbiosis-infección u homeostasis-infección-disbiosis. Los efectos adversos de la disbiosis sobre el hospedador se conocen desde hace tiempo y la evidencia clínica a favor de su asociación con la enfermedad inmunitaria, metabólica y neural es cada vez mayor. A su vez, la inflamación inducida por la disbiosis genera más disbiosis.

1. MODIFICANTES DEL MICROBIOMA INTESTINAL

La Figura III.3.1 resume los factores del hospedador (internos) y ambientales (externos) que afectan la homeostasis microbiana intestinal, si bien su jerarquía permanece desconocida.

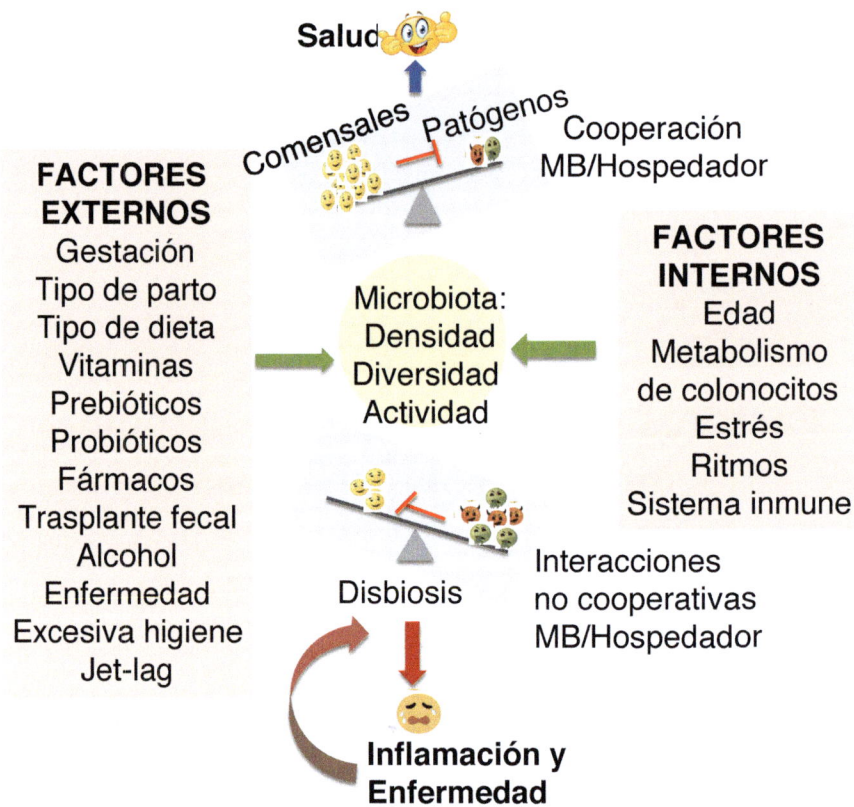

Figura III.3.1. Factores que afectan a la densidad, diversidad y actividad del microbioma intestinal

1.1. Factores externos

La dieta nutre el microbioma intestinal y es uno de los principales factores externos que determinan la composición y diversidad microbiana intestinal a lo largo de nuestra vida. El tipo de dieta favorece la expansión de unos microorganismos respecto a otros.

El cambio de la dieta tradicional, como la mediterránea, por la de los países occidentales o dieta occidental (hipercalórica; con alto contenido en grasa, mayoritariamente saturada o insaturada tipo trans; colesterol; carne roja; carbohidratos refinados; edulcorantes; sal; conservantes, etc., y con mucha menos fibra que la de las sociedades antiguas o la mediterránea) favorece el crecimiento de bacterias no beneficiosas frente a las beneficiosas (ej., las productoras del butirato) para nuestra homeostasis y genera disbiosis. Así, estudios poblacionales revelaron que el microbioma de los niños africanos (dietas rurales ricas en polisacáridos) tiene mayor contenido de Bacteroidetes y menor de Firmicutes que el de los europeos (dietas occidentales ricas en grasa y azúcares). En los africanos abundaban los géneros Prevotella y Xylanibacter, que hidrolizan la celulosa y el xilano, respectivamente, ausentes en los europeos.

En la actualidad, del 35-45 % de las calorías de la dieta occidental proceden de las *grasas*, de las que el 11 % son saturadas. Por primera vez, Cani y col. (2007) demostraron que la dieta rica en grasa aumentaba el contenido de los lipopolisacáridos (LPS) en el intestino del ratón, indicando que el tipo de dieta modifica la microbiota. En el ratón, la dieta rica en grasa se asocia con bajas concentraciones de ácidos grasos de cadena corta, como el butirato; con un aumento de los Firmicutes, y la disminución de los Bacteroidetes. En el ser humano, los Firmicutes o no cambian o disminuyen. En el cerdo, la dieta alta en grasa y pobre en fibra estimularon los grupos bacterianos asociados con condiciones insanas y la baja en grasa y alta en fibra aumentó la abundancia de *Bifidobacterium spp*, beneficiosa para la salud. El tipo de grasa también afecta a la microbiota: la rica en grasa saturada, pero no la poliinsaturada, promueve la formación del ácido taurocólico, ácido que aumenta la abundancia de *Bilophila wadsworthia* generadora de molestias intestinales como el meteorismo. Otro ejemplo es el aceite de oliva *vs*. el de palma, este posee mayor contenido en grasa saturada que el primero. El aceite de palma aumentó la relación Firmicutes/Bacteroidetes y la abundancia de los clostridiales, y disminuyó la diversidad del microbioma. Los efectos del aceite de oliva sobre la microbiota no fueron tan llamativos.

La fibra (polisacáridos complejos) favorece el crecimiento de las bacterias que la metabolizan, las sacarolíticas (Bacteroides, Bifidobacterium y Lactobacillus, entre otras). La fermentación bacteriana de la fibra genera los ácidos grasos de cadena corta (AGCC), importantes para nuestra salud. Por el contrario, las dietas ricas en azúcares sencillos (ej., glucosa y fructosa), como la occidental, favorecen el desarrollo de los organismos que metabolizan los glucanos del moco, lo que disminuye la colonización por los simbiontes que obtienen la energía de la digestión de las mucinas, como el *Bacteroides thetaiotaomicron*.

El efecto de la *proteína animal* sobre la microbiota depende del tipo de proteína. Por ejemplo, la abundancia de *Clostridium perfringens* y *C. histolyticum* es mayor en los consumidores de carne de buey que en los que consumen pollo o pescado. También el método de cocción cuenta: el crecimiento de clostridiales fue mayor en el grupo que consumió carne frita que en los consumidores de carne hervida.

Las sustancias que se añaden a los alimentos para su *conservación y elaboración* (emulsionantes y edulcorantes artificiales) alteran la comunidad microbiana. La sacarina, por ejemplo, directamente modifica la composición y propiedades metabólicas del microbioma.

No todos los componentes de la dieta son perjudiciales para el microbioma. Además de la fibra, diversas sustancias como las vitaminas (A, D, B12, E), los carotenoides, los polifenoles y los oligoelementos (Se^{2+}, Zn^{2+} y Mn^{2+}), entre otros, favorecen el desarrollo de una microbiota homeostática y su ausencia genera la disbiosis.

La respuesta microbiana al cambio del tipo de dieta es rápida, incluso observable en un día y reversible si el cambio dura poco tiempo. Ello sugiere que estas modificaciones microbianas reversibles se deben a adaptaciones transitorias de especies particulares, permaneciendo el «core» microbiano inalterado, y que cambios en las permanentes requieran hábitos dietéticos a largo plazo («Core» inicialmente hacía referencia al conjunto de microbios requerido para mantener la salud del hospedador; hoy en día hay multitud de definiciones, véase Risely, 2020). La respuesta microbiana a los cambios de la dieta varía con el individuo y ello parece depender de la composición microbiana de la que se parte. Así, una dieta hipocalórica y rica en fibra aumenta la diversidad microbiana en individuos con un microbioma pobre, pero no afecta la microbiota con riqueza genética. Se postula que conociendo la composición microbiana de la que se parte podría predecirse la respuesta del individuo a la dieta, los prebióticos, los probióticos y los simbióticos (pre- más probióticos) personalizados y administrados para mejorar la composición del microbioma. En drosófila se ha observado una relación recíproca entre la microbiota y la dieta: los cambios en la dieta cambian el microbioma y la adquisición de nuevos microorganismos modifica las preferencias del individuo por el tipo de dieta, de manera que le apetecen alimentos que previamente le provocaban aversión.

Otro modificante exógeno de la microbiota es el *alcohol*. Este la altera cualitativa y cuantitativamente, tanto en roedores como en el ser humano, y aumenta la producción intestinal del factor de necrosis tumoral α (TNFα), una citocina proinflamatoria que, entre otros efectos, aumenta la permeabilidad de las uniones ocluyentes. Algunas especies bacterianas como *Weisella confusa* producen alcohol mediante el que pueden comprometer la función de la barrera intestinal. El efecto beneficioso sobre la microbiota de los polifenoles de ciertas bebidas alcohólicas, como los vinos tintos, puede no superar a los negativos del alcohol. Algunos *fármacos* alteran la microbiota intestinal. Los antibióticos de amplio espectro pueden eliminar hasta el 30 % de las bacterias intestinales, reduciendo rápida y significativamente la riqueza taxonómica y diversidad microbiana. Ello induce la proliferación de las bacterias resistentes a los antibióticos, que con frecuencia se hacen dominantes, y la infección por patógenos oportunistas y resistentes a los antibióticos, como *C. difficile.* Finalizado el tratamiento, la microbiota intenta recuperarse, pero puede o no retornar a su situación original y ello depende de la resistencia de cada microorganismo al antibiótico. Las modificaciones microbiomas inducidas por los antibióticos ingeridos durante la gestación y lactancia (se excretan a la leche) pueden pasar de la madre a la descendencia. Algunos fármacos empleados para tratar la ansiedad, la depresión, etc. (olanzapina, sertralina, fluoxetina y paroxetina) poseen acción antimicrobiana. Esta acción podría ser la responsable de las alteraciones metabólicas provocadas por la olanzapina, como la ganancia de peso, deposición uterina de grasa, infiltración de macrófagos en el tejido adiposo y aumento de ácidos grasos libres en plasma. La microbiota, a su vez, puede modificar la disponibilidad y eficacia de los fármacos transformándolos o acumulándolos en su interior y en la mayoría de los casos sin que se afecte el crecimiento bacteriano.

1.2. Factores internos

El efecto del tipo de parto y lactancia sobre la composición microbiana se ha comentado en el Capítulo III.1. Aquí mencionaremos otros factores internos. Los colonocitos generan vesículas que contienen *micro-RNAs* y las exportan al exterior: las heces humanas y de ratón las tienen en abundancia. Estos miRNAs entran en las bacterias y regulan su crecimiento (Figura III.3.2). Los ratones carentes de las células que los producen exhiben una microbiota desequilibrada y colitis exacerbada y su restauración restaura la microbiota y aminora la colitis.

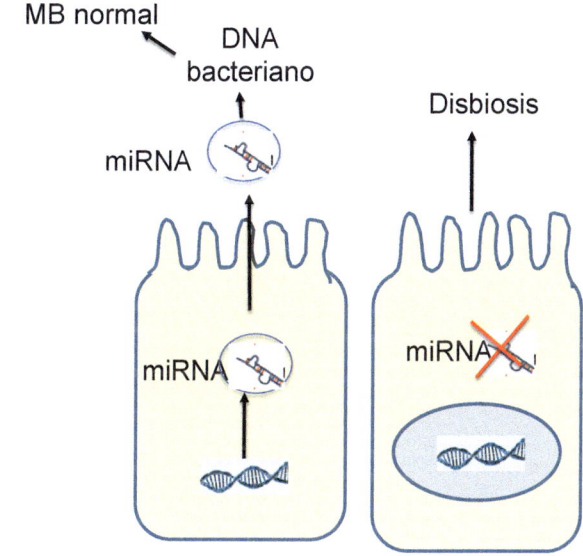

Figura III.3.2. Los miRNAs de los colonocitos y la microbiota. MB, microbiota (adaptada de Liu S. y col., 2016. Hospedador y microbiota)

El *metabolismo de los colonocitos* determina que la microbiota sea homeostática o disbiótica (Figura III.3.3). En homeostasis, el metabolismo aerobio de los colonocitos produce hipoxia epitelial que favorece a las bacterias anaerobias obligadas, bacterias beneficiosas para nuestra salud porque fermentan la fibra y producen ácidos grasos de cadena corta, como el butirato. Este ácido es fuente de energía para los colonocitos, mantiene la población de las células Treg (antiinflamatorias) de la mucosa intestinal e induce la expresión del PPARγ. La activación de PPARγ desencadena varias acciones: dirige el metabolismo epitelial hacia la beta-oxidación de los ácidos grasos y la fosforilación oxidativa, con el consiguiente aumento del consumo de oxígeno que mantiene la hipoxia epitelial; inhibe la expresión de la iNOS (sintasa de óxido nítrico inducida), y favorece la integridad de las uniones ocluyentes.

Factores inadecuados pueden disminuir la población de las bacterias que producen butirato, ello disminuirá la señalización del PPARγ y el número de las células Treg. La disminución de estas células genera un tono inflamatorio que: i) produce óxido nítrico mediante el aumento en la expresión de la iNOS y ii) dirige el metabolismo hacia la glucolisis anaerobia (consumo alto de glucosa y bajo de oxígeno y gran liberación de lactato), situación que favorece la oxigenación de la mucosa y la expansión de bacterias anaerobias facultativas, que no fermentan la fibra. Por ello, situaciones inicialmente no disbióticas que deriven el metabolismo de los colonocitos hacia el anaerobio pueden finalmente generar disbiosis.

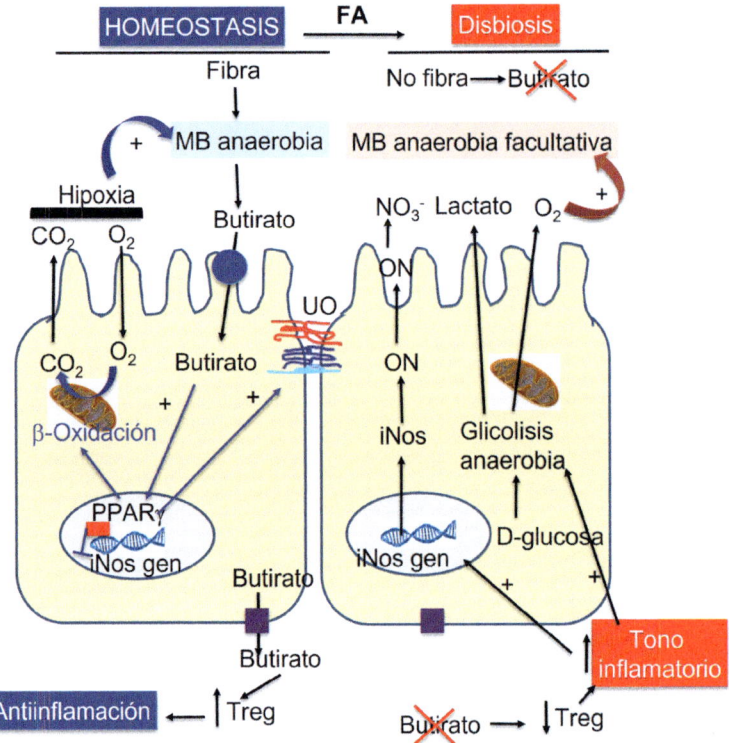

Figura III.3.3. El metabolismo de los colonocitos y la microbiota. FA, factores ambientales; ON, óxido nítrico; UO, uniones ocluyentes (adaptada de Litvak Y., Byndloss M.X. y Bäumler A.J., 2018. Hospedador y microbita)

El *estrés* aumenta el contenido de catecolaminas circulantes, estas son secretadas por el epitelio a la luz intestinal y las bacterias, principalmente las Gramnegativas, las utilizan para captar hierro (semejan a sus sideróforos). Ello fomenta el crecimiento bacteriano y la producción de factores virulentos que pueden contribuir al desarrollo de los trastornos del hospedador relacionados con el estrés (Capítulo III.4, apartado 4.2).

El envejecimiento tiene efectos negativos sobre la microbiota. Comparada con la del adulto sano, la microbiota del anciano tiene más bacterias Gramnegativas productoras de lipopolisacáridos y menos de las productoras de butirato; menor capacidad de sintetizar la vitamina B12 y aumentada la de dañar el DNA y comprometer el sistema inmunitario. También se reducen las Bifidobacterias, bacterias muy beneficiosas para la salud por modular nuestro sistema inmunitario, ayudar a la digestión de ciertos alimentos, mejorar el tránsito intestinal, etc. Todo ello sugiere que el microbioma del anciano posee un fenotipo proinflamatorio. El inicio de estas alteraciones microbianas no es asignable a una edad concreta, en parte por los cambios que conlleva la vejez (modificaciones en el estilo de vida, comportamiento nutricional y dieta, el aumento de infecciones y trastornos inflamatorios y, por tanto, la necesidad de medicación), a los que hay que añadir la genética de cada individuo y el entorno microbiano. Estos factores ciertamente afectarán a la composición y actividad del microbioma, pero se desconocen los mecanismos.

Las *oscilaciones circadianas* del hospedador repercuten en la composición microbiana intestinal y en la expresión de los genes que regulan sus rutas metabólicas. En una población de Tanzania se han observado variaciones microbianas estacionales, de manera que algunos grupos bacterianos no aparecen en una estación, pero sí en la siguiente. Los cambios estacionales del microbioma podrían estar relacionados con la melatonina: los microorganismos contienen proteínas homólogas en un 24 al 42% a los receptores de la melatonina del ser humano y la concentración de esta hormona en la luz intestinal de rata y cerdo es 10 veces la sérica. Debido a ello, el comportamiento del hospedador (la hora de la ingesta y el desfase horario, por ejemplo) puede alterar la comunidad microbiana e inducir disbiosis.

El *sistema inmunitario* controla la composición y localización microbiana intestinal mediante la SIgA (Capítulo II.3, apartado 7), las sustancias antimicrobianas y el moco (Capítulo I.2, apartados 1 y 2). La acción antimicrobiana de los *ácidos biliares* también regula la composición del microbioma (Capítulo I.2, apartado 3).

No está muy claro si la *genética* del hospedador afecta a la microbiota, pero podría hacerlo dada la relación bidireccional entre ella y nuestro desarrollo. Nosotros, por ejemplo, podríamos seleccionar la microbiota que nos coloniza mediante la producción constitutiva de carbohidratos específicos de unión a las adhesinas bacterianas (Capítulo I.2, apartado 1.4).

2. LA MANIPULACIÓN TERAPÉUTICA DEL MICROBIOMA

El objetivo de la manipulación terapéutica del microbioma es convertir un microbioma disbiótico en otro asociado con la salud. Generalmente, se consigue mediante la dieta, la administración de probióticos, prebióticos, simbióticos (prebióticos más probióticos), antibióticos específicos y el trasplante fecal. Se han observado beneficios clínicos con dichas terapias, pero la interpretación de las observaciones no es fácil: los cambios microbianos no necesariamente se traducen en mejoras clínicas y estas pueden producirse sin detectarse cambios en la microbiota o son transitorios.

En 2011, la organización mundial de Gastroenterología definió a los *prebióticos* como «sustancias de la dieta (fundamentalmente polisacáridos no amiláceos y oligosacáridos no digeribles por enzimas del ser humano) que nutren a grupos seleccionados de microorganismos, que habitan en el intestino, favoreciendo el crecimiento de bacterias beneficiosas sobre las nocivas». O sea, los prebióticos son componentes de la dieta (fibra entre otros) que el hospedador no puede digerir, pero que favorecen el crecimiento de las bacterias beneficiosas. Los *probióticos* son microorganismos vivos (bacterias) que proporcionan beneficios al hospedador. El *trasplante fecal* consiste en transferir a un individuo con microbiota disbiótica las heces, debidamente procesadas, de un donador con el microbioma sano. La transferencia puede hacerse mediante la administración oral (cápsulas), nasogástrica, nasoduodenal, colonoscópica y vía enema. Hay que tener seguridad sobre la composición del trasplante: su efecto sobre el microbioma del receptor sería contraproducente si contuviera propiedades patológicas o microorganismos infecciosos no caracterizados. Se desconoce si los beneficios del trasplante fecal se deben a la transferencia de bacterias comensales o a la de virus, proteínas, ácidos biliares, vitaminas, ácidos grasos de cadena corta u otras muchas sustancias microbianas todavía no identificadas o a la combinación de ellas. El microbioma intestinal también puede ser manipulado mediante el empleo selectivo de *antibióticos* que disminuyen los microorganismos nocivos, aumentan los saludables o ambos.

La manipulación terapéutica de la microbiota intestinal está lejos de ser una terapia novedosa, ya se empleó en China el siglo IV a. C. El médico tradicional Ge Hong administró suspensiones de materia fecal a pacientes envenenados o con diarrea grave, constituyendo el primer trasplante fecal. Más adelante empleó diversos preparados de material fecal para tratar todo tipo de males digestivos, como diarreas, vómitos, dolor, fiebre o estreñimiento. También recomendó el uso de diversos preparados de origen vegetal. Durante la Segunda Guerra Mundial, los beduinos del desierto norteafricano daban indicaciones a los soldados referentes a la ingesta de heces de dromedario para tratar la disentería.

REFERENCIAS

Generales

Bauer, K. C. y col. (2016.): «Microbes and the mind: emerging hallmarks of the gut microbiota-brain axis». *Cell Microbiology*, 18, 632-644. DOI: 10.1111/cmi.12585.

Bauer, K. C.; Rees, T. y Finlay, B. B. (2019): «The gut microbiota-brain axis expands neurologic function: a nervous rapport». *BioAssays*, 41, 1800268. DOI: 10.1002/bies.201800268.

Cryan, J. F. y col. (2019): «The microbiota-gut-brain axis». *Physiological Reviews*, 99, 1877-2013. DOI: 10.1152/physrev.00018.2018.

Cussotto, S. y col. (2018): «The neuroendocrinology of the microbiota-gut-brain axis: a behavioural». *Frontiers in Neuroendocrinology* 51, 80-101. DOI: 10.1016/j.yfrne.2018.04.002.

de Weerth, C. (2017): «Do bacteria shape our development? Crosstalk between intestinal microbiota and HPA axis». *Neuroscience and Biobehavioral Reviews*, 83, 458-471. DOI: 10.1016/j.neubiorev.2017.09.016.

Farzi, A.; Fröhlich, E. E. y Holzer, P. (2018): «Gut Microbiota and the Neuroendocrine System». *Neurotherapeutics*, 5, 5-22. DOI: 10.1007/s13311-017-0600-5.

Gaykema, R. P.; Goehler, L. E. y Lyte, M. (2004): «Brain response to cecal infection with Campylobacter jejuni: analysis with Fosimmuno-histochemistry». Brain, Behavior, and Immunity, 18, 238-245. DOI: 10.1016/j.bbi.2003.08.002.

Luczynski, P. y col. (2016): «Growing up in a bubble: using germ-free animals to assess the influence of the gut microbiota on brain and behavior». *International Journal of Neuropsychopharmacology*, 19, pyw020. DOI: 10.1093/ijnp/pyw020.

Lyte, M. (2014): «Host-microbiota neuroendocrine interactions influencing brain and behavior». *Gut Microbes*, 5, 381-389. DOI: 10.4161/gmic.28682.

Martin, C. R. y col. (2018): «The Brain-gut-microbiome axis». *Cell Molecular Gastroenterology and Hepatology*, 6, 133-148. DOI: 10.1016/j.jcmgh.2018.04.003.

Mayer, E. A.; Kirsten, T. y Gupta, A. (2015): «Gut/brain axis and the microbiota». *Journal of Clinical Investigation*, 125, 926-938. DOI: 10.1172/JCI76304.

Poutahidis, T. y col. (2013): «Microbial symbionts accelerate wound healing via the neuropeptide hormone oxytocin». *PLoS One*, 8, e78898. DOI: 10.1371/journal.pone.0078898.

Sampson, T. R. y Mazmanian, S. K. (2015): «Control of brain development, function, and behavior by the microbiome». *Cell Host and Microbe*, 17, 565-576. DOI: 10.1016/j.chom.2015.04.011.

Sharon, G. y col. (2016): «The Central nervous system and the gut microbiome». *Cell*, 4, 915-932. DOI: 10.1016/j.cell.2016.10.027.

Smith, P. A. (2015): «The tantalizing links between gut microbes and the brain». *Nature*, 526, 312-314. DOI: 10.1038/526312a.

Stilling, R. M. y col. (2016): «The neuropharmacology of butyrate: The bread and butter of the microbiota-gut-brain axis?». *Neurochemistry International*, 99, 110-132. DOI: 10.1016/j.neuint.2016.06.011.

van de Wouw, M. y col. (2017): «Microbiota-gut-brain axis: modulator of host metabolism and appetite». *Journal of Nutrition*, 147, 727-745. DOI: 10.3945/jn.116.240481.

Willyard, C. (2021): «How gut bacteria alter the brain». *Nature*, 590, 22-25. DOI: 10.1038/d41586-021-00260-3.

Barrera hematoencefálica

Arentsen, T. y col. (2017): «The bacterial peptidoglycan-sensing mole-cule Pglyrp2 modulates brain development and behavior». *Molecular Psychiatry-Nature*, 22, 257-266. DOI: 10.1038/mp.2016.182.

Braniste, V. y col. (2014): «The gut microbiota influences blood-brain barrier permeability in mice». *Science Translational Medicine*, 6, 263ra158. DOI: 10.1126/scitranslmed.3009759.

Haruwaka, K. y col. (2019): «Dual microglia effects on blood brain barrier permeability induced by systemic inflammation». *Nature Communications*, 10, 5816. DOI: 10.1038/s41467-019-13812-z.

Keaney, J. y Campbell, M. (2015): «The dynamic blood-brain barrier». The FEBS Journal, 282, 4067-4079. DOI: 10.1111/febs.13412.

Kim, K. S. (2008): «Mechanisms of microbial traversal of the blood-brain ba-rrier». *Nature Reviews Microbiology*, 6, 625-634. DOI: 10.1038/nrmi-cro1952.

Mayerhofer, R. y col. (2017): «Diverse action of lipoteichoic acid and lipo-polysaccharide on neuroinflammation, blood-brain barrier disruption, and anxiety in mice». *Brain, Bihavior and Immunity*, 60, 174-187. DOI: 10.1016/j.bbi.2016.10.011.

Stamatovic, S. M.; Keep, R. F. y Andjelkovic, A. V. (2008): «Brain endothelial cell-cell junctions: how to "open" the blood brain barrier». *Current Neu-ropharmacology*, 6, 179-192. DOI: 10.2174/157015908785777210.

Van Dyken, P. y Lacoste, B. (2018): «Impact of metabolic syndrome on neu-roinflammation and the blood-brain barrier». *Frontiers in Neuroscien-ces*, 12, 930. DOI: 10.3389/fnins.2018.00930.

Varatharaj, A. y Galea, I. (2017): «Invited Review. The blood-brain barrier in systemic inflammation». *Brain, Bihavior and Immunity*, 60, 1-12. DOI: 10.1016/j.bbi.2016.03.010.

Células enteroendocrinas

Bauer, P. V. y col. (2016.): «Regulation of energy balance by a gut-brain axis and involvement of the gut microbiota». *Cellular and Molecular Life Sciences*, 73, 737-755. DOI: 10.1007/s00018-015-2083-z.

Bellono, N. W. y col. (2017): «Enterochromaffin cells are gut chemosensors that couple to sensory neural pathways». *Cell*, 170, 185-198.e16. DOI: 10.1016/j.cell.2017.05.034.

Bliss, R. S. y Whiteside, E. (2018): «The gut-brain axis, the human gut mi-crobiota and their integration in the development of obesity». *Fron-tiers in Physiology, Gastrointestinal Sciences*, 9, 900. DOI: 10.3389/fphys.2018.00900.

Liddle, R. A. (2019): «Neuropods». *Cellular and Molecular Gastroenterology and Hepatology*, 7, 739-747. DOI: 10.1016/j.jcmgh.2019.01.006.

Worthington, J. J. (2015): «The intestinal immunoendocrine axis: novel cross-talk between enteroendocrine cells and the immune system during infection and inflammatory disease». *Biochemocal Society Transactions*, 43, 727-733. DOI: 10.1042/BST20150090.

El estrés y el eje microbiota-cerebro

Ver referencias de Capítulos I.3 y III.3

Bhatia, V. y Tandon, R. K. (2005): «Stress and the gastrointestinal tract». *Journal of Gastroenterology and Hepatology*, 20, 332-339. DOI: 10.1111/j.1400-1746.2004.03508.x.

Campos-Rodríguez, R. y col. (2013): «Stress modulates intestinal secretory immunoglobulin A». *Frontiers in Integrative Neuroscience*, 7, 86. DOI: 10.3389/fnint.2013.00086.

Foster, J. A. y col. (2017): «Stress and the gut-brain axis: Regulation by the microbiome». *Neurobiology Stress*, 7, 124-136. DOI: 10.1016/j.ynstr.2017.03.001.

Freestone, P. P. y col. (2008): «Microbial endocrinology: how stress influences susceptibility to infection». *Trends in Microbiology*, 16, 55-64. DOI: 10.1016/j.tim.2007.11.005.

Hart, A. y Kamm M.A. (2002): «Mechanisms of initiation and perpetuation of gut inflammation by stress». *Alimentary Pharmacology and Therapeutics*, 16, 2017-2028. DOI: 10.1046/j.0269-2813.2002.01359.x.

Johnson, J. D. y col. (2019): «Neuroendocrine regulation of brain cytokines after psychological stress». *Journal of the Endocrine Society*, 3, 1302-1320. DOI: 10.1210/js.2019-00053.

Lyte, M.; Vulchanova, L. y Brown, D. R. (2010): «Stress at the intestinal surface: catecholamines and mucosa-bacteria interactions». *Cell Tissue Research*, 343, 23-32. DOI: 10.1007/s00441-010-1050-0.

Marsland, A. L. y col. (2017): «The effects of acute psychological stress on circulating and stimulated inflammatory markers: A systematic review and meta-analysis». *Brain Behavior & Immunity*, 64, 208-219. DOI: 10.1016/j.bbi.2017.01.011.

Moloney, R. D. y col. (2015): «Stress and the microbiota-gut-brain axis in visceral pain: relevance to irritable bowel syndrome». *CNS Neuroscience & Therapeutics*, 22, 102-117. DOI: 10.1111/cns.12490.

Smith, S. M. y Vale, V. V. (2006): «The role of the hypothalamic-pituitary-adrenal axis in neuroendocrine responses to stress». *Dialogues in Clinical Neuroscience*, 8, 383-395. DOI: 10.31887/DCNS.2006.8.4/ssmith.

Söderholm, J. D. y Perdue, M. H. (2001): «Stress and the Gastrointestinal Tract II. Stress and intestinal barrier function». *American Journal of Physiology-Gastrointestinal and Liver Physiology*, 280, G7-G13. DOI: 10.1152/ajpgi.2001.280.1.G7.

Soto-Tinoco, E.; Guerrero-Vargas, N. N. y Buijs, R. M. (2016): «Interaction between the hypothalamus and the immune system». *Experimental Physiology*, 101, 1463-1471. DOI: 10.1113/EP085560.

van Bodegom, M.; Homberg, J. R. y Henckens, M. J. A. G. (2017): «Modulation of the hypothalamic-pituitary-adrenal axis by early life stress exposure». *Frontiers in Cellular Neuroscience*, 11, 87. DOI: 10.3389/fncel.2017.00087.

Zong, Y. y col. (2018): «Chronic stress and intestinal permeability: Lubiprostone regulates glucocorticoid receptor-mediated changes in colon epithelial tight junction proteins, barrier function, and visceral pain in the rodent and human». *Neurogastroenterology and Motility*, 31, e13477. DOI: 10.1111/nmo.13477.

El nervio vago

Bonaz, B.; Bazin, T. y Pellissier, S. (2018): «The Vagus nerve at the interface of the microbiota-gut-brain axis». *Frontiers in Neuroscience*, 12, 49. DOI: 10.3389/fnins.2018.00049.

Bonaz, B.; Sinniger, V. y Pellissier, S. (2019): «Vagus nerve stimulation at the interface of brain-gut interactions». *Cold Spring Harbor Perspectives in Biology*, 9, a034199. DOI: 10.1101/cshperspect.a034199.

Borovikova, L. V. y col. (2000): «Vagus nerve stimulation attenuates the systemic inflammatory response to endotoxin». *Nature*, 405, 458-462. DOI: 10.1038/35013070.

Bosmans, G. y col. (2018): «Vagus nerve stimulation dampens intestinal inflammation in a murine model of experimental food allergy». *Allergy*, 74, 1748-1759. DOI: 10.1111/all.13790.

Cawthon, C. R. y de La Serre, C. B. (2018): «Gut bacteria interaction with vagal afferents». *Brain Research*, 1693, 134-139. DOI: 10.1016/j.brainres.2018.01.012.

Martelli, M.; Farmer, D. G. S. y Yao, S. T. (2016): «The splanchnic anti-inflammatory pathway: could it be the efferent arm of the inflammatory reflex?». *Experimental Physiology*, 101, 1245-1252. DOI: 10.1113/EP085559.

Rosas-Ballina, M. y col. (2011): «Acetylcholine-synthesizing T cells relay neural signals in a vagus nerve circuit». *Science*, 334, 98-101. DOI: 10.1126/science.1209985.

Steadm, R. H. y col. (2006): «Vagal influences over mast cells». *Autonomic Neuroscience: Basic & Clinical*, 125, 53-61. DOI: 10.1016/j.autneu.2006.01.002.

Capítulo III.4

El eje microbiota intestinal-cerebro

1. EL EJE MICROBIOTA INTESTINAL-CEREBRO

El *eje intestino-cerebro* es una red de comunicación bidireccional entre el cerebro localizado en el cráneo y el sistema nervioso intestinal, también llamado entérico (SNE) o pequeño cerebro, cuyo número de neuronas es equivalente al de la médula espinal: unos 500 millones. Dicha comunicación permite al cerebro actuar sobre el intestino y a este sobre las funciones cerebrales (estado de ánimo, cognición, salud mental, etc.). La comunicación entre ambos se realiza vía nerviosa (sistema nervioso autónomo) y sanguínea. El sistema nervioso autónomo, simpático (SNS) y parasimpático (SNPS), incluye los nervios esplácnicos, los parasimpáticos pélvicos y el vago (NV), siendo este último la ruta nerviosa preferente. La comunicación del eje intestino-cerebro la inician señales sensoriales que se convierten en neurales, endocrinas y metabólicas (Figura III.4.1).

La señalización iniciada por las sustancias luminales pre-absorbidas se debe, mayormente, a los compuestos secretados al medio interno por las células enteroendocrinas (CEE) y enterocromafínicas en repuesta a dichas sustancias. Dichos compuestos actúan localmente; sistémicamente tras alcanzar el torrente circulatorio y sobre el cerebro mediante su interacción con las aferencias del SNE, vagales y espinales. Ciertas CEE emiten procesos basales a modo de pies o neurópodos (NP), que contactan con terminales nerviosas sensoriales y liberan neurotransmisores (glutamato) y, viceversa, eferencias nerviosas contactan con los neurópodos. El eje intestino-cerebro controla la función intestinal (secreción y motilidad) y la ingesta mediante reflejos locales y centrales. Las señales intestinales que alcanzan al cerebro por el NV estimulan mecanismos que regulan las funciones indicadas en la Figura III.4.1, entre otras.

En la actualidad, el concepto eje intestino-cerebro es más amplio e incluye el microbioma intestinal. El cerebro ha coevolucionado y codesarro-
llado con ella y está bajo su constante influencia. Al igual que el resto de
nuestro organismo, el cerebro y la microbiota no están en continua oposi-
ción, más bien colaboran. Observaciones hechas en los años 50 revelaban
la existencia de una intercomunicación microbiota-cerebro, pero no se había
prestado mayor atención. En el 2006, el grupo de Jame Foster trabajando
con ratones con y sin microbiota (axénicos) concluyó que la microbiota intestinal se comunica con el cerebro, pero la publicación fue rechazada siete
veces. En la actualidad el eje microbiota intestinal-cerebro es objeto de estudio en numerosos laboratorios y la información al respecto ha crecido exponencialmente, si bien los mecanismos subyacentes permanecen bastante
desconocidos. La mayoría de la información se ha obtenido utilizando animales axénicos, antibióticos de amplio espectro para eliminar la microbiota,
el trasplante fecal, la colonización del intestino con microbiota sintética, los
prebióticos, probióticos y simbióticos.

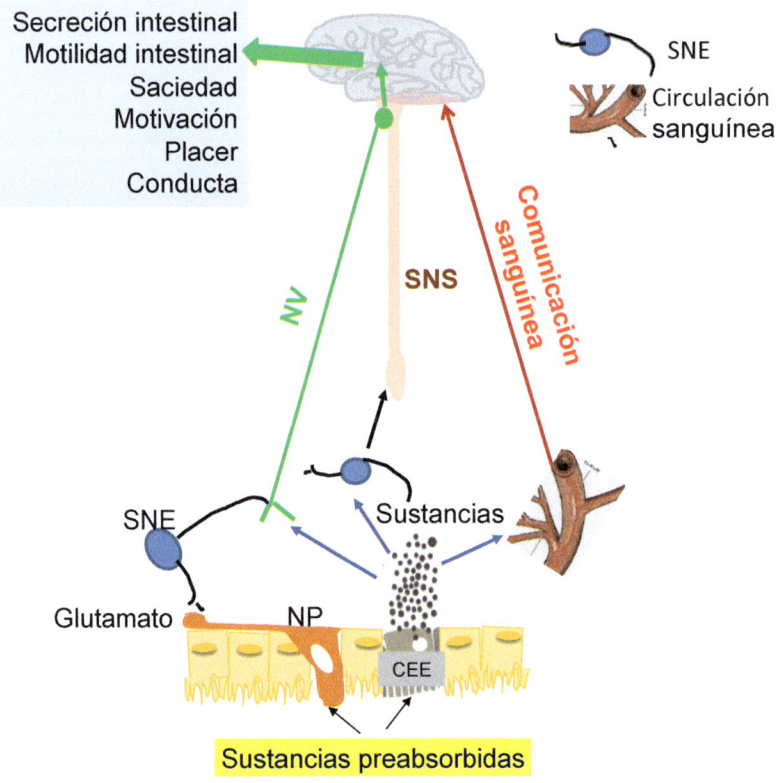

Figura III.4.1. Vías de comunicación del intestino con el cerebro

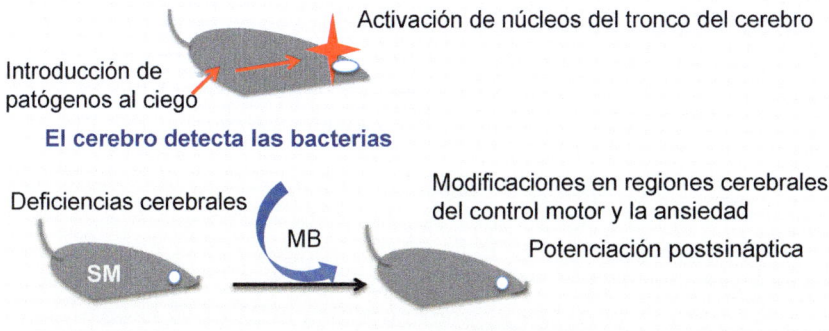

El cerebro detecta las bacterias

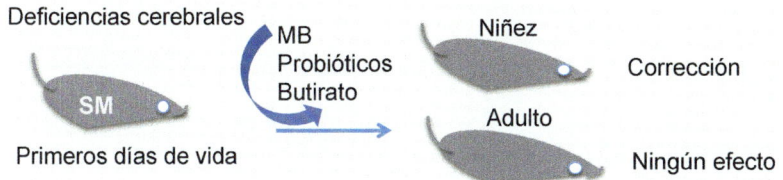

La MB intestinal afecta las funciones cerebrales

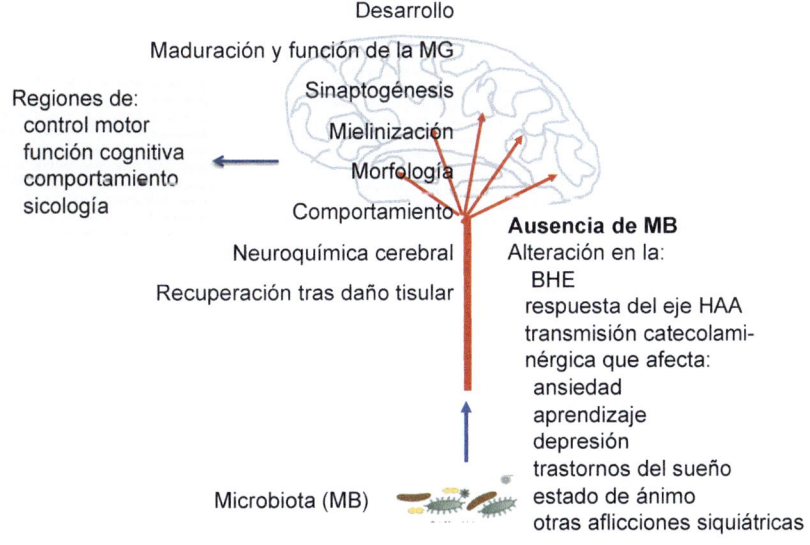

MB intestinal contribuye a la homeostasis del SNC, siendo de particular importancia la MB adquirida en los primeros años de la vida.

Figura III.4.2. Experimentos que revelan la conexión entre el microbioma intestinal y el sistema nervioso central. Estrella roja, activación; flecha curva, adición de microbiota (MB); SM, sin microbiota

Figura III.4.3. Funciones del cerebro reguladas por el microbioma intestinal. Se indican regiones y aspectos cerebrales afectados por la microbiota (MB) y las alteraciones observadas en los animales sin MB. MG, microglía (véase apartado de SIGLAS)

Experimentos como los indicados en la Figura III.4.2 revelaron que el cerebro «detecta» las bacterias intestinales y que estas afectan al cerebro. También revelaron que el impacto del microbioma sobre la homeostasis cerebral cobra importancia en los primeros años de nuestra vida: los roedores, por ejemplo, exhiben periodos del desarrollo durante los que la colonización intestinal revierte las alteraciones cerebrales de los animales axénicos; fuera de esos períodos la colonización intestinal no tiene efecto o el resultado es parcial. No sorprende el gran impacto del microbioma sobre el cerebro durante la infancia, esta es un periodo del desarrollo durante el que se producen rápidos cambios estructurales y funcionales del cerebro y microbioma intestinal, así como la maduración de este último al típico del adulto.

La Figura III.4.3 resume las acciones del microbioma sobre diversos aspectos cerebrales.

2. LA BARRERA HEMATOENCEFÁLICA Y EL MICROBIOMA INTESTINAL

La barrera hematoencefálica (BHE) independiza el ambiente cerebral del medio circulante y mantenerla intacta es esencial para el desarrollo y función del sistema nervioso central. La pérdida de su integridad permite a las sustancias inmunogénicas sanguíneas entrar al parénquima cerebral e inducir neuroinflamación, lo que podría contribuir a la generación y avance de las enfermedades neurológicas. Tres elementos forman la BHE: el endotelio que tapiza los vasos sanguíneos, los astrocitos y los pericitos (Figura III.4.4). El endotelio constituye la barrera principal por tener uniones ocluyentes muy poco permeables que evitan el paso al parénquima cerebral de las macromoléculas, bacterias y muchas moléculas pequeñas. Sin embargo, la BHE de los órganos circunventriculares (cuerpo pineal, órgano subfornical, órgano subcomisural, área postrema, eminencia, neurohipófisis, órgano subcomisural e hipotálamo) es más laxa que la del resto del cerebro, permitiendo

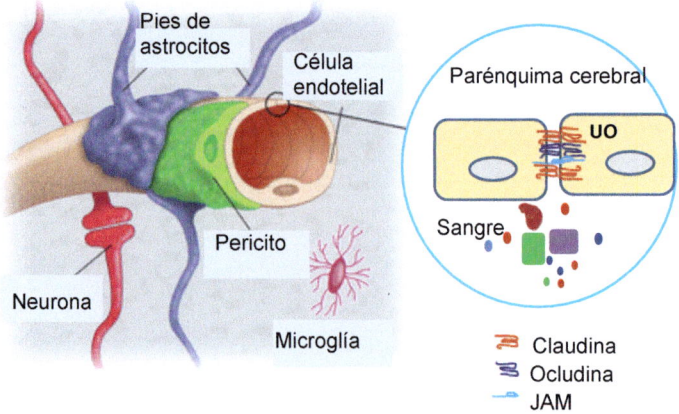

Figura III.4.4. La barrera hematoencefálica (adaptada de Keaney J. y Campbell M., 2015)

la comunicación hormonal, metabólica e inmunitaria entre el sistema circulatorio y el parénquima cerebral. La composición y organización proteica de las uniones ocluyentes de la BHE semeja a las intestinales y funcionan de igual manera: al igual que en las epiteliales, los productos generados por el metabolismo bacteriano de los carbohidratos (el butirato) y el triptófano (el ácido 3-idolpropiónico) las fortalecen y las citocinas pro-inflamatorias las desintegran.

Contradiciendo el punto de vista tradicional de que los productos microbianos entran al cerebro solo cuando la BHE está alterada, se ha visto que dicha barrera es más permeable durante el desarrollo. Así, el cerebro en desarrollo de ratones sanos contiene abundante cantidad del peptidoglucano (componente de la pared de bacterias Grampositivas), de proteínas que lo detectan (Pglrp1, Pglrp2, Pglrp3, Pglrp4, TLR2 y NODs) y de su transportador (PepT1). Curiosamente, la ausencia del Pglrp2 altera la expresión del «gen de riesgo del autismo», el c-Met, e induce cambios en el comportamiento social similares a los observados al manipular el microbioma (animales axénicos y/o con antibióticos de amplio espectro). Además de los transportadores y la ruta paracelular (Figura III.4.5A), los microbios y/o sus componentes pueden atravesar la BHE por transcitosis (Figura III.4.5B) o por extravasación de macrófagos infectados, las llamadas células troyanas (Figura III.4.5C). Algunos metabolitos microbianos como los ácidos grasos de cadena corta y el ácido 3-idolpropiónico la atraviesan, los primeros mediante transportadores.

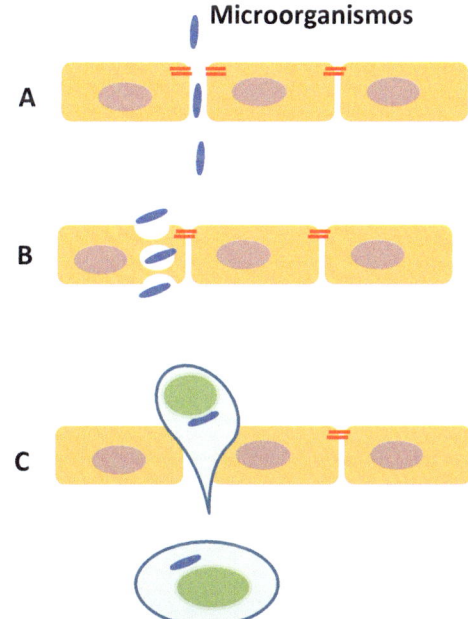

Figura III.4.5. Vías de paso de los microorganismos o sus componentes por la BHE.
A, la ruta paracelular con uniones ocluyentes permeabilizadas;
B, transcitosis;
C, vía células infectadas.
MO, microorganismos
(adaptada de Kim K.S., 2008)

3. RUTAS AFERENTES DEL EJE MICROBIOTA INTESTINAL-CEREBRO

Los mecanismos por los que las señales microbianas (componentes y/o sus metabolitos) llegan al cerebro son complejos y no del todo conocidos. Dichas señales activan el eje intestino-cerebro vía, al menos, tres rutas (Figura III.4.6): 1. atravesando la barrera intestinal por las uniones oclu-yentes permeabilizadas (las macromoléculas) o mediante transportadores (las moléculas pequeñas, por ejemplo el butirato); 2. interaccionando con las células con neurópodo cuyo pie contacta con las aferencias sensoriales del sistema nervioso intestinal (SNE) y 3. interaccionando con las células en-teroendocrinas que, a su vez, responden liberando diversas sustancias. Las señales microbianas que atravesaron la barrera intestinal pueden: i) interac-cionar con las neuronas sensoriales del NV (Figura III.4.14) y SNE (la ex-citabilidad de las neuronas del plexo mientérico, por ejemplo, depende del microbioma y tienen receptores que lo detectan); ii) inducir la liberación de citocinas por el sistema inmunitario intestinal, estas, a su vez, pueden in-teraccionar con el NV y vía el torrente circulatorio distribuirse por todo el organismo, y iii) llegar al torrente circulatorio y alcanzar otros órganos y sis-temas, entre ellos el cerebro. Una vez en la circulación cerebral pueden atra-vesar la BHE (mediante transportadores, defectuosa o la más laxa de los órganos circunventriculares) y activar los receptores PRRs de la microglía (los centinelas innatos del cerebro), los astrocitos y las neuronas. El NV, ade-más de señales nerviosas, lleva al cerebro señales en forma de proteínas mal

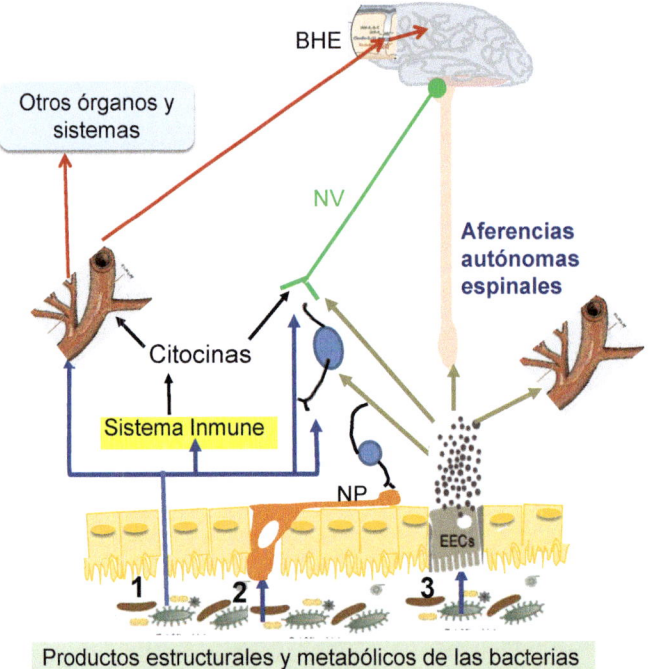

Figura III.4.6. Vías aferentes del eje microbiota intestinal-cerebro (véase apartado de SIGLAS)

plegadas que causan patología cerebral y a cuya formación parece contribuir la microbiota (Capítulo IV, apartado 5).

3.1. Las células enteroendocrinas (CEE)

Las CEE están ampliamente distribuidas entre las células del epitelio intestinal y ricamente inervadas por aferencias vagales. Un subtipo de ellas se
diferencia en células enterocromafínicas. Hay más de 12 tipos de CEE y diversos subtipos (en particular A, K y L), que en total generan más de 20
diferentes moléculas de señalización, en su mayoría peptídicas y con frecuencia coliberadas. Las células enteroendocrinas duran al menos 60 días,
mucho más que los enterocitos (3-6 días) y tanto como las células sensoriales del gusto y olfato, lo que les permite mantener conexiones duraderas
con el sistema nervioso.

La Figura III.4.7 resume los receptores y sustancias liberadas por las
CEE en respuesta a los estímulos luminales. Sus receptores les permiten
responder a los componentes bacterianos (LPS) y sus metabolitos, como
los ácidos grasos de cadena corta (AGCC) y los ácidos biliares secundarios.
Secretan alrededor del 95 % de la serotonina de nuestro organismo, el 60 %
en los roedores. Las sustancias liberadas por estas células interaccionan
con las células epiteliales adyacentes y, vía nerviosa y sanguínea, afectan a
órganos distales, incluido el cerebro. En este último regulan funciones como

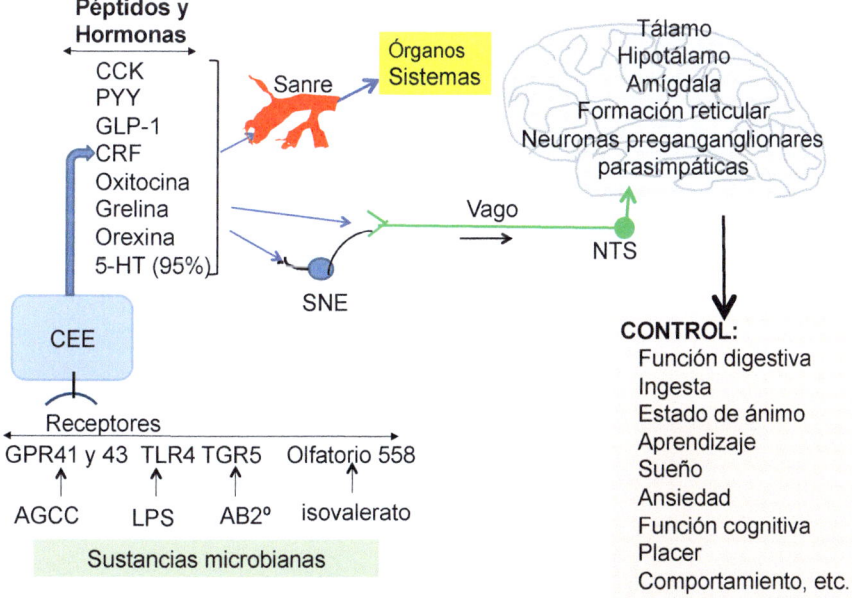

Figura III.4.7. Las células enteroendocrinas son una estación de relevo entre la microbiota y el cerebro. El isovalerato lo genera la fermentación bacteriana de la proteína y se asocia con trastornos gastrointestinales (véase apartado de SIGLAS)

las indicadas en la Figura III.4.7. Comparados con los ratones colonizados convencionalmente, los axénicos tienen alterado el número de CEE y disminuido el contenido de PYY, GLP-1, CCK y 5HT, alteración paliada en parte por la administración intestinal de proteínas de *E. coli*.

Se puede afirmar que las CEE actúan como quimiosensores polimodades que responden a diversas señales intestinales y constituyen una importante estación de relevo entre la señal microbiana y el cerebro. Ello permite a la microbiota y componentes de la dieta mandar señales al cerebro y controlar la ingesta (control del hambre y la saciedad), la digestión y funciones cerebrales. La abundancia de los receptores de los AGCC en las células enteroendocrinas es consistente con la importante contribución del microbioma a la regulación de la ingesta y la digestión.

3.2. Señalización por los metabolitos de la microbiota

El metabolismo microbiano produce neurotransmisores y derivados del triptófano, carbohidratos complejos (fibra) y ácidos biliares.

No parece probable que los *neurotransmisores* del microbioma actúen directamente sobre el cerebro en condiciones homeostáticas (Figura III.4.8) porque, si bien atraviesan la barrera intestinal, no cruzan la BHE, exceptuando el GABA para el que posee transportadores. Podrían atravesar la BHE de los órganos circunventriculares que es más laxa. Lo más probable es que los neurotransmisores de origen microbiano actúen sobre el cerebro interaccionando con las aferencias vagales y del sistema nervioso entérico. Por ejemplo, la

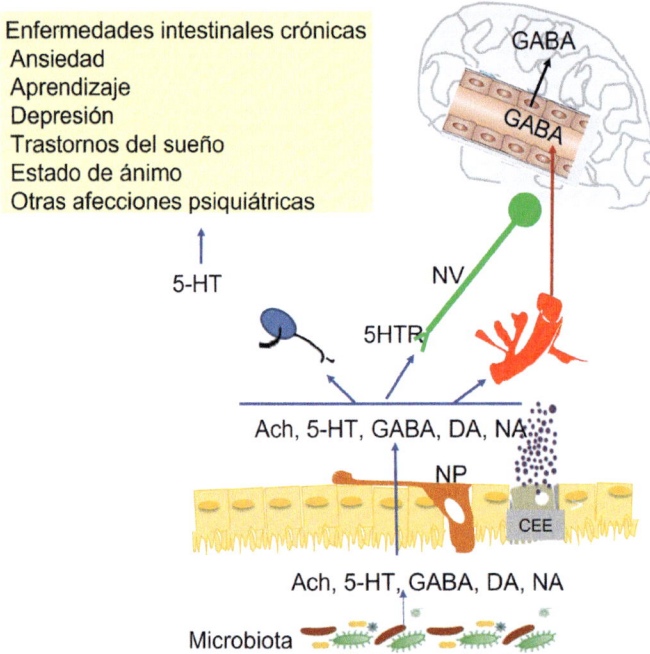

Figura III.4.8. Comunicación neuroendocrina entre el microbioma intestinal y el cerebro (véase apartado de SIGLAS)

interacción de la serotonina (liberada por la microbiota o por las células enteroendocrinas en respuesta a la microbiota) con neuronas sensoriales entéricas y vagales activa reflejos intestinales secretores y motores y de esta manera comunica el microbioma con el cerebro. La serotonina es considerada como una de las moléculas más significativas en la patofisiología de las afecciones indicadas en la Figura III.4.8. La concentración de serotonina en los pacientes con intestino irritable es alta y los síntomas de la enfermedad se aminoran administrando antagonistas de su receptor, el 5-HTR3R. El GABA, el principal neurotransmisor inhibidor del cerebro, se asocia con la depresión y la ansiedad.

El *triptófano* es el precursor de la serotonina, nosotros no lo sintetizamos (aminoácido esencial) y el cerebro no lo almacena, por ello necesitamos su continuo suministro en la dieta. La microbiota metaboliza el triptófano (Capítulo III.2, apartado 2.2) y cambios en ella pueden modificar la disponibilidad del triptófano para ella y el hospedador, afectando así a la homeostasis microbiana y a la neurotransmisión cerebral. El metabolismo microbiano del triptófano genera el indol y sus derivados acídicos. Los indoles activan las aferencias vagales y vía sanguínea alcanzan el parénquima cerebral, al menos el ácido indol-3-propiónico que atraviesa la BHE (Figura III.4.9). Este ácido es neuroprotector y se le considera una diana prometedora para las situaciones neuroinflamatorias, como el Alzheimer. La alteración del metabolismo del triptófano se asocia con trastornos gastrointestinales y cerebrales.

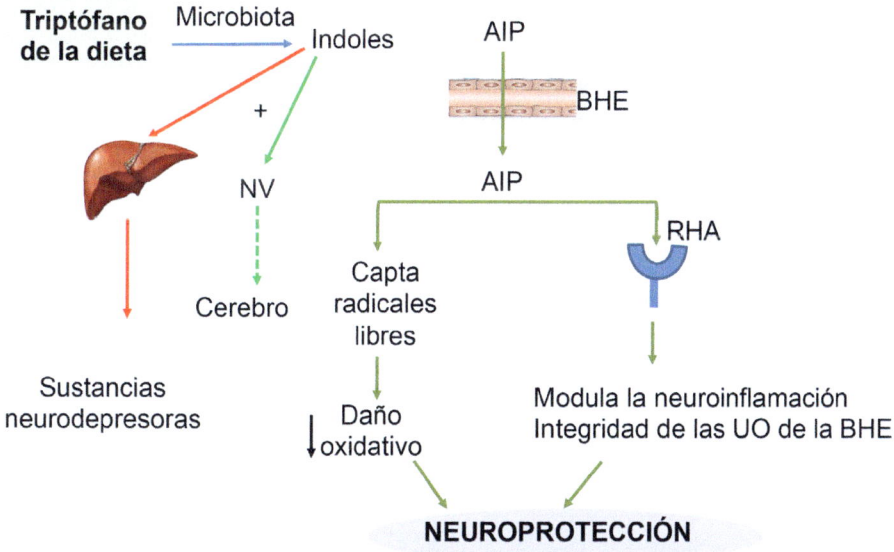

Figura III.4.9. El metabolismo bacteriano del triptófano y el cerebro. AIP, ácido indol-3-propiónico; RHA, receptor de hidrocarburos de arilo; NV, nervio vago (véase apartado de SIGLAS)

Las principales moléculas de comunicación entre la microbiota y el cerebro son los *ácidos grasos de cadena corta* (AGCC: propionato, acetato y butirato) generados por la fermentación microbiana de los carbohidratos complejos (fibra). Los AGCC pueden iniciar la señal en la luz intestinal uniéndose a sus receptores (GPR43 y GPR41) localizados en las células enteroendocrinas (CEE) (Figura III.4.10-1) y atravesando el epitelio (Figura III.4.10-2). Las CEE responden a los AGCC liberando péptidos y/o estimulando las aferencias sensoriales entéricas vía los neurópodos. Los AGCC que atravesaron el epitelio interaccionan con las aferencias nerviosas (entéricas y vagales) y vía sanguínea llegan a todas nuestras células, incluidas las del cerebro. El butirato y propionato atraviesan la BHE y entran a las neuronas y células de la glía (los macrófagos residentes en el cerebro) mediante los transportadores de monocarboxilatos.

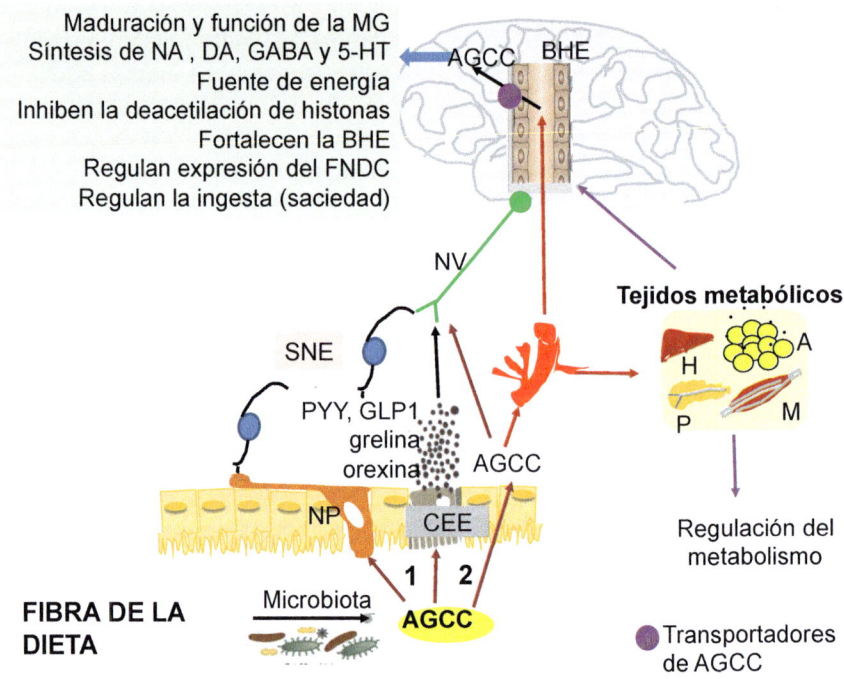

Figura III.4.10. Comunicación del microbioma con el cerebro mediante los ácidos grasos de cadena corta (AGCC). Tejidos metabólicos (H, hígado; A, tejido adiposo; P, páncreas; M, músculo esquelético) (véase apartado de SIGLAS)

La Figura III.4.10 resume las acciones de los AGCC sobre en el desarrollo y función cerebral. Las células de la microglía, además de realizar la vigilancia inmunitaria, son esenciales para el ensamblaje de los circuitos neuronales durante el desarrollo, período durante el que se establecen numerosas sinapsis, muchas de las cuales son posteriormente eliminadas por la microglía. Los ratones carentes del receptor GPR43 de los AGCC exhiben defectos de la microglía semejantes a los observados en los axénicos: tienen aumentado el número e hipertrofiada la función; la ingesta de AGCC restaura dichas deficiencias y atenúa las de la barrera hematoencefálica (ya se ha mencionado que el butirato fortalece la integridad de sus uniones ocluyentes). Los AGCC regulan la expresión del factor neurotrófico derivado del cerebro (FNDC), factor esencial para la supervivencia de las neuronas existentes, el crecimiento y diferenciación de las nuevas y para la formación de sinapsis, especialmente en el hipocampo y corteza cerebral, ambos fundamentales para el aprendizaje, memoria y actividad cognitiva superior. Por otro lado, los AGCC son una fuente de energía para cerebro, particularmente durante su desarrollo. El butirato y propionato modifican la síntesis de neurotransmisores y de esta manera modulan la neurotransmisión catecolaminérgica y serotoninérgica cerebral. Inhibiendo la deacetilación de histonas, los AGCC epigenéticamente controlan la actividad cerebral: por ejemplo, la administración sistémica de butiratoNa aumenta transitoriamente la acetilación de histonas en la corteza prefrontal e hipocampo, con efectos antidepresivos. Las acciones de los AGCC sobre los neurotransmisores y genoma podrían ser las vías por las que afectan al comportamiento. De todos ellos, el butirato aparece como el principal mediador en la comunicación microbiota-hospedador, al contribuir al metabolismo energético, función inmunitaria, la integridad de las barreras intestinal y cerebral y las acciones del microbioma sobre el comportamiento.

Otra vía aferente de comunicación microbiota cerebro son *los ácidos biliares* generados por el metabolismo microbiano de las sales biliares (Figura III.4.11). Los ácidos biliares 1.º y 2.º se unen al receptor nuclear farnexoide X, abundantemente expresado en el íleon e hígado, e inducen la síntesis del «Factor de crecimiento fibroblástico» (FGF19 en el ser humano y

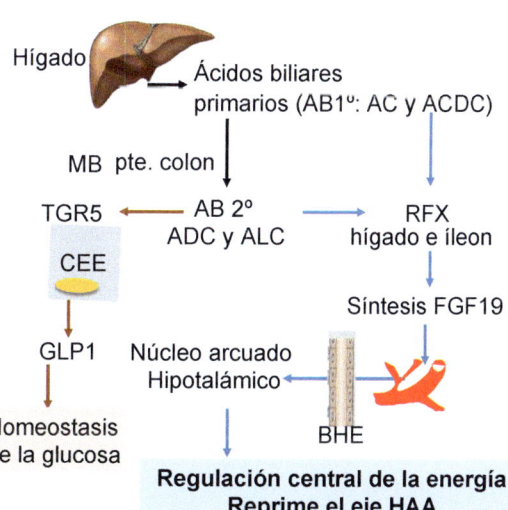

Figura III.4.11. Comunicación microbiota-cerebro vía el metabolismo bacteriano de las sales biliares (véase apartado de SIGLAS)

el FGF15 en el ratón). Este factor entra en la circulación sistémica, atraviesa la BHE y, actuando sobre el núcleo arcuado hipotalámico, mejora la regulación central de la energía y reprime la actividad del eje hipotálamo-adenohipófisis-adrenes. Algunas células enteroendocrinas expresan el receptor TGR5 de los ácidos biliares, principalmente secundarios, y en respuesta a ellos liberan el GLP-1 que participa en la homeostasis de la glucosa.

3.3. Señalización inmunitaria

El sistema inmunitario es un importante intermediario en la comunicación del microbioma con el cerebro y viceversa (Figura III.4.12). Los factores que aumentan la permeabilidad de la barrera intestinal (Capítulo I.3, apartado 2.7) permiten el paso al medio interno de los componentes bacterianos. Las células inmunitarias intestinales responden a estos compuestos liberando las citocinas proinflamatorias TNFα, IL-β1 y IL-6 y quimiocinas que alcanzan el cerebro vía sanguínea y/o interaccionando con las aferencias vagales y simpáticas. En condiciones fisiológicas, las citocinas no atraviesan la BHE, pero podrían permeabilizarla (por el momento se desconoce cómo la inflamación sistémica la permeabiliza) o entrar al parénquima cerebral a través de la más laxa BHE del hipotálamo y órganos circunventriculares. Alcanzado el parénquima cerebral, las citocinas producen neuroinflamación, permeabilizan la BHE y directamente modifican la función cerebral, muy especialmente en el hipotálamo, en donde estimulan la liberación de la corticoliberina. La permeabilización de la BHE permite la entrada al parénquima cerebral de aquellos componentes bacterianos que previamente habían atravesado la barrera intestinal e inducido la liberación de citocinas proinflamatorias sistémicas. Una vez en el parénquima, dichos componentes bacterianos interaccionan con los TLRs de la microglía e inducen la liberación de más citocinas proinflamatorias. En el ratón, por ejemplo, la inyección intraperitoneal del ácido lipoteicoico (agonista del TLR2) aumentó las citocinas proinflamatorias (TNFα, IL-β1 y IL-6) sistémicas y sus mRNAs en el cerebro; disminuyó la expresión de claudina 5, ocludina y ZO1 en la amígdala y corteza prefrontal, indicativo de la desestructuración de la BHE, y alteró el comportamiento del animal. Las células T del intestino y nódulos linfáticos mesentéricos también comunican la microbiota intestinal con el cerebro: vía sanguínea, llegan a los plexos coroideos, lugares de formación del líquido cefalorraquídeo o cerebroespinal, en donde regulan la actividad glial y contribuyen al desarrollo de eventos inflamatorios.

Hemos mencionado que las citocinas proinflamatorias cerebrales estimulan la liberación de la corticoliberina, hormona que activa el eje hipotálamo-adenohipófisis-adrenes (HAA), el principal mediador de la respuesta al estrés. La activación de dicho eje libera citocinas inflamatorias periféricas, por lo que constituye la rama eferente de un lazo de retroalimentación mediante el que se comunica el sistema inmunitario inflamatorio con el sistema nervioso central.

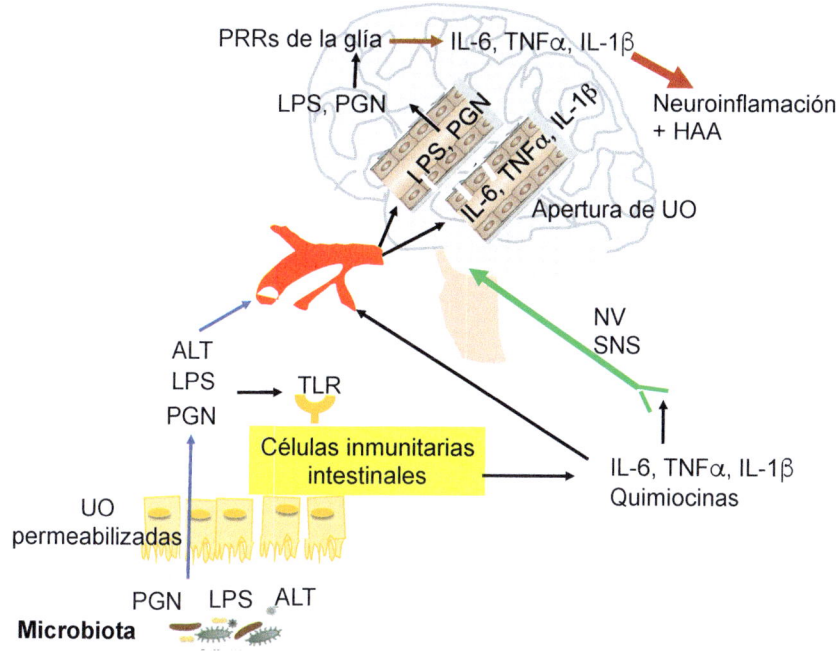

Figura III.4.12. Comunicación entre el microbioma y el cerebro mediante el sistema in-munitario. LPS, lipopolisacáridos de las bacterias Gramnegativas; ALT, ácido lipotei-coico y PGN, peptidoglucano, ambos de las Grampositivas (véase apartado de SIGLAS)

3.4. Señalización nerviosa: el nervio vago

El nombre de Vago le viene de «wandering»: sin rumbo. Del 80 % al 90 % de sus fibras son aferentes (quimio o mecano-receptoras) y el resto eferen-tes. Inerva todo el tracto gastrointestinal o hasta la flexión colónica, según unos u otros autores. El nervio vago (NV) es fundamental en la comunica-ción microbiota-cerebro, de hecho, muchos de los efectos del microbioma o de los probióticos sobre la función cerebral dependen de su activación, por lo que es considerado el sexto sentido. El NV detecta el microbioma y trans-fiere la información al cerebro, en donde una vez integrada genera una res-puesta bien homeostática o inapropiada. Esta última puede perpetuar una situación patológica intestinal o favorecer el desarrollo de trastornos neu-rodegenerativos. Por el momento se desconoce cómo el cerebro descifra las señales intestinales transmitidas por el NV. La Figura III.4.13 resume tres ti-pos de experimentos que hablan a favor de la contribución del NV a la comu-nicación microbiota-cerebro. 1. Gaykema y col. (2004), utilizando ratones, el marcador de la actividad neuronal c-fos y la administración oral de dosis subclínicas de *Campylobacter jejuni,* observaron la activación del núcleo del tracto solitario (NTS) (la primera entrada de la aferencia vagal al cerebro) y de zonas sobre las que se proyecta dicho núcleo que están implicadas en las funciones mencionadas en la figura. 2. La estimulación eléctrica del NV aumentó la concentración cerebral de neurotransmisores, no observándose dicho cambio tras la vagotomía. 3. La sección del vago produjo los efectos

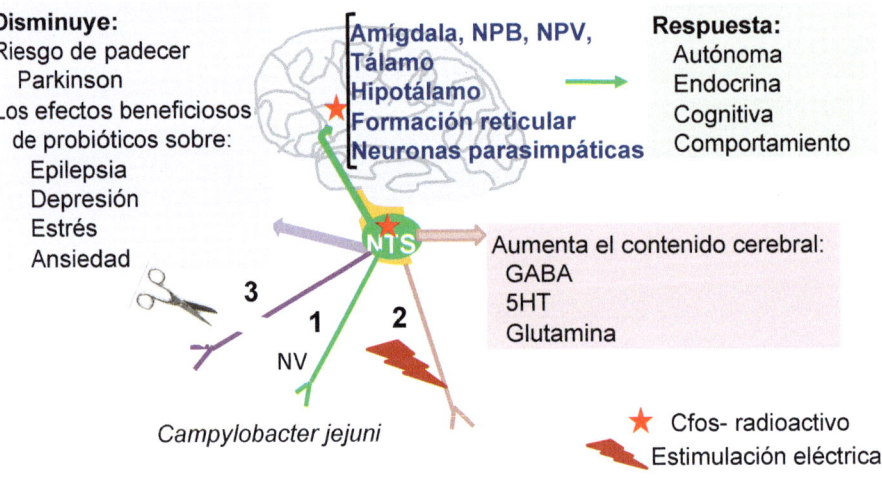

Figura III.4.13. Comunicación microbiota-cerebro por el nervio vago. NV, nervio vago; NTS, núcleo del tracto solitario

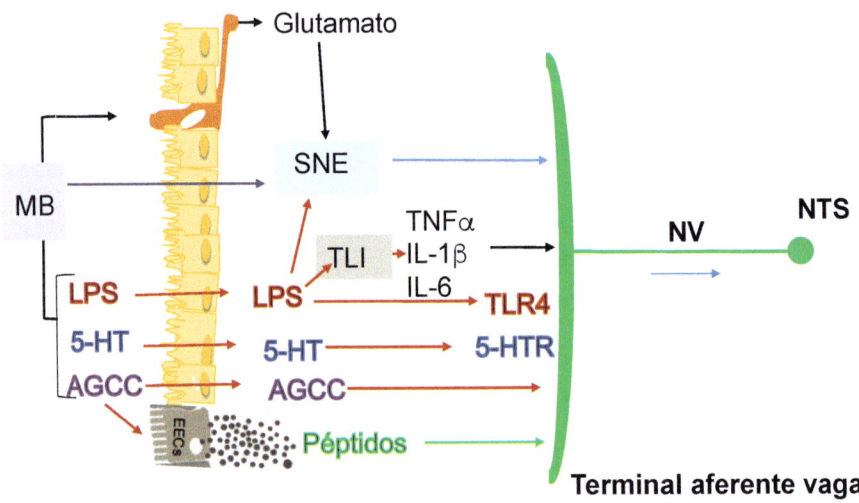

Figura III.4.14. Estímulos de las aferencias vagales. La figura muestra el terminal sensitivo del NV, los receptores identificados y las sustancias que detectan (véase apartado de SIGLAS)

indicados en la figura. En este último experimento se empleó los probióticos *Lactobacillus rhamnosus* y *Bifidobacterium longum*. Otro ejemplo, el probiótico *Lactobacilus reuteri* estimula la curación de heridas aumentando la liberación central de oxitocina y esta liberación requiere la activación del NV.

Las fibras del NV no salen a la luz intestinal, por lo que solo detectan las señales microbianas que han atravesado el epitelio. Dichas señales actúan sobre el NV directa o previa interacción con el sistema nervioso intestinal y/o las células enteroendocrinas (Figura III.4.14). El ganglio nodoso (situado a la salida del NV del cráneo) detecta el LPS, lo que explica por qué en algunos casos la vagotomía sub-diafragmática no revierte totalmente los efectos microbianos.

4. COMUNICACIÓN EFERENTE CEREBRO-MICROBIOTA

El ambiente intestinal afecta al cerebro y este regula la función (la motilidad y secreciones), permeabilidad y respuesta inmunitaria intestinal. Las vías que comunican el cerebro con el microbioma son los ejes que median la respuesta al estrés y el NV.

4.1. Los ejes HAA, sistema nervioso simpático-médula adrenal (SNS-MA) y cerebro-mastocitos

La activación de estas tres rutas eferentes por el estrés aumenta el contenido periférico de adrenalina, noradrenalina, cortisol y otras sustancias que actúan sobre el sistema inmunitario, el epitelio y el microbioma (ver más adelante). La percepción del estímulo estresante genera una respuesta nerviosa autónoma rápida (central y periférica) y otra endocrina que se desarrolla con el tiempo (Figura III.4.15). *La respuesta autónoma central* la media el núcleo *coeruleus* liberando noradrenalina (catecolamina) hacia áreas implicadas en procesos cognitivos y emocionales. La noradrenalina aumenta el estado de alerta del organismo, que pasa de uno cognitivo contemplativo a otro de respuesta rápida. *La respuesta autónoma periférica* la inicia la activación del eje SNS-MA, la médula adrenal libera catecolaminas a la sangre, principalmente adrenalina, que activan la respuesta «pelea o vuela». Esta respuesta incrementa el consumo de oxígeno, la disponibilidad de glucosa en sangre, el flujo sanguíneo al músculo esquelético, la actividad cardiovascular, etc.

La lenta *respuesta endocrina* al estrés la canaliza el eje HAA y la inician las neuronas del núcleo paraventricular hipotalámico con la liberación de la corticoliberina a la sangre. En respuesta a la corticoliberina, la adenohipófisis produce y secreta adrenocorticotropina, esta llega a la corteza de las glándulas suprarrenales y estimula la producción y secreción de glucocorticodes (cortisol en ser humano o cortisona en el ratón) y mineralocorticoides. En la medula adrenal, el cortisol estimula la liberación de catecolaminas, principalmente la adrenalina. Las hormonas viajan de una a otra glándula en

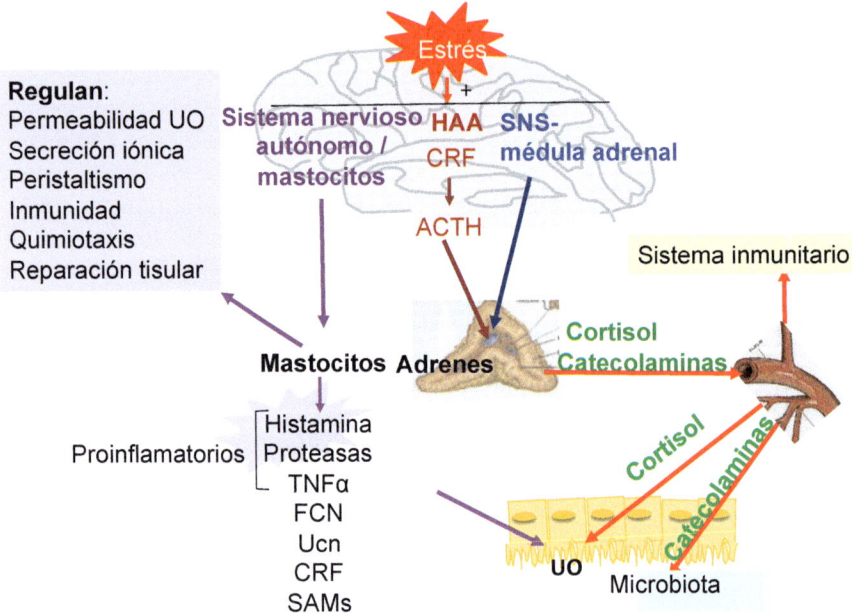

Figura III.4.15. Comunicación cerebro-microbiota por los tres sistemas activados por el estrés. ACTH, adrenocorticotropina; CRF, corticoliberina, UO, uniones ocluyentes (véase apartado de SIGLAS)

la sangre. La actividad del eje HAA la regulan hormonas (la adrenocorticotropina y el cortisol), múltiples aferencias simpáticas, parasimpáticas, circuitos límbicos (ej., amígdala, hipocampo y la corteza prefrontal medial), que directa e indirectamente inervan el núcleo paraventricular. La excesiva activación del eje disminuye los receptores hipotalámicos del cortisol, lo que reduce el efecto inhibidor de este y potencia la respuesta al estrés.

En los últimos años el eje HAA ha recibido gran atención por su asociación con la microbiota intestinal y por las consecuencias que acarrea la acción del estrés sobre la composición del microbioma. Esta asociación afecta positiva y negativamente a la salud del hospedador (Capítulo IV).

El estrés aumenta el número y la activación de los *mastocitos*, si bien las vías y mediadores químicos de dicha activación no están bien establecidas. Proyecciones del cerebro inervan los mastocitos y podrían ser activados por neuronas que liberan la corticoliberina (Figura III.4.15). Durante mucho tiempo se consideró que la corticoliberina hipotalámica era la única mediadora de los cambios endocrinos, de comportamiento y gastrointestinales desencadenados por el estrés. Sin embargo, diversas células intestinales, incluidas las nerviosas, epiteliales y mastocitos, liberan corticoliberina y urocortinas. Los mastocitos, además, expresan receptores para ellas y su activación libera sustancias inflamatorias y no inflamatorias (Figura III.4.15).

Se considera que la corticoliberina, activando los mastocitos, media las anomalías intestinales provocadas por el estrés. Así, la inyección periférica de corticoliberina a un animal de experimentación mimetizó los efectos del estrés sobre el tracto gastrointestinal, incluido el aumento de la permeabilidad epitelial, celular y paracelular. Dichos efectos se acompañaron de aumentos en la secreción de proteasas por los mastocitos y permanecieron en ausencia de la síntesis de hormonas esteroideas adrenales, lo que descarta la participación de la glándula suprarrenal en dicha respuesta. La conexión cerebro-mastocitos parece ser el mecanismo más probable para la exacerbación de la enfermedad intestinal inflamatoria producida por el estrés psicológico. Por ejemplo, el hablar en público produce estrés en individuos sanos (evaluado por el contenido de cortisol en la saliva) y dichos individuos tienen la permeabilidad intestinal aumentada, aumento que depende de la corticoliberina y los mastocitos. Todo ello indica que el cerebro modula la actividad de los mastocitos y que estos contribuyen a la disfunción de la mucosa intestinal inducida por el estrés.

4.2. La respuesta al estrés y la barrera intestinal

La relación entre el estrés y la barrera intestinal se ha estudiado mayoritariamente en modelos animales, utilizando estímulos estresantes físicos, psicológicos, agudos y crónicos. La respuesta al estrés genera disbiosis y permeabiliza las uniones ocluyentes del epitelio intestinal y BHE por diversos mecanismos esquematizados en la Figura III.4.16. En respuesta al estrés, el núcleo *coeruleus* libera catecolaminas que activan la microglía. La microglía produce la citocina inflamatoria IL-β1, principalmente, que activa aún más la microglía y recluta monocitos circulantes que, a su vez, producen más citocinas. En ausencia de microglía el estrés no produce citocinas. También se han detectado la IL-6 y el TNFα en el hipocampo, hipotálamo y la corteza prefrontal. El resultado es la neuroinflamación y permeabilización de la BHE (Figura III.4.16-1). Las catecolaminas y citocinas activan los ejes mediadores del estrés que producen catecolaminas (adrenalina), cortisol y otras sustancias como el TNFα secretado por los mastocitos (Figura III.4.16-2). Las catecolaminas periféricas reducen la producción y composición del moco; inducen la liberación de las citocinas proinflamatorias IL-6, IL-β1 y TNFα por las células inmunitarias sistémicas; por su homología con los sideróforos bacterianos captadores del hierro aumentan el crecimiento y la virulencia de las bacterias, principalmente las gramnegativas, y disminuyen la producción de IgA. El cortisol contribuye a la disbiosis aumentando el contenido de los ácidos biliares y disminuyendo la producción de la IgA intestinal. Los ácidos biliares, además, aumentan la motilidad intestinal, que, junto con el aumento en la secreción de agua e iones, incrementa la eliminación de la microbiota vía heces (Figura III.4.16-3). Todas las acciones realizadas por las catecolaminas y el cortisol generan disbiosis que, junto las citocinas proinflamatorias (sistémicas y las liberadas por los mastocitos intestinales) y el propio cortisol, permeabilizan las uniones ocluyentes (Figura III.4.16-4). Las uniones

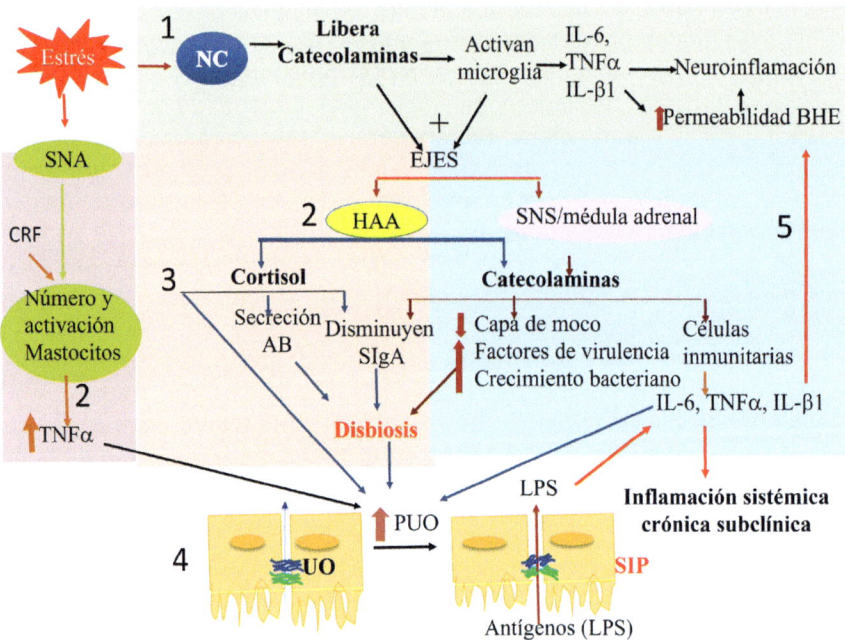

Figura III.4.16. El estrés y la barrera intestinal. PUO, permeabidad de las uniones ocluyentes (véase apartado de SIGLAS)

permeabilizadas dejan entrada libre a los antígenos luminales, como el lipopolisacárido, que desencadenan la liberación de citocinas inflamatorias locales y sistémicas. Estas citocinas permeabilizan aún más las uniones y se suman a las ya generadas sistémicamente por las catecolaminas, produciendo la inflamación sistémica crónica subclínica o síndrome de intestino permeable (SIP). Vía sanguínea, las citocinas llegarán a la BHE (Figura III.4.16-5) y ocurrirá lo ya mencionado en el apartado 4.3 del presente Capítulo. Por tanto, el proceso iniciado por la activación del eje HAA por el estrés se cierra estimulando aún más dicho eje y estableciéndose un ciclo de alimentación positiva que añade complejidad a la relación microbiota-inmunidad-cerebro. Antes se creía que los agentes estresantes no producían respuestas inflamatorias *de novo*.

Podría decirse que el estrés cambia el ambiente gastrointestinal haciéndolo menos atractivo para ciertas bacterias y atractivo para las patológicas. Los mecanismos activados por cada tipo de estrés parecen ser similares, pero la magnitud de la respuesta depende de la duración e intensidad del estímulo, de la genética y la experiencia de cada uno.

4.3. El nervio vago y la barrera intestinal

Del 10%-20% de las fibras nerviosas vagales son eferentes. La activación de sus aferencias por el LPS o las citocinas proinflamatorias (TNFα, IL-β1 y IL-6), liberadas en la mucosa intestinal en respuesta a la entrada de material patogénico, desencadenan el reflejo «inflamatorio o antiinflamatorio» cuyos efectos sobre la barrera intestinal se mencionaron en el Capítulo I.3 (apartado 2.7.1). Globalmente, la estimulación vagal fortalece las uniones ocluyentes, contrarrestando así la acción permeabilizante del aumento del contenido de LPS en sangre.

La vía eferente del reflejo no es bien conocida. Inicialmente se consideraba que dicha vía era vagal por depender del receptor de la acetilcolina α7nAch, pero también depende del bazo y de las células T que producen Ach en respuesta a la noradrenalina. Podría ser un reflejo «antiinflamatorio vago-simpático», en donde la respuesta eferente la llevara a cabo los nervios esplácnicos (simpático). La microbiota puede modular el reflejo antiinflamatorio activando o inhibiendo el vago, pero se desconoce si este afecta al microbioma.

El estrés, al mismo tiempo que aumenta la actividad del sistema nervioso simpático, disminuye la vagal (la corticoliberina inhibe las neuronas preganglionares del vago), por lo que la acción inflamatoria del estrés se ve reforzada por la inhibición de la antiinflamatoria vagal.

CONCLUSIÓN

Cada vez conocemos mejor la comunicación entre la microbiota y el cerebro, pero queda mucho por averiguar. Es una línea de trabajo muy reciente que crece a un ritmo exponencial. Algunos investigadores, en vez de estudiar el microbioma como un todo, tratan de identificar microbios concretos y sus conexiones con el cerebro para así poder establecer atribuciones causales entre el microbioma y el cerebro. En los próximos años cabe esperar un incremento considerable del conocimiento mecanístico del eje microbiota intestinal-cerebro y posiblemente se descubran nuevas vías de comunicación.

REFERENCIAS

Generales

Bauer, K. C. y col. (2016.): «Microbes and the mind: emerging hallmarks of the gut microbiota-brain axis». *Cell Microbiology*, 18, 632-644. DOI: 10.1111/cmi.12585.
Bauer, K.C.; Rees, T. y Finlay, B. B. (2019): «The gut microbiota-brain axis expands neurologic function: a nervous rapport». *BioAssays*, 41, 1800268. DOI: 10.1002/bies.201800268.

Cryan, J. F. y col. (2019): «The microbiota-gut-brain axis». *Physiological Reviews*, 99, 1877-2013. DOI: 10.1152/physrev.00018.2018.

Cussotto, S. y col. (2018): «The neuroendocrinology of the microbiota-gut-brain axis: a behavioural». *Frontiers in Neuroendocrinology* 51, 80-101. DOI: 10.1016/j.yfrne.2018.04.002.

de Weerth, C. (2017): «Do bacteria shape our development? Crosstalk between intestinal microbiota and HPA axis». *Neuroscience and Biobehavioral Reviews*, 83, 458-471. DOI: 10.1016/j.neubiorev.2017.09.016.

Farzi, A.; Fröhlich, E. E. y Holzer, P. (2018): «Gut Microbiota and the Neuroendocrine System». *Neurotherapeutics*, 5, 5-22. DOI: 10.1007/s13311-017-0600-5.

Gaykema, R. P.; Goehler, L. E. y Lyte, M. (2004): «Brain response to cecal infection with Campylobacter jejuni: analysis with Fos immunohistochemistry». *Brain, Behavior, and Immunity*, 18, 238-245. DOI: 10.1016/j.bbi.2003.08.002.

Luczynski, P. y col. (2016): «Growing up in a bubble: using germ-free animals to assess the influence of the gut microbiota on brain and behavior». *International Journal of Neuropsychopharmacology*, 19, pyw020. DOI: 10.1093/ijnp/pyw020.

Lyte, M. (2014): «Host-microbiota neuroendocrine interactions influencing brain and behavior». *Gut Microbes*, 5, 381-389. DOI: 10.4161/gmic.28682.

Martin, C. R. y col. (2018). «The Brain-gut-microbiome axis». *Cell Molecular Gastroenterology and Hepatology*, 6, 133-148. DOI: 10.1016/j.jcmgh.2018.04.003.

Mayer, E. A.; Kirsten, T. y Gupta, A. (2015): «Gut brain axis and the microbiota». *Journal of Clinical Investigation*, 125, 926-938. DOI: 10.1172/JCI76304.

Poutahidis, T. y col. (2013): «Microbial symbionts accelerate wound healing via the neuropeptide hormone oxytocin». *PLoS One*, 8, e78898. DOI: 10.1371/journal.pone.0078898.

Sampson, T. R. y Mazmanian, S. K. (2015): «Control of brain development, function, and behavior by the microbiome». *Cell Host and Microbe*, 17, 565-576. DOI: 10.1016/j.chom.2015.04.011.

Sharon, G. y col. (2016): «The Central nervous system and the gut microbiome». *Cell Host and Microbe*, 7, 565-576. DOI: 10.1016/j.cell.2016.10.027.

Smith, P. A. (2015): «The tantalizing links between gut microbes and the brain». *Nature*, 526, 312-314. DOI: 10.1038/526312a.

Stilling, R. M. y col. (2016): «The neuropharmacology of butyrate: The bread and butter of the microbiota-gut-brain axis?». *Neurochemistry International*, 99, 110-132. DOI: 10.1016/j.neuint.2016.06.011.

van de Wouw, M. y col. (2017): «Microbiota-gut-brain axis: modulator of host metabolism and appetite». *Journal of Nutrition*, 147, 727-745. DOI: 10.3945/jn.116.240481.

Willyard, C. (2021): «How gut bacteria alter the brain». *Nature*, 590, 22-25. DOI: 10.1038/d41586-021-00260-3.

Barrera hematoencefálica

Arentsen, T. y col. (2017): «The bacterial peptidoglycan-sensing molecule Pglyrp2 modulates brain development and behavior». *Molecular Psychiatry-Nature*, 22, 257-266. DOI: 10.1038/mp.2016.182.
Braniste, V. y col. (2014): «The gut microbiota influences blood-brain barrier permeability in mice». *Science Translational Medicine*, 6, 263ra158. DOI: 10.1126/scitranslmed.3009759.
Haruwaka, K. y col. (2019): «Dual microglia effects on blood brain barrier permeability induced by systemic inflammation». DOI: org/10.1038/s41467-019-13812-z.
Keaney, J. y Campbell, M. (2015): «The dynamic blood-brain barrier». *The FEBS Journal*, 282, 4067-4079. DOI: 10.1111/febs.13412.
Kim, K. S. (2008): «Mechanisms of microbial traversal of the blood-brain barrier». *Nature Reviews Microbiology*, 6, 625-634. DOI: 10.1038/nrmicro1952.
Mayerhofer, R. y col. (2017): «Diverse action of lipoteichoic acid and lipopolysaccharide on neuroinflammation, blood-brain barrier disruption, and anxiety in mice». *Brain, Bihavior and Immunity*, 60, 174-187. DOI: 10.1016/j.bbi.2016.10.011.
Stamatovic, S. M.; Keep, R. F. y Andjelkovic, A. V. (2008): «Brain endothelial cell-cell junctions: how to "open" the blood brain barrier». *Current Neuropharmacology*, 6, 179-192. DOI: 10.2174/157015908785777210.
Van Dyken, P. y Lacoste, B. (2018): «Impact of metabolic syndrome on neuroinflammation and the blood-brain barrier». *Frontiers in Neurosciences*, 12, 930. DOI: 10.3389/fnins.2018.00930.
Varatharaj, A. y Galea, I. (201): «Invited Review. The blood-brain barrier in systemic inflammation». *Brain, Bihavior and Immunity*, 60, 1-12. DOI: 10.1016/j.bbi.2016.03.010.

Células enteroendocrinas

Bauer, P. V. y col. (2016.): «Regulation of energy balance by a gut-brain axis and involvement of the gut microbiota». *Cellular and Molecular Life Sciences*, 73, 737-755. DOI: 10.1007/s00018-015-2083-z.
Bellono, N. W. y col. (2017): «Enterochromaffin cells are gut chemosensors that couple to sensory neural pathways». *Cell*, 170, 185-198.e16. DOI: 10.1016/j.cell.2017.05.034.
Bliss, R. S. y Whiteside, E. (2018): «The gut-brain axis, the human gut microbiota and their integration in the development of obesity». *Frontiers in Physiology, Gastrointestinal Sciences*, 9, 900. DOI: 10.3389/fphys.2018.00900.

Liddle, R. A. (2019): «Neuropods». *Cellular and Molecular Gastroenterology and Hepatology*, 7, 739-747. DOI: 10.1016/j.jcmgh.2019.01.006.

Worthington, J. J. (2015): «The intestinal immunoendocrine axis: novel cross-talk between enteroendocrine cells and the immune system during infection and inflammatory disease». *Biochemocal Socity Transactions*, 43, 727-733. DOI: 10.1042/BST20150090.

El estrés y el eje microbiota- cerebro

Ver referencias de Capítulos I.3 y III.3

Bhatia, V. y Tandon, R. K. (2005): «Stress and the gastrointestinal tract». *Journal of Gastroenterology and Hepatology*, 20, 332-339. DOI: 10.1111/j.1400-1746.2004.03508.x.

Campos-Rodríguez, R. y col. (2013): «Stress modulates intestinal secretory immunoglobulin A». *Frontiers in Integrative Neuroscience*, 7, 86. DOI: 10.3389/fnint.2013.00086.

Foster, J. A. y col. (2017): «Stress and the gut-brain axis: Regulation by the microbiome». *Neurobiology Stress*, 7, 124-136. DOI: 10.1016/j.ynstr.2017.03.001.

Freestone, P. P. y col. (2008): «Microbial endocrinology: how stress influences susceptibility to infection». *Trends in Microbiology*, 16, 55-64. DOI: 10.1016/j.tim.2007.11.005.

Hart, A. y Kamm, M. A. (2002): «Review article: mechanisms of initiation and perpetuation of gut inflammation by stress». *Alimentary Pharmacology and Therapeutics*, 16, 2017-2028. DOI: 10.1046/j.0269-2813.2002.01359.x.

Johnson, J. D. y col. (2019): «Neuroendocrine regulation of brain cytokines after psychological stress». *Journal of the Endocrine Society*, 3, 1302-1320, DOI: 10.1210/js.2019-00053.

Lyte, M.; Vulchanova, L. y Brown, D. R. (2010): «Stress at the intestinal surface: catecholamines and mucosa–bacteria interactions». *Cell Tissue Research*, 343, 23-32. DOI: 10.1007/s00441-010-1050-0.

Marsland, A. L. y col. (2017): «The effects of acute psychological stress on circulating and stimulated inflammatory markers: A systematic review and meta-analysis». *Brain Behavior & Immunity*, 64, 208-219. DOI: 10.1016/j.bbi.2017.01.011.

Moloney, R. D. y col. (2015): «Stress and the microbiota-gut-brain axis in visceral pain: relevance to irritable bowel syndrome». *CNS Neuroscience & Therrapeutics*, 22, 102-117. DOI: 10.1111/cns.12490.

Smith, S. M. y Vale, V. V. (2006): «The role of the hypothalamic-pituitary-adrenal axis in neuroendocrine responses to stress». *Dialogues in Clinical Neuroscience*, 8, 383-395. DOI: 10.31887/DCNS.2006.8.4/ssmith.

Söderholm, J. D. y Perdue, M. H. (2001): «Stress and the Gastrointestinal Tract II. Stress and intestinal barrier function». *Amerian Journal of*

Physiology-Gastrointestinal and Liver Physiology, 280, G7-G13. DOI: 10.1152/ajpgi.2001.280.1.G7.

Soto-Tinoco, E.; Guerrero-Vargas, N. N. y Buijs, R. M. (2016): «Interaction between the hypothalamus and the immune system». *Experimental Physiology*, 101, 1463-1471. DOI: 10.1113/EP085560.

van Bodegom, M.; Homberg, J. R. y Henckens, M. J. A. G. (2017): «Modulation of the hypothalamic-pituitary-adrenal axis by early life stress exposure». *Frontiers in Cellular Neuroscience*, 11, 87. DOI: 10.3389/fncel.2017.00087.

Zong, Y. y col. (2018): «Chronic stress and intestinal permeability: Lubiprostone regulates glucocorticoid receptor-mediated changes in colon epithelial tight junction proteins, barrier function, and visceral pain in the rodent and human». *Neurogastroenterology and Motility*, 31, e13477. DOI: 10.1111/nmo.13477.

El nervio vago

Bonaz, B.; Bazin, T. y Pellissier, S. (2018): «The Vagus nerve at the interface of the microbiota-gut-brain axis». *Frontiers in Neuroscience, Section Autonomic Neuroscience*, 12, 2018. DOI: 10.3389/fnins.2018.00049.

Bonaz, B.; Sinniger, V. y Pellissier, S. (2019): «Vagus nerve stimulation at the interface of brain-gut interactions». *Cold Spring Harbor Perspectives in Biology*, 9, a034199. DOI: 10.1101/cshperspect.a034199.

Borovikova, L. V. y col. (2000): «Vagus nerve stimulation attenuates the systemic inflammatory response to endotoxin». *Nature*, 405, 458-462. DOI: 10.1038/35013070.

Bosmans, G. y col. (2018): «Vagus nerve stimulation dampens intestinal inflammation in a murine model of experimental food allergy». *Allergy*, 74, 1748-1759. DOI: 10.1111/all.13790.

Cawthon, C. R. y de La Serre, C. B. (201): «Gut bacteria interaction with vagal afferents». *Brain Research*, 1693, 134-139. DOI: 10.1016/j.brainres.2018.01.012.

Martelli, M.; Farmer, D. G. S. y Yao, S. T. (2016): «The splanchnic anti-inflammatory pathway: could it be the efferent arm of the inflammatory reflex?». *Experimental Physiology*, 101, 1245-1252. DOI: 10.1113/EP085559.

Rosas-Ballina, M. y col. (2011): «Acetylcholine-synthesizing T cells relay neural signals in a vagus nerve circuit». *Science*, 334, 98-101. DOI: 10.1126/science.1209985.

Steadm, R. H. y col. (2006): «Vagal influences over mast cells». *Autonomic Neuroscience: Basic & Clinical*, 125, 53-61. DOI: 10.1016/j.autneu.2006.01.002.

PARTE IV
LA MICROBIOTA, LA BARRERA
INTESTINAL Y LA SALUD

Capítulo IV.1

En los dos últimos siglos, sobre todo en las últimas décadas, ha aumentado la incidencia de las enfermedades intestinales y no intestinales que tienen en común ser crónicas y multifactoriales (Figura IV.1). Estos aumentos han sido tan rápidos que es difícil atribuirlos a factores genéticos; las observaciones apuntan más bien a los cambios en el estilo de vida inducidos por la revolución industrial, que están alterando las poblaciones microbianas de nuestro intestino y el funcionamiento de la barrera intestinal.

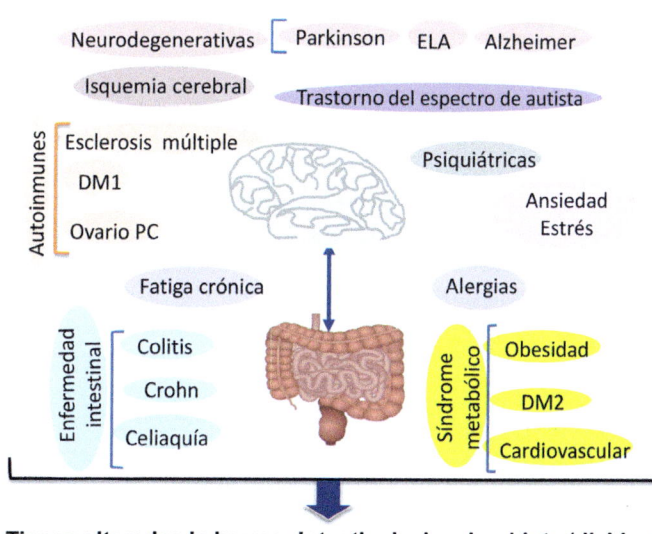

Figura IV.1. Enfermedades cuya incidencia en la población mundial aumentaron tras la revolución industrial (véase apartado de SIGLAS)

Tienen alteradas la barrera intestinal y la microbiota (disbiosis)

1. EL SÍNDROME DE INTESTINO PERMEABLE (SIP)

Las uniones ocluyentes del epitelio intestinal no son totalmente impermeables a las macromoléculas y en condiciones homeostáticas una pequeña cantidad de agentes intestinales (comida y microbiota) inmunológicamente activos (antígenos) las atraviesan e inducen respuestas inmunitarias tolerogénicas hacia ellos (Figura IV.2). La perturbación del microbioma (Capítulo III.3) y/o la barrera intestinal (Capítulo I.3, apartado 2.7) permeabilizan las uniones ocluyentes, ello permite mayor entrada de antígenos microbianos al medio interno (ej., LPS) que generan la liberación de citocinas proinflamatorias (TNFα, IL-β1 y IL-6, principalmente) mediante su unión a los receptores PRRs (receptores innatos) de la barrera intestinal. Si la apertura de las uniones es pequeña y de corta duración, la inflamación generada es local, a fin de confinar la infección y limitar su diseminación sistémica (Figura IV.2-1).

En su mayoría, los factores que permeabilizan las uniones ocluyentes previamente modifican el microbioma, pero pueden hacerlo directamente.

El deterioro prolongado y desregulado de la barrera intestinal permite el acceso incontrolado a la lámina propia de los antígenos intestinales (Figura IV.2-2), que alcanzando la circulación linfática y sanguínea llegan a lugares distales, incluida la circulación cerebral (Figura IV.2-3), situación denominada «Síndrome de intestino permeable» (SIP). Las citocinas proinflamatorias de la lámina propia y sistémicas generadas por la unión de los antígenos con los PRRs, a su vez, permeabilizan aún más las uniones ocluyentes. Ello supone un estímulo inflamatorio continuo conducente al desarrollo de respuestas inmunitarias exageradas con consecuencias indeseables, como la «inflamación sistémica crónica subclínica» e incluso a la sepsis. La inflamación sistémica crónica subclínica se denomina *metainflamación* y también *inflamación estéril* por ocurrir en ausencia de infección y subyace a la enfermedad crónica. La metainflamación afecta a un 40 % de la población occidental y se determina midiendo en plasma la proteína C reactiva y/o las citocinas TNFα, IL-β1 y IL-6.

Si bien se desconoce cómo la metainflamación sistémica puede generar la neuroinflamación, la evidencia acumulada apunta a la desestructuración de las uniones ocluyentes de la barrera hematoencefálica (BHE) como la vía de comunicación. Por ejemplo, estudios *post mortem* de pacientes con esclerosis múltiple o Alzheimer revelaron la presencia de Proteobacterias y componentes bacterianos (LPS, proteína pili K99 de *E. coli*) en las lesiones inflamatorias desmielinizadas y placas amiloideas cerebrales, respectivamente. Dicha presencia indica, por un lado, que la BHE estaba permeabilizada y por otro, que los antígenos microbianos tuvieron que atravesar previamente la barrera intestinal para llegar a la circulación cerebral. A esta situación se la ha denominado «síndrome de intestino permeable-cerebro permeable» (SIP-CP). Los microorganismos también pueden atravesar la BHE por transcitosis y por extravasación de macrófagos infectados, pero para ello el contenido de los microorganismos en sangre debe alcanzar cierto valor umbral no observado en la metainflamación.

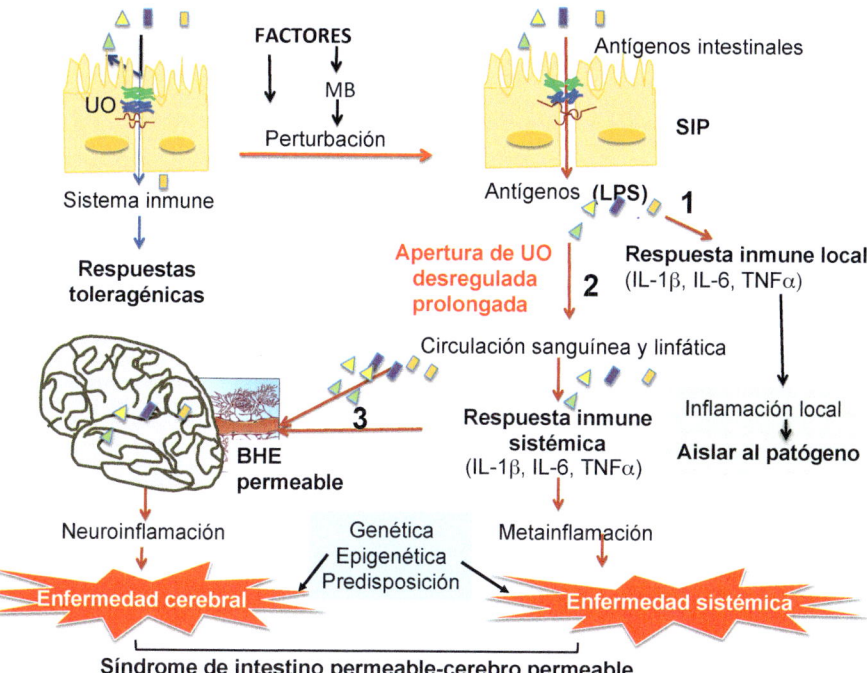

Figura IV.2. Un intestino permeable (SIP) conduce a un cerebro permeable (CP) y genera enfermedad sistémica y cerebral. SIP, intestino permeable; CP, cerebro permeable (véase apartado de SIGLAS)

La vigilancia inmunitaria del cerebro la ejercen las células de la microglía (macrófagos). Todas ellas expresan los receptores PRRs y su activación por los microorganismos que alcanzan el parénquima cerebral o por señales endógenas (daño tisular) genera neuroinflamación. El Alzheimer, el Parkinson, la esclerosis múltiple y la esclerosis lateral amiotrófica cursan con neuroinflamación. Las señales de los componentes microbianos que atravesaron la barrera intestinal también pueden llegar al parénquima cerebral vía el nervio vago (se comentará al final del capítulo).

Según esta hipótesis, alteraciones en el microbioma y barrera intestinal generan la metainflamación, inflamación que subyace al desarrollo de la enfermedad crónica, intestinal y no intestinal, siendo la ruptura o alteración de las uniones ocluyentes intestinales un determinante crítico para la predisposición, actividad y progreso de la enfermedad. Además de la inflamación sistémica y cerebral, al desarrollo de una determinada enfermedad contribuye la genética, la epigenética y la predisposición de cada individuo.

A continuación, mencionaremos brevemente la evidencia a favor de la hipótesis propuesta en la Figura IV.2.

2. LA DISBIOSIS COMO AGENTE CAUSAL DE LA ENFERMEDAD

Es difícil definir la composición de la comunidad microbiana sana, la de aquella asociada con cada enfermedad (individuos con distintas enfermedades pueden tener microbiomas similares) o la de nuestros ancestros porque es muy diversa; difiere entre individuos, incluso desde el nacimiento, y es continuamente modificada por factores internos y externos (Capítulo III.3). A todo ello hay que añadir que estamos lejos de comprender la compleja relación entre los individuos del ecosistema microbiano intestinal y entre este y el hospedador (Véase las reflexiones sobre ello de Shanahan, Ghosh and O'Toole, 2021).

La evidencia acumulada indica que cambios no homeostáticos del microbioma intestinal (disbiosis) son el agente causal para ciertas enfermedades sistémicas y cerebrales. Dicha causalidad ha sido evaluada comparando los microbiomas de individuos sanos y enfermos, y mediante el empleo de animales sin microorganismos (axénicos), animales sin patógenos específicos, de probióticos, prebióticos, antibióticos y el trasplante fecal.

2.1. Estudios comparados del microbioma intestinal

Se ha observado, por un lado, que los individuos (ser humano o modelos animales) sanos y enfermos tienen diferentes microbiomas intestinales y, por otro, asociación entre la disbiosis y el riesgo de padecer la enfermedad, su actividad y progreso. Por ejemplo, los pacientes con una enfermedad neurodegenerativa (Parkinson, esclerosis múltiple, esclerosis lateral amiotrófica y trastorno del espectro autista) tienen menos microorganismos productores de ácidos grasos de cadena corta, principalmente el butirato, y más de aquellos ligados a la enfermedad. La relación Firmicutes/Bacteroidetes está aumentada en los ratones obesos.

2.2. Fenotipo de los animales axénicos

Los animales que nacieron y se criaron en ausencia de microorganismos (axénicos) son resistentes al desarrollo de ciertas enfermedades y propensos a otras. Su colonización intestinal con un microbioma libre de patógenos revierte la situación (Figuras IV.3, 4 y 5). Por otro lado, la eliminación del apéndice, almacén de microbiota, se asocia con el desarrollo de condiciones inflamatorias intestinales, trastornos cardiovasculares e incluso el Parkinson. En el caso de la esclerosis lateral amiotrófica (ELA), los ratones sin microbiota desarrollaron la enfermedad más rápidamente que aquellos con un microbioma normal.

Otro ejemplo se muestra en la Figura IV.4. Un ratón sin microbiota tiene un 40% menos de grasa corporal que uno normal y es resistente a la obesidad inducida por la dieta rica en grasa. La colonización intestinal con microbiota restituye la grasa corporal y anula la resistencia a la obesidad,

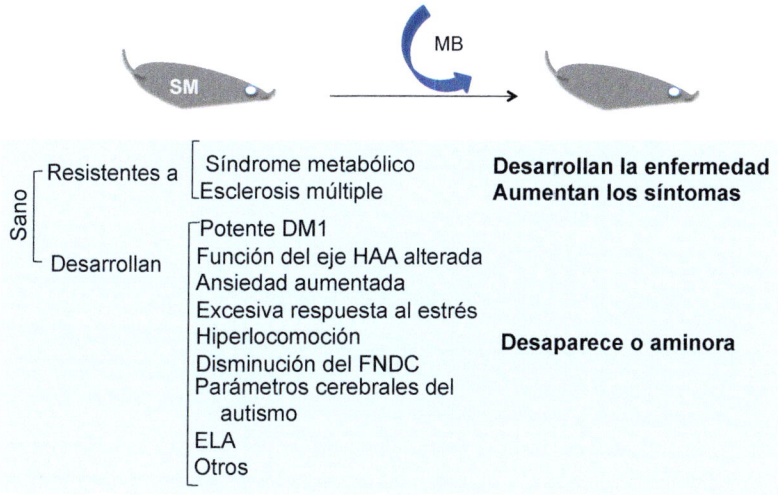

Figura IV.3. La microbiota intestinal y el desarrollo de la enfermedad. Alteraciones del contenido del factor neurotrofico derivado del cerebro (FNDCO) se
asocian con numerosas anomalías psiquiátricas y enfermedades neurodegenerativas (véase apartado de SIGLAS)

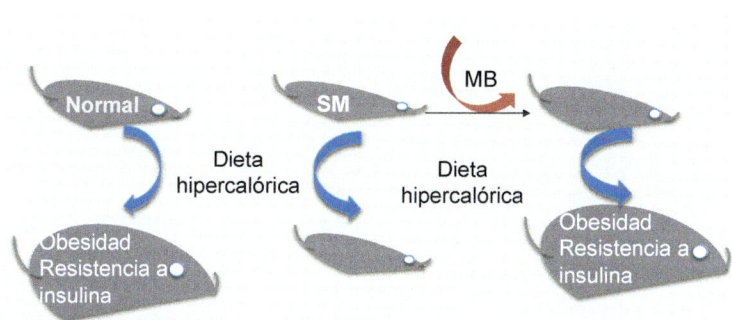

**La dieta debe estar en contacto con la microbiota para generar
obesidad**

Figura IV.4. La microbiota intestinal y la dieta rica en grasa.
SM, sin microbiota

indicando que la dieta debe estar en contacto con el microbioma para inducir la obesidad.

Ratones axénicos genéticamente programados para padecer Alzheimer
o Parkinson no padecen la enfermedad o está aminorada. Su colonización
con microbiota de un ratón con Alzheimer criado normalmente o de un pa-
ciente con Parkinson incrementó los síntomas de la enfermedad mucho más
que en los colonizados con microbiota de un animal sano.

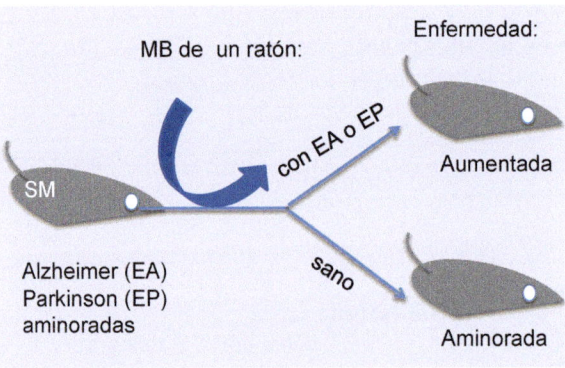

Figura IV.5. La microbiota intestinal, el Alzheimer y el Parkinson. MB, microbiota

La evidencia acumulada revela que el microbioma controla la permeabilidad de la BHE. Las uniones ocluyentes de la BHE de los fetos axénicos están permeabilizadas, indicando que la comunicación microbiota-BHE se inicia durante la gestación (Figura IV.6). La colonización intestinal temprana con determinadas poblaciones bacterianas, particularmente las productoras de butirato (fortalece las uniones ocluyentes) o la ingesta de butirato, restauran la BHE; en los adultos estas actuaciones solo la restauran parcialmente. Asimismo, alteraciones microbianas inducidas por la dieta rica en grasa saturada y azúcares sencillos aumentan la permeabilidad de la BHE y genera defectos cognitivos en roedores.

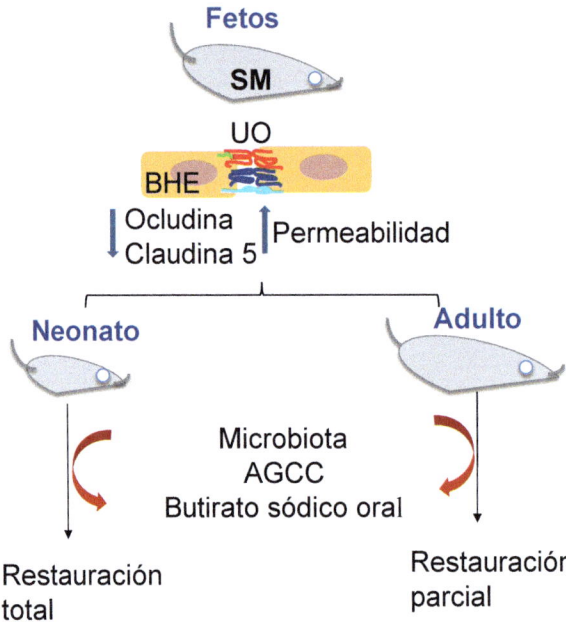

Figura IV.6. La microbiota y la barrera hematoencefálica (BHE) en el feto y adulto. El aumento de la permeabilidad de la BHE se evidenció por la extravasación del azul de Evans hacia el parénquima cerebral y la disminución de las proteínas (ocludina, claudina 5 y ZO1) de las uniones ocluyentes (UO). AGCC, ácidos grasos de cadena corta. SM, sin microbiota

2.3. Los probióticos, prebióticos, trasplante fecal y los antibióticos en la enfermedad crónica

La administración de probióticos, prebióticos (fibra), simbióticos (prebióticos más probióticos), antibióticos específicos y el trasplante fecal atenúa ciertas enfermedades y hoy en día es cada vez más frecuente su empleo en la práctica médica.

Los efectos beneficiosos más comunes de los *probióticos* son restaurar la homeostasis microbiana, el sistema inmunitario, la barrera intestinal y la BHE. Se han empleado en el tratamiento de la enfermedad intestinal inflamatoria, disfunciones psiquiátricas, enfermedad metabólica, regulación de la homeostasis del colesterol, Parkinson y Alzheimer y en todas ellas hubo mejoría. También rescatan el déficit de memoria generado en ratas por las alteraciones del microbioma intestinal inducidas por la dieta. En personas mayores, la administración de especies de *Bifidobacterium* se acompañó de una disminución de citocinas proinflamatorias. Algunas de las acciones de los probióticos alcanzan el sistema nervioso central vía el nervio vago. Por ejemplo, la vagotomía troncal reduce los efectos que *Lactobacillus rhamnosus* y *Bifidobacterium longum* tienen sobre el estrés, la ansiedad y la depresión y los de ciertas cepas de *L. reuteri* sobre los síntomas del espectro autista y la ELA. Por el momento se desconoce el tipo de señal que mandan las bacterias al sistema nervioso central vía el NV. Los *prebióticos* mejoran la homeostasis microbiana, reducen las alteraciones asociadas con el estrés, contrarrestan el daño causado por la dieta rica en grasa y también la disbiosis inducida por el alcohol. El *trasplante fecal* de un animal a otro o del ser humano al animal transfiere el fenotipo del donador y se ha observado transferencia del grado de grasa corporal, la diabetes *mellitus* 1, la ansiedad, la depresión, el Alzheimer y el Parkinson (Figura IV.7). Asimismo, el trasplante de heces de un ratón: i) joven a otro viejo mejora la memoria del

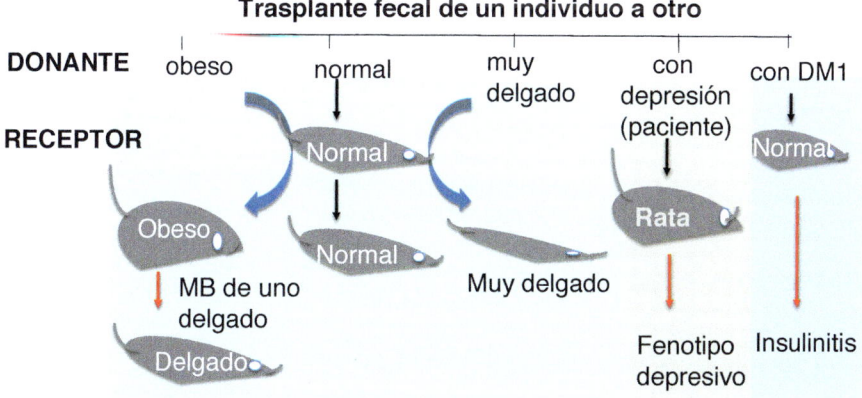

Figura IV.7. Respuesta del individuo receptor al trasplante fecal

último y viceversa y ii) con tumores induce el desarrollo de abundantes tumores en el ratón receptor.

Lo visto al manipular el microbioma intestinal con *antibióticos* específicos también sugiere asociación del microbioma con el desarrollo de la enfermedad. Indicaremos algunos ejemplos. En los modelos animales de Parkinson, por ejemplo, los antibióticos de amplio espectro aminoran la enfermedad, mientras que la inyección intracerebral de *Salmonella typhimurium* aumentó la deposición del amiloide. Los antibióticos disminuyen el número y tamaño de los tumores en los ratones susceptibles al desarrollo de carcinoma colónico. El tratamiento de los obesos con el antibiótico vancomicina (ataca a las bacterias Grampositivas) evita el aumento de la permeabilidad intestinal inducido por la dieta rica en grasa, indicando que el cambio microbiano precede al aumento en la permeabilidad.

La evitación y/o el alivio de la enfermedad mediante terapias que mejoran la composición microbiana sugieren que la disbiosis antecede al inicio de la enfermedad. Para la mayoría de las enfermedades, sin embargo, queda por demostrar fehacientemente si la disbiosis es la causa o la consecuencia.

2.4. ¿Por qué la disbiosis afecta a la homeostasis del hospedador?

El metabolismo microbiano produce pequeñas moléculas que llegan al hospedador difundiendo por el moco y, se considera que más de la mitad de las moléculas presentes en la sangre son generadas o controladas por el microbioma intestinal. La disbiosis, cambiando las señales de comunicación entre el microbioma y el hospedador, perturbará nuestra homeostasis (Figura IV.8). Algunas señales microbianas pueden alcanzar el sistema nervioso central sin necesidad de desestructurar la barrera intestinal y la hematoencefálica, por ejemplo, los ácidos grasos de cadena corta y el ácido indol-3-propiónico.

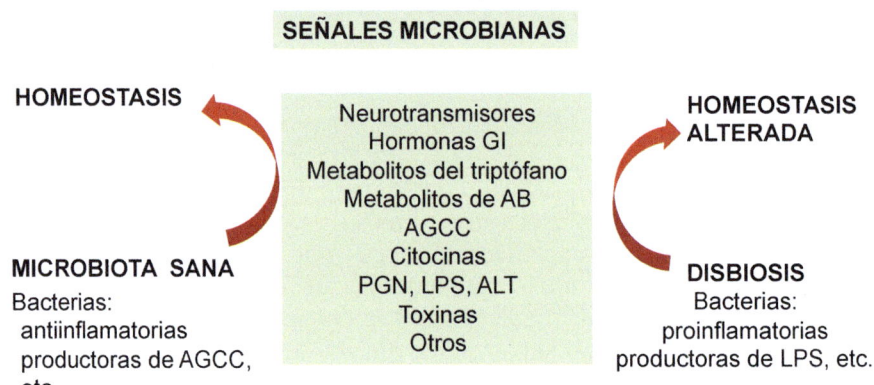

Figura IV.8. Señales microbianas de comunicación con el hospedador
(véase apartado de SIGLAS)

Los beneficios de las señales microbianas sobre el hospedador se describieron en el Capítulo III.2. Recordaremos algunos. Se considera al *butirato* un buen candidato para tratar la enfermedad ligada a la disbiosis y disfunción de las barreras intestinal y cerebral. Sus efectos beneficiosos han sido reconocidos en desórdenes psiquiátricos, en modelos de isquemia cerebral y en los de esclerosis múltiple y en todos ellos la administración del butirato restableció la permeabilidad de la BHE, indicando que la desestructuración de esta precede a dichas enfermedades. También retrasó el progreso de la ELA en los modelos animales, posiblemente reforzando la barrera hematoencefálica. Asimismo, la ausencia de los receptores del butirato o la disminución de su absorción intestinal se asocia con la inflamación y la carcinogénesis intestinal. Los pacientes de ELA tienen disminuido el contenido sérico de *vitamina B3* y su administración a los modelos animales y pacientes con la enfermedad mejoró los síntomas, mientras que aumentaron en aquellos que recibieron placebo. El *polisacárido A* de *Bacteroides fragilis* estimula la diferenciación de las células Treg (antiinflamatorias) en modelos animales con inflamación intestinal y en los de esclerosis múltiple. Una microbiota disbiótica podría producir *indoles* en exceso, lo que expondría al cerebro a los indoles neurodepresores: su acumulación en roedores se acompaña de alteraciones en el comportamiento y disminución locomotora.

3. LA PERMEABILIDAD DE LA BARRERA INTESTINAL Y LA ENFERMEDAD

No hay certeza sobre si el aumento de la permeabilidad de las uniones ocluyentes del epitelio intestinal es una manifestación temprana, una etapa esencial o un simple epifenómeno de la enfermedad, pero la evidencia clínica acumulada sugiere que dicho aumento precede al desarrollo de la enfermedad. El cambio en la permeabilidad de las uniones ocluyentes puede evidenciarse de diferentes maneras (Capítulo I.3, apartado 2.4), entre ellas, midiendo el contenido en plasma de la zonulina o del lipopolisacárido cuyos aumentos indican que las uniones están permeabilizadas.

Los lipopolisacáridos (LPS) son los principales componentes bacterianos, conocidos hasta el momento, que aumentan la permeabilidad intestinal (Capítulo I.3, apartado 2.7.5) y contribuyen al desarrollo y progreso de la metainflamación. La disponibilidad sistémica del LPS depende de la cantidad y composición de las Gramnegativas en el intestino. Citaremos algunas observaciones que relacionan el LPS con el aumento en la permeabilidad intestinal e inicio de la enfermedad. Aunque no siempre se ha medido, muchas de las enfermedades crónicas mencionadas en la Figura IV.1 cursan con alto contenido sérico de LPS (endotoxemia). El aumento de LPS precede a cualquier otra manifestación clínica del síndrome metabólico (obesidad y enfermedades asociadas) y el aumento de la permeabilidad intestinal es anterior a la endotoxemia; así la ingesta de una dieta rica en grasa durante una semana aumentó la permeabilidad intestinal del ratón de manera reversible y administrada durante tres a seis semanas incrementó la adiposidad y el contenido plasmático de la proteína ligadora del LPS. Como ya hemos mencionado, la administración de la vancomicina a obesos evidenció que el cambio microbiano precede al aumento de la permeabilidad de las uniones ocluyentes. Por tanto, la secuencia de eventos en respuesta a una dieta rica en grasa sería: disbiosis, apertura de las uniones ocluyentes, endotoxemia, síndrome metabólico. Otros estudios revelan que: la concentración plasmática del LPS es mayor en los pacientes con Alzheimer que en los individuos control, el LPS induce *in vitro* la formación de fibrillas β-amiloide típicas del Alzheimer y aparece en las lesiones cerebrales de pacientes con Alzheimer o con esclerosis múltiples (estudios *post mortem*). En ratones, la inyección intraperitoneal del LPS aumentó el contenido sistémico de las citocinas IL-β1, IL-6 y TNFα y reprodujo las manifestaciones clínicas del Alzheimer; lo mismo se observa tras la inyección de LPS en el IV ventrículo cerebral. En los ratones neonatos, el LPS reprogramó el eje hipotálamo-adenohipófisis-adrenes y aumentó su respuesta al estrés, tanto en el neonato y como en el adulto. Por otro lado, la administración del péptido LTP, que secuestra el LPS plasmático, mejora las manifestaciones clínicas de la inflamación intestinal.

La zonulina es el único regulador fisiológico de las uniones ocluyentes conocido hasta el momento e incrementa su permeabilidad (Capítulo I.3, apartado 2.7.7). Los individuos que padecen ciertas enfermedades crónicas (la celiaquía, la diabetes *mellitus* I y II, el ovario policístico, la esclerosis múltiple, entre otras) tienen aumentada la concentración plasmática de zonulina y la permeabilidad intestinal, y el tratamiento farmacológico con larazotide, inhibidor de la zonulina, atenúa el desarrollo de la colitis y diabetes *mellitus* 1. La acción de la zonulina sobre la BHE no ha sido evaluada.

En resumen, varias enfermedades crónicas cursan con disbiosis y permeabilidad intestinal aumentada, cambios que preceden a la aparición de cualquier manifestación clínica, aunque no siempre se han evaluado simultáneamente. Estas observaciones apoyan el modelo propuesto en la Figura IV.2 para la iniciación y persistencia de la enfermedad crónica sistémica y cerebral.

4. ESTILO DE VIDA POSTINDUSTRIAL, LA BARRERA INTESTINAL, EL MICROBIONA Y LA SALUD

La microbiota intestinal funciona como un «órgano» que nos proporciona atributos no codificados por nuestro genoma y, como tal, ocupa una posición central en nuestra fisiología. Factores ambientales y endógenos modifican la relación mutualista entre el microbioma y el hospedador y, en consecuencia, la homeostasis de este último (Figura IV.9).

La evidencia acumulada sugiere que el aumento en la incidencia de las enfermedades crónicas se debe a actuaciones de la vida moderna. Muchas de ellas alteran el microbioma, y/o desestructuran las uniones ocluyentes del epitelio intestinal (Figura IV.10).

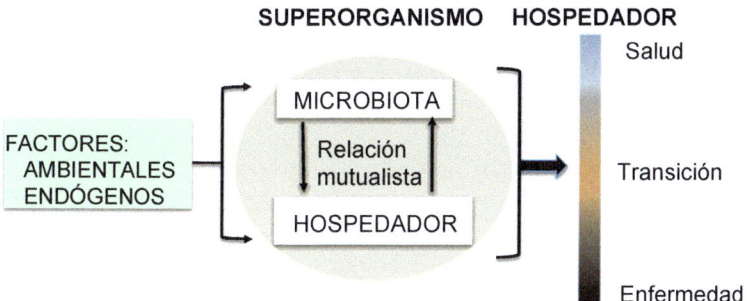

Figura IV.9. La homeostais del «superorganismo»

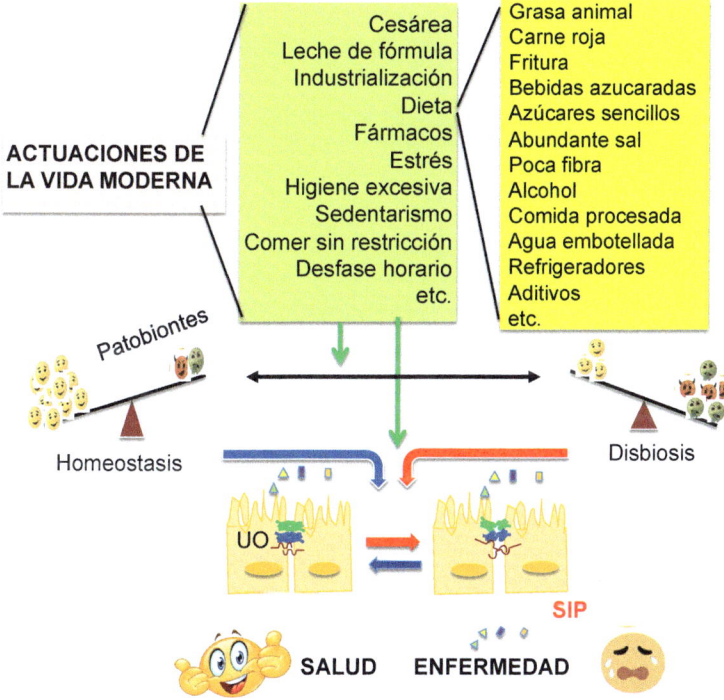

Figua IV.10. Actuaciones de la vida moderna, la microbiota y la barrera intestinal

4.1. Estilo de vida y el microbioma intestinal en los primeros años de vida

El hospedador y el microbioma intestinal se desarrollan simultáneamente y la infancia es un período crítico para tener un microbioma intestinal sano en la edad adulta. Hoy en día, la adquisición de una microbiota intestinal sana ya se ve dificultada desde su inicio: durante el nacimiento (Figura IV.11). La *cesárea*, cada vez más frecuente, imposibilita que la mucosa gastrointestinal del neonato sea colonizada por el microbioma de la vagina, evitando, de esta manera, que el microbioma materno pase a la siguiente generación. Respecto a los de parto natural, los niños nacidos por cesárea tienen mayor riesgo a padecer alergias, asma y diabetes *mellitus*, probablemente debido a diferencias en su microbiota inicial. Otra práctica muy extendida en la «vida moderna» es la *lactancia con leche de fórmula*, que, a diferencia de la materna, carece de la inmunoglobulina A (IgA) y prácticamente de los oligosacáridos. Estos últimos favorecen la supervivencia de los microorganismos procedentes de la madre y heredados durante milenios, y la IgA contribuye a la adquisición de un microbioma intestinal parecido al de la madre (Capítulo II.3, apartado 8). El microbioma intestinal de los ratones alimentados con leche materna difiere según contenga o no IgA y dicha diferencia persiste en el adulto. En definitiva, la *leche materna* parece haber sido seleccionada para favorecer la colonización intestinal del neonato por microorganismos que tienen una relación simbiótica bien establecida con el hospedador.

Los *antibióticos* son frecuentemente utilizados y su toma modifica la microbiota que se adquiere y altera la ya obtenida. Por ejemplo, la administración de antibióticos a la rata gestante y durante la lactancia (pasan a la leche) modifica la composición microbiana y el comportamiento de la descendencia: tiene ansiedad. Podría ocurrir que, además de cambiar temporalmente el microbioma, los antibióticos extingan grupos bacterianos.

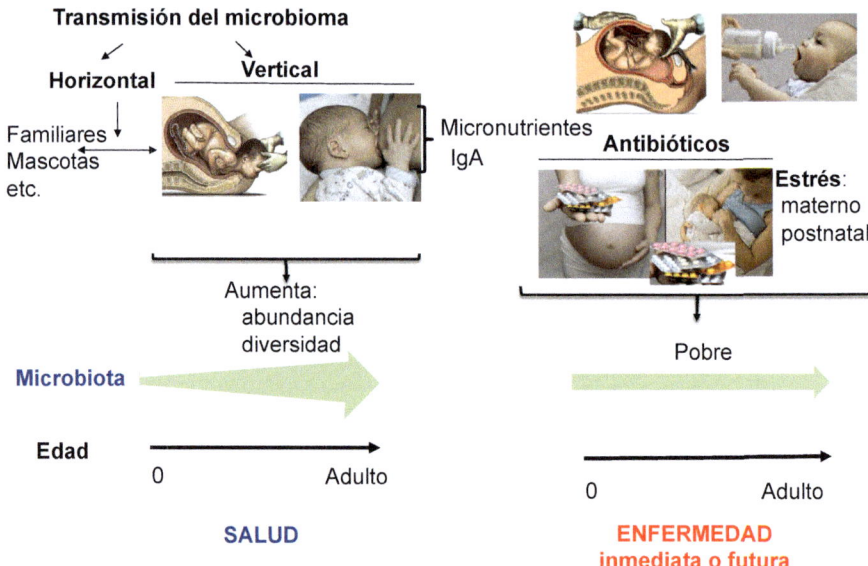

Figura IV.11. Actuaciones de la vida moderna que empobrecen el microbioma intestinal en los primeros años de vida

4.2. La dieta occidental, la barrera intestinal y el microbioma

El impacto de los hábitos alimenticios inadecuados sobre nuestra salud fue inicialmente considerado en la enfermedad inflamatoria intestinal, la obesidad, la cardiovascular y en el cáncer. Hoy en día está bien demostrada la contribución de la dieta al desarrollo de enfermedades neurológicas, algo que se ignoraba tan solo hace 15 años.

La revolución industrial ha generado dietas inadecuadas para la barrera y microbiota intestinal. En los países desarrollados y no desarrollados, comenzando ya en las guarderías, la dieta occidental ha reemplazado la tradicional o mediterránea. La occidental tiene mucha menos fibra que la mediterránea y gran contenido de nutrientes y alimentos procesados industrialmente que alteran la barrera (Capítulo I.3, apartado 2.7.6) y el microbioma intestinal (Capítulo III.1). También se ha incrementado el consumo de ácidos grasos omega 6 y disminuido el de los omegas 3, de manera que el cociente de ambos es mayor que 10/1 (algunos 30/1), siendo el saludable 4/1, como mucho. La refrigeración de los alimentos, muy utilizada en nuestros días para su conservación y con frecuencia incorrectamente, probablemente genere bacterias tolerantes al frio. Asimismo, ha disminuido el consumo de vitaminas C y E y la adquisición de vitamina D. Esta última ejerce acciones múltiples sobre la barrera intestinal, entre ellas fortalece las uniones ocluyentes; reduce la apoptosis epitelial, lo que refuerza la barrera intestinal; induce la expresión de péptidos antimicrobianos; modula la respuesta inmunitaria, y favorece la población de las bacterias productoras de ácidos grasos de cadena corta. La prevalencia de la esclerosis múltiple y diabetes *mellitus* 1 es mucho mayor en las latitudes altas que en lugares más cercanos al ecuador y se asocia con la deficiencia de vitamina D, quizás debida a una menor exposición solar. Su contenido está disminuido en los pacientes con esclerosis múltiple.

Los hábitos alimenticios mencionados no son compatibles con una barrera intestinal sana porque provocan disbiosis y permeabilizan las uniones ocluyentes del epitelio intestinal, lo que eventualmente puede generar la metainflamación. La dieta occidental es, por tanto, proinflamatoria, mientras que la mediterránea, rica en fibra, se asocia con alto contenido en ácidos grasos de cadena corta y anti-inflamación.

4.3. El estrés y el ejercicio intenso

Otra característica de la vida moderna es *el estrés*. Todos somos conscientes del impacto que las emociones tienen sobre el tracto gastrointestinal, siendo el estrés un factor de riesgo para el inicio y reactivación de la enfermedad inflamatoria gastrointestinal. La relación estrés-microbiota es bidireccional (Figura IV.12). Así, la activación de los ejes mediadores de la respuesta al estrés por factores estresantes aumenta la permeabilidad intestinal, induce la secreción de citocinas proinflamatorias, disminuye la producción de la IgA intestinal y cambia el ambiente gastrointestinal: lo hace menos atractivo para ciertas bacterias al mismo tiempo que favorece las patógenas (Capítulo III.4, apartado 4.2). Los cambios en la comunidad bacteriana y permeabilidad intestinal en respuesta al estrés se hacen evidentes en tan solo dos horas. Viceversa, alteraciones del microbioma y la barrera intestinal pueden conducir a la sicopatología.

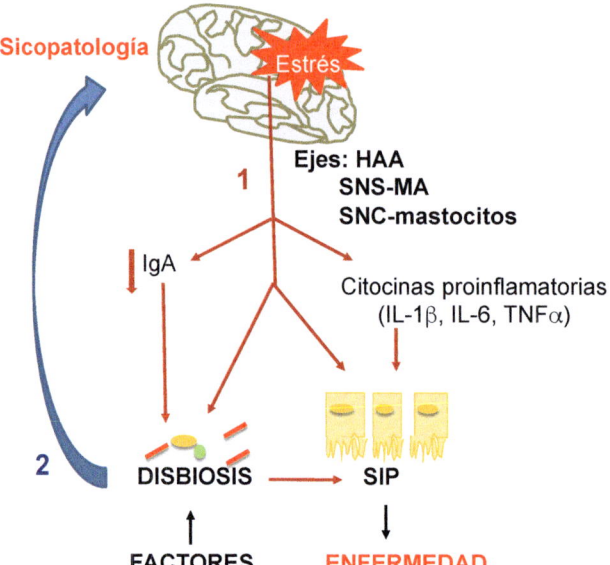

Figura IV.12. El estrés, la barrera intestinal y la microbiota intestinal. 1, respuesta al estrés. 2, cambios microbianos y de la barrera intestinal pueden conducir a la sicopatología. HAA, hipotálamo-adenohipófisis-adrenes; SNC-mastocitos, sistema nervioso central –mastocitos; SNS-MA, sistema nervioso simpático-médula adrenal (véase apartado de SIGLAS)

Contrario a los beneficios proporcionados por el ejercicio moderado y regular, el *ejercicio intenso*, cada vez más practicado, afecta negativamente a la barrera y microbioma intestinal. Durante el ejercicio, los atletas con frecuencia manifiestan dolor abdominal inducido por la liberación de las hormonas del estrés. El entrenamiento militar, considerado multi-estresante, altera el microbioma (composición y metabolismo) y aumenta la permeabilidad intestinal y los marcadores de la inflamación. El ejercicio

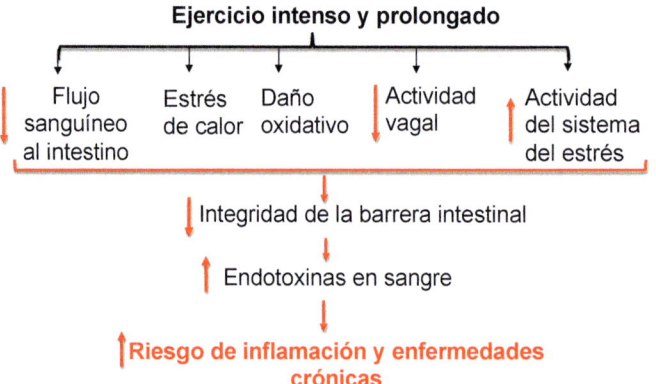

Figura IV.13. El ejercicio intenso y la salud. El nervio vago es antiinflamatorio y protege la integridad de las uniones ocluyentes. (Capítulo III.4)

intenso o la actividad física prolongada producen otros efectos que permeabilizan aún más las uniones ocluyentes y exacerban la respuesta inflamatoria, con efectos negativos para nuestra salud (Figura IV.13).

4.4. El envejecimiento y otras actuaciones de la vida moderna

La vida moderna conlleva un aumento en la *longevidad* y esta se acompaña de un empobrecimiento del microbioma intestinal y disfunción de la barrera intestinal con aumento de su permeabilidad. Todo ello conduce a la exposición crónica del sistema inmunitario a los antígenos intestinales, lo que deriva en la metainflamación, también llamada inflamación de la edad. Asimismo, se ha observado correlación entre la disbiosis intestinal y el envejecimiento acelerado, sugiriendo un vínculo entre ambos. Ello sugiere que modificando el microbioma podría evitarse el desarrollo de enfermedades relacionadas con el envejecimiento.

Otras actuaciones del nuevo estilo de vida son el excesivo consumo de alcohol, la refrigeración, los viajes a países con diferente franja horaria y la luz artificial. Todos ellos modifican el microbioma. Los dos últimos lo harían cambiando el ritmo de la liberación de melatonina (Capítulo III.3, apartado 1.2.3).

4.5. La vida moderna y el desarrollo del hospedador

Las actuaciones mencionadas (cesárea, leche de fórmula, antibióticos, la dieta, etc.) han empobrecido el microbioma intestinal a lo largo de generaciones, y siguen haciéndolo, al favorecer la adquisición de microbiotas disbióticas que se heredan de generación en generación. Dicho empobrecimiento cobra importancia durante los primeros años de vida, período durante el que el microbioma intestinal interacciona con nuestros sistemas en desarrollo, entre ellos el cerebro y el sistema inmunitario adaptativo, incluidas las decisiones de este último hacia lo propio (respuestas tolerantes) y ajeno (respuesta inflamatoria).

Se sabe muy poco del microbioma intestinal del feto, hasta no hace mucho se consideraba nulo (Capítulo III.1, apartado 3.1). Diversas observaciones indican que la microbiota de la madre gestante interacciona con el desarrollo del feto. Por ejemplo, la descendencia de madres que durante la gestación ingirieron excesiva grasa tipo trans (ratón) desarrolla metainflamación o tiene alterado el microbioma. La inflamación crónica materna durante la gestación (preeclampsia, diabetes) aumenta en la descendencia el riesgo de padecer enfermedades neurodegenerativas, como el síndrome del espectro autista, siendo la IL-17 un posible mediador: esta citocina llega al feto, probablemente a través de la placenta, y afecta su actividad cerebral. El estrés de la madre gestante (ratón) genera disbiosis en la madre y deteriora el microbioma de la descendencia, este contiene especies bacterianas intestinales tanto más patógenas cuanto más estresadas estuvieron las madres, posiblemente trasmitidas vía la IgA mamaria. Esta Ig selecciona las bacterias del neonato favoreciendo la colonización por aquellas que se parecen a las de la madre (Capítulo II.3, apartado 8). También, el estrés postnatal, como el que sufre el bebé en la Unidad de neonato (procedimientos invasivos y separación maternal), podría modificar el microbioma que está adquiriendo, esencial para la composición microbiana del adulto. Experiencias positivas (cuidado materno, por ejemplo) y negativas en los primeros años de vida pueden programar el eje HAA, las primeras amortiguan la respuesta del eje y las segundas aumentan la susceptibilidad al estrés en la edad adulta.

Parecen existir periodos críticos durante el desarrollo de nuestro organismo fuera de los cuales no es posible revertir las alteraciones causadas por un microbioma disbiótico (Figura IV.14). Por ejemplo, la toma de antibióticos en una etapa crítica del desarrollo (primeros años de vida), aun a bajas dosis y durante poco tiempo, puede tener consecuencias metabólicas a largo plazo: en el ratón produce obesidad. Las alteraciones exhibidas por los animales axénicos solo las revierte la colonización temprana con microbiota libre de patógenos específicos, no si dicha colonización se realiza en los adultos (véase Figuras III.4.2, IV.6 y IV.14A). Otra anomalía de estos animales, tranquilos en ausencia de estímulos estresantes, es su exagerada respuesta al estrés vía eje HAA (alto contenido en adrenoorticotropina y costicosterona sérica), con consecuencias cognitivas, conductuales, emocionales, etc., a largo plazo. Los animales axénicos también tienen aumentado el contenido sérico de triptófano que se normaliza tras la recolonización intestinal, no así el de serotonina del hipocampo. Todas estas observaciones sugieren que durante el desarrollo los sistemas del hospedador podrían

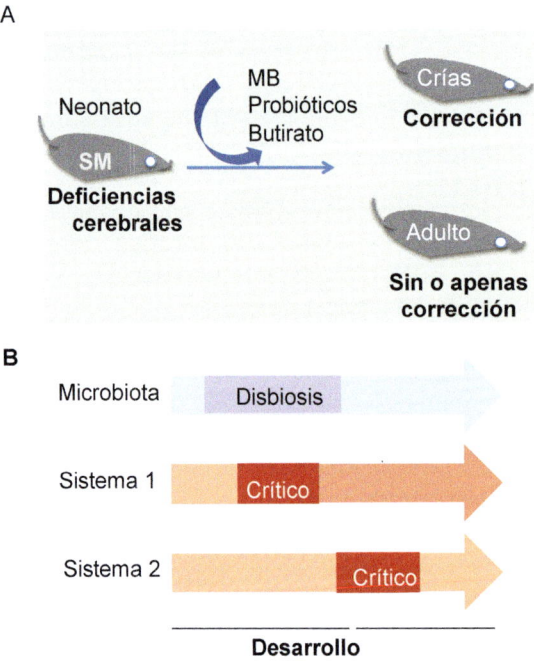

Figura IV.14. La disbiosis y el desarrollo del hospedador. B, se muestran dos sistemas con diferentes períodos críticos durante el desarrollo, fuera de los cuales no es posible revertir las alteraciones causadas por un microbioma disbiótico. El periodo crítico del Sistema 1 coincide con la disbiosis y el daño producido en el sistema no desaparecerá tras la recuperación del microbioma. El periodo crítico del sistema 2 no coincide con la disbiosis y el sistema se desarrollaría adecuadamente. SM, sin microbiota

enfrentarse a un microbioma intestinal desequilibrado y el daño generado, si no se revierte a tiempo, alterará las siguientes etapas del desarrollo, aun cuando el microbioma se restablezca más adelante. El daño causado podría manifestarse como una enfermedad inmediata o futura, a veces con larga latencia (Figura IV.14B).

5. EL NERVIO VAGO Y LA ENFERMEDAD

Al nervio vago se le ha llamado la autopista del eje intestino-cerebro y su estimulación emerge como una herramienta terapéutica para tratar la enfermedad, aunque los mecanismos subyacentes son poco conocidos. Por ejemplo, la baja actividad vagal aumenta la permeabilidad de las uniones ocluyentes (Capítulo I.3, apartado 2.7.3) y favorece el desarrollo de la enfermedad crónica. De hecho, los pacientes con enfermedad inflamatoria intestinal tienen el tono vagal disminuido y su activación restaura la homeostasis intestinal. También, la estimulación vagal mejora las afecciones psiquiátricas modificando el contenido de neurotransmisores centrales (GABA, serotonina y glutamato) (Figura IV.15) y se ha empleado para tratar la epilepsia y la depresión resistente a los fármacos. Ya se ha mencionado que la vagotomía troncal aminora los efectos de algunos probióticos

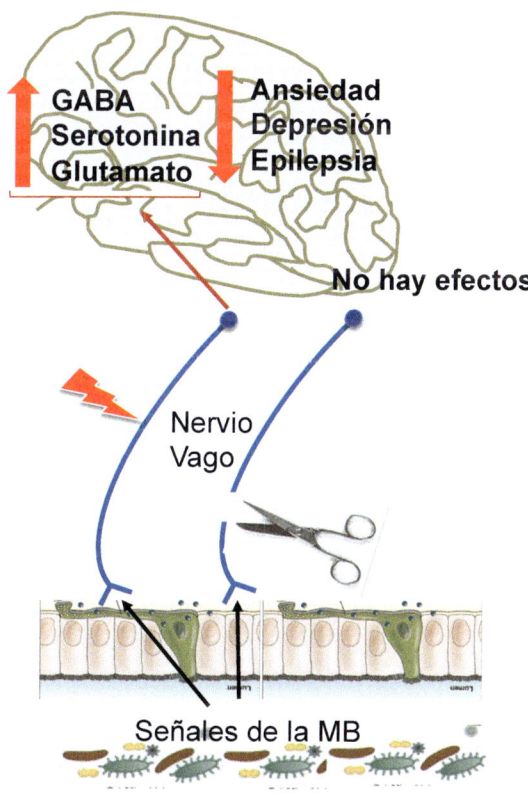

Figura IV.15. Respuestas del cerebro a la activación del nervio vago

(*Lactobacillus rhamnosus* y *Bifidobacterium longum*) sobre afecciones cerebrales (Capítulo III.4, apartado 3.4).

Paradójicamente, el NV contribuye al desarrollo del Parkinson y posiblemente del Alzheimer, enfermedades caracterizadas por el depósito en las células del sistema nervioso intestinal (SNE) y central de agregados de proteínas mal plegadas, los denominados amiloides: α-sinucleina en el Parkinson y β-amiloide en el Alzheimer. Los amiloides aparecen en el SNE antes que los cambios patológicos cerebrales y cuando alcanzan el parénquima cerebral generan neuroinflamación, con la consecuente disfunción y pérdida neuronal. Se ha observado que el microbioma produce amiloides, funcionalmente similares a los endógenos, que llegan al cerebro vía el nervio vago. Por ejemplo, *E. coli* genera el amiloide *Curli fimbriae* y la deposición intestinal y cerebral de α-sinucleina es mayor en las ratas colonizadas con *E. coli* productora del *curli* que en las expuestas a bacterias que no lo producen. Asimismo, la acumulación de α-sinucleina en el sistema nervioso intestinal de los pacientes de Parkinson se acompaña de mayor contenido intestinal de *E. coli* productora de *curli*, una permeabilidad intestinal aumentada y acúmulos de bacterias y/o sus toxinas en la submucosa, indicativo de que atravesaron en epitelio. La producción bacteriana de amiloides explica por qué los modelos animales de Parkinson necesitan el microbioma para manifestar la patología propia de la enfermedad (ver Figura IV.5). Se considera que los amiloides secretados por las bacterias a la luz intestinal, tras ser internalizados por el epitelio, inducen el plegamiento de una proteína endógena con efecto dominó: una proteína mal plegada provoca el plegamiento anómalo de siguiente. Al llegar al cerebro, la proteína mal plegada estimula la generación neuronal de agregados del amiloide endógeno, que inducen la neuroinflamación. El error del plegamiento proteico se trasmite desde el intestino al cerebro vía el nervio vago, así la inyección intestinal de α-sinucleina produce plegamiento de la α-sinucleina cerebral sin que aparentemente abandone el intestino y la sección del vago evita la aparición del amiloide en el cerebro (Figura IV.16). Esta ruta vagal explica por qué la vagotomía, utilizada como terapia para paliar la acidez gástrica en los años 70, disminuye el riesgo de padecer el Parkinson. Se especula si el plegamiento de la proteína endógena se inicia en las células enteroendocrinas del epitelio intestinal, células que conectan la luz intestinal con el SNE y el vago.

Por el momento se desconoce el desencadenante de la formación de las placas de β-amiloide en el Alzheimer. Se piensa que, al igual que en el Parkinson, los agregados β-amiloides se producen en el sistema nervioso entérico en respuesta a la disbiosis y son transportados al cerebro por el nervio vago.

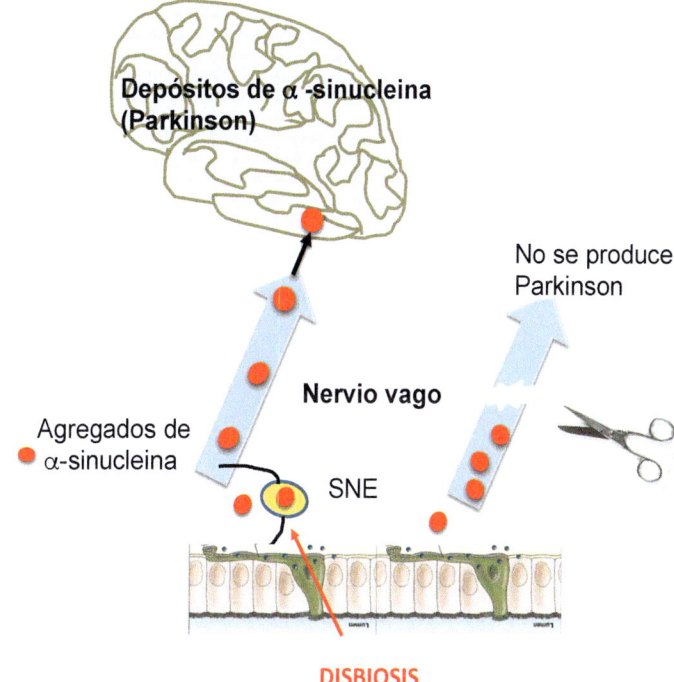

Figura IV.16. Contribución del nervio vago al desarrollo del Parkinson. SNE, sistema nervioso entérico

REFERENCIAS

Barrera intestinal y enfermedad

Ahmad, R. y col. (2017): «Gut permeability and mucosal inflammation: bad, good or context dependent». *Mucosal Immunology*, 10, 307-317. DOI: 10.1038/mi.2016.128.

Camilleri, M. (2007): «Leaky gut: mechanisms, measurement and clinical implications in humans». *Gut*, 68, 1516-1526. DOI: 10.1136/gutjnl-2019-318427.

Cereijido, M. y col. (2007): «New diseases derived or associated with the tight junction». *Archives of Medical Research*, 38, 465-478. DOI: 10.1016/j.arcmed.2007.02.003.

Chelakkot, C.; Ghim, J. y Ryu, S. H. (2018): «Mechanisms regulating intestinal barrier integrity and its pathological implications». *Experimental & Molecular Medicine*, 50, 1-9. DOI: 10.1038/s12276-018-0126-x.

Fasano, A. (2012): «Intestinal permeability and its regulation by zonulin: diagnostic and therapeutic implications». *Clinical Gastroenterology and Hepatology*, 10, 1096-1100. DOI: 10.1016/j.cgh.2012.08.012.

Fukui, H. (2016): «Increased intestinal permeability and decreased barrier function: does it really influence the risk of inflammation?». *Inflammation Intestinal Diseases*, 1, 135-145. DOI: 10.1159/000447252.

Krug, S. M.; Schulzke, J. D. y Fromm, M. (2014): «Tight junction, selective permeability, and related diseases». *Seminars in Cell and Development Biology*, 36, 166-176. DOI: 10.1016/j.semcdb.2014.09.002.

Nagpal, R. y Yadal, H. (2017): «Bacterial translocation from the gut to the distant organs: an overview». *Annals of Nutrition and Metabolism*, 71, 11-16. DOI: 10.1159/000479918.

Obrenovich, M. E. M. (2018): «Leaky gut, leaky brain?». *Microorganisms*, 6, 107. DOI: 10.3390/microorganisms6040107.

Odenwald, M. A. y Turner, J. R. (2013): «Intestinal permeability defects: is it time to treat?». *Clinical Gastroenterology and Hepatology*, 11, 1075-1083. DOI: 10.1016/j.cgh.2013.07.001.

Odenwald, M. A. y Turner, J. R. (2017): «The intestinal epithelial barrier: A therapeutic target?». *Nature Reviews Gastroenterology & Hepatology*, 14, 9-21. DOI: 10.1038/nrgastro.2016.169.

Van Houten, J. M. y col. (2015): «My gut feeling says rest: Increased intestinal permeability contributes to chronic diseases in high-intensity exercisers». *Medical Hypotheses*, 85, 882-886. DOI: 10.1016/j.mehy.2015.09.018.

Vanuytsel, T.; Vermeire, S. y Cleynen, I. (2013): «The role of haptoglobin and its related protein, Zonulin, in inflammatory bowel disease». *Tissue barriers*, 1, 5, e27321. DOI: 10.4161/tisb.27321.

Viggiano, D. y col. (2015): «Gut barrier in health and disease: focus on childhood». *European Review for Medical and Pharmacological Sciences*, 19, 1077-1085. PMID: 25855935.

Zhang, D. (2012): «Circulating zonulin levels in newly diagnosed Chinese type 2 diabetes patients». *Diabetes Research and Clinical Practice*, 106, 312-318. DOI: 10.1016/j.diabres.2014.08.017.

Microbiota y enfermedad

Carding, S. y col. (2015): «Dysbiosis of the gut microbiota in disease». *Microbial Ecology in Health and Disease*, 26, 10.3402/mehd.v26.26191. DOI: 10.3402/mehd.v26.26191.

De Gruttola, A. K. y col. (2016): «Current understanding of dysbiosis in disease inhuman and animal models». *Inflammatory Bowel Diseases*, 22, 1137-1150. DOI: 10.1097/MIB.0000000000000750.

Fung, T.C.; Olson, C. A. y Hsia, E. Y. (2017): «Interactions between the microbiota, immune and nervous systems in health and disease». *Nature Neuroscience*, 20, 145-155. DOI: 10.1038/nn.4476.

Gonzalez-Correa, C. A. y col. (2017): «The colon revisited or the key to wellness, health and disease». *Medical Hypotheses*, 108, 133-143. DOI: 10.1016/j.mehy.2017.07.032.

Lyte, M. (2004): «Microbial endocrinology and infectious disease in the 21st century». *Trends in Microbiology*, 12, 14-20. DOI: 10.1016/j.tim.2003.11.004.

Martin, V. J. y col. (2016): «The need for a prospective longitudinal approach to predicting disease». *Journal of Pediatric*, 179, 240-248. DOI: 10.1016/j.jpeds.2016.08.049.

Mayerhofer, R. y col. (2017): «Diverse action of lipoteichoic acid and lipopolysaccharide on neuroinflammation, blood-brain barrier disruption, and anxiety in mice». *Brain, Bihavior, and Immunity*, 60, 174-187. DOI: 10.1016/j.bbi.2016.10.011.

Sekirov, I. y col. (2010): «Gut microbiota in health and disease». *Physiological Reviews*, 90, 859-904. DOI: 10.1152/physrev.00045.2009.

Stilling, R.M.; Dinan, T. G. y Cryan, J. F. (2014): «Microbial genes, brain and behaviour - epigenetic regulation of the gut-brain axis». *Genes, Brain and Bihavior*, 13, 69-86. DOI: 10.1111/gbb.12109.

Yamashiro, Y. (2017): «Gut microbiota in health and disease». *Annals of Nutrition and Metabolism*, 71, 242-246. DOI: 10.1159/000481627.

Zhang, Y.-J. y col. (2015): «Impacts of gut bacteria on human health and diseases». *Journal of Molecular Science*, 16, 7493-7519. DOI: 10.3390/ijms16047493.

La barrera intestinal, la microbiota y la enfermedad sistémica

Enfermedad Autoinmunes

de Kort, S.; Keszthelyi, D. y Masclee, A. A. M. (2011): «Leaky gut and diabetes mellitus: what is the link?». *Obesity Review*, 12, 449-458. DOI: 10.1111/j.1467-789X.2010.00845.x.

de Oliveira y col. (2017): «Intestinal dysbiosis and probiotic applications in autoimmune diseases». *Immunology*, 152 1-12. DOI: 10.1111/imm.12765.

Fasano, A. (2012): «Zonulin, regulation of tight junctions, and autoimmune diseases». *Annals of the New York Academy of Sciences*, 1258, 25-33. DOI: 10.1111/j.1749-6632.2012.06538.x.

Gülden, E.; Wong, F. S. y Wena, L. (2015): «The gut microbiota and Type 1 Diabetes». *Clinical Immunology*, 159, 143-153. DOI: 10.1016/j.clim.2015.05.013.

Li, X. y Atkinson, M. A. (2015): «The role for gut permeability in the pathogenesis of type 1 diabetes – a solid or leaky concept?». *Pediatric Diabetes*, 16, 485-492. DOI: 10.1111/pedi.12305.

Lin, R. y col. (2015): «Abnormal intestinal permeability and microbiota in patients with autoimmune hepatitis». *International Journal of Clinical and Experimental Pathology*, 8, 5153-5160. PMID: 26191211.

Morris, G. y col. (2016): «The Role of microbiota and intestinal permeability in the pathophysiology of autoimmune and neuroimmune processes with an emphasis on inflammatory bowel disease, type 1 diabetes and chronic fatigue syndrome». *Current Pharmaceutical Design*, 22, 6058-6075. DOI: 10.2174/1381612822666160914182822.

Mu, O. y col. (2017): «Leaky gut as a danger signal for autoimmune diseases». *Frontiers in Immunology*, 8, 598. DOI: 10.3389/fimmu.2017.00598.

Schumann, M. y col. (2017): «Celiac disease: role of the epithelial barrier». *Cellular and Molecular Gastroenterology and Hepatology*, 3, 150-162. DOI: 10.1016/j.jcmgh.2016.12.006.

Visser, J. y col. (2009): «Tight junctions, intestinal permeability, and autoimmunity celiac disease and type 1 diabetes paradigms». *Annals of the New York Academy of Sciences*, 1165, 195-205. DOI: 10.1111/j.1749-6632.2009.04037.x.

Wen, L. y col. (2008): «Innate immunity and intestinal microbiota in the development of Type 1 diabetes». *Nature*, 455, 1109-1113. DOI: 10.1038/nature07336.

Enfermedad intestinal y glándulas anexas

Bonaz, B. L. y Bernstein, C. N. (2013): «Brain-gut interactions in inflammatory bowel diseases». *Gastroenterology*, 144, 36-49. DOI: 10.1053/J.gastro.2012.10.003.

Frank, D. N. y col. (2007): «Molecular-phylogenetic characterization of microbial community imbalances in human inflammatory bowel diseases». *Proceedings of the National Academy of Sciences*, 104, 13780-13785. DOI: 10.1073pnas.0706625104.

Irrazábal, A. y col. (2014): «The multifaceted role of the intestinal microbiota in colon cancer». *Molecular Cell*, 54, 309-320. DOI: 10.1016/j.molcel.2014.03.039.

Jun, M. y Chang, E. B. (2016): «The gut microbiota and inflammatory bowel diseases». *Translational Research*, 179, 38-48. DOI: 10.1016/j.trsl.2016.06.002.

Kang, M. y Martin, A. (2017): «Microbiome and colorectal cancer: Unraveling host-microbiota interactions in colitis-associated colorectal cancer development». *Seminars in Immunology*, 32, 3-13. DOI: 10.1016/j.smim.2017.04.003.

Khan, I. y col. (2019): «Alteration of gut microbiota in inflammatory bowel disease (IBD): cause or consequence? IBD treatment targeting the gut microbiome». *Pathogens*, 8, 126. DOI: 10.3390/pathogens8030126.

Kho, Z. Y. y Sunil, K. L. (2018): «The human gut microbiome – a potential controller of wellness and disease». *Frontiers in Microbiology*, 9, 1835. DOI: 10.3389/fmicb.2018.01835.

Komiyama, S. y col. (2021): «Profiling of tumour-associated microbiota in human hepatocellular carcinoma». *Scientific Reports*, 11, 10589. DOI: 10.1038/s41598-021-89963-1.

Labus, J. S. y col. (2017): «Differences in gut microbial composition correlate with regional brain volumes in irritable bowel syndrome». *Microbiome*, 5, 49. DOI: 10.1186/s40168-017-0260-z.

Lewis, J. D. y col. (2016): «Inflammation, antibiotics, and diet as environmental stressors of the gut microbiome in pediatric Crohn's disease». *Cell Host and Microbe*, 18, 489-500. DOI: 10.1016/j.chom.2015.09.008.

Lobionda, S. y col. (2019): «The role of gut microbiota in intestinal inflammation with respect to diet and extrinsic stressors». *Extrinsic Stressors. Microorganisms*, 7, 271. DOI: 10.3390/microorganisms7080271.

Mancini, A. y col. (2018): «Gut: liver: brain axis: the microbial challenge in the hepatic encephalopathy». *Food & Function*, 9, 1373-1388. DOI: 10.1039/c7fo01528c.

Nagao-Kitamoto, H. y col. (2016): «Pathogenic role of the gut microbiota in gastrointestinal diseases». *Intestinal Research*, 14, 127-138. DOI: 10.5217/ir.2016.14.2.127.

Ohland, C. L. y Jobin, C. (2014): «Bugs and food: a recipe for cancer?». *Cell Metabolism*, 20, 937-938. DOI: 10.1016/j.cmet.2014.11.010.

Saggioro, A. (2014): «Leaky gut, microbiota, and cancer: an incoming hypothesis?». *Journal of Clinical Gastroenterology*, 48 Supple 1, S62-S6. DOI: 10.1097/MCG.0000000000000255.

Wang, X. y col. (2012): «Epithelial tight junctional changes in colorectal cancer tissues». *Scientific World Journal*, 11, 826-841. DOI: 10.1100/tsw.2011.86.

Zechner, E. L. (2017): «Inflammatory disease caused by intestinal pathobionts». *Current Opinion in Microbiology*, 35, 64-69. DOI: 10.1016/j.mib.2017.01.011.1.

Zhan, G. M. y col. (2017): «Interactions between intestinal microbiota and host immune response in inflammatory bowel disease». *Frontiers in Immunology*, 8, 942. DOI: 10.3389/fimmu.2017.00942.

Síndrome metabólico: obesidad y diabetes mellitus 2

Araújo, J. R. y col. (2017): «Impact of high-fat diet on the intestinal microbiota and small intestinal physiology before and after the onset of obesity». *Biochimie*, 141, 97-106. DOI: 10.1016/j.biochi.2017.05.019.

Barbier de La Serre, C. y col. (2010): «Propensity to high-fat diet-induced obesity in rats is associated with changes in the gut microbiota and gut inflammation». *American Journal of Physiology-Gastrointestinal and Liver Physiology*, 299, G440-G448. DOI: 10.1152/ajpgi.00098.2010.

Bliss, E. S. y Whiteside, E. (2018): «The gut-brain axis, the human gut microbiota and their integration in the development of obesity». *Frontiers in Physiology*, 9, 900. DOI: 10.3389/fphys.2018.00900.

Cani, P. D.; Bibiloni, R. y Knauf, C. (2008): «Changes in gut microbiota control metabolic endotoxemia-induced inflammation in high-fat diet-induced». *Diabetes*, 57, 1470-1481. DOI: 10.2337/db07-1403.

Carvalho, B. M. y Saad, M. J. A. (2013): «Influence of gut microbiota on subclinical inflammation and insulin resistance». *Mediators of Inflammation*, 2013, 986734. DOI: 10.1155/2013/986734.

Duranti, S. y col. (2017): «Obesity and microbiota: an example of an intricate relationship». Genes & Nutrition, 12, 18. DOI: 10.1186/s12263-
017-0566-2.

Fan, Y. y Pedersen, O. (2021): «Gut microbiota in human metabolic health and disease». Nature Reviews Microbiology, 19, 55-71.
DOI:10.1038s41579-020-0433-9.

Fandriks, L. (2016): «Roles of the gut in the metabolic syndrome: an overview». Journal of Internal Medicine, 281, 319-336. DOI: 10.1111/
joim.12584.

Hamilton, M. K. y Raybould, H. E. (2016): «Bugs, guts and brains, and the regulation of food intake and body weight». International Journal of Obesity Supplements, 6, S8-S14. DOI: 10.1038/ijosup.2016.3.

Kim, M.-H. y col. (2021): «Gut microbiota and metabolic health among
overweight and obese individuals». Scientific Reports, 10, 19417. DOI:
10.1038/s41598-020-76474-8.

Lone, J. B. y col. (2018): «Gut microbiome: Microflora association with obesity and obesity-related comorbidities». Microbial Pathogenesis, 124,
266-271. DOI: 10.1016/j.micpath.2018.08.036.

Muñoz-Garach, A. (2016): «Gut microbiota and type 2 diabetes mellitus». Endocrinology and Nutrition, 63, 560-568. DOI: 10.1016/j.en-
donu.2016.07.008.

Piya, M. K.; Hartea, A. L. y McTernana, P. G. (2013): «Metabolic endotoxemia:
is it more than just a gut feeling?». Current Opinion in Lipidology, 24,
78-85. DOI: 10.1097/MOL.0b013e32835b4431.

Saiyasit, N. y col. (2019): «Gut dysbiosis develops before metabolic distur-
bance and cognitive decline in high-fat diet induced obese condition».
Nutrition, 69, 110576 DOI: 10.1016/j.nut.2019.110576.

Ussar, S.; Fujisaka, S. y Kahn, C. R. (2016): «Interactions between host genetics and gut microbiome in diabetes and metabolic syndrome». Molecular Metabolism, 5, 795-803. DOI: 10.1016/j.molmet.2016.07.004.

Winer, D. A. y col. (2016): «The intestinal immune system in obesity and
insulin resistance». Cell Metabolism, 23, 413-426. DOI: 10.1016/j.
cmet.2016.01.003.

Zhao, L. (2013): «The gut microbiota and obesity: from correlation to cau-
sality». Nature Review Microbiology, 11, 639-647. DOI: 10.1038/nrmi-
cro3089.

Síndrome de ovario policístico

Tremellen, K. y Pearce, K. (2012): «Dysbiosis of gut microbiota (dogma) – a
novel theory for the development of polycystic ovarian syndrome». Medical Hypotheses, 79, 104-112. DOI: 10.1016/j.mehy.2012.04.016.

Kelley, S. T. y col. (2016): «The gut microbiome is altered in a letrozole-indu-
ced mouse model of polycystic ovary». PLoS ONE, 1, e0146509. DOI:
10.6084/m9.figshare. 1554901.

Guo, Y. y col. (2016): «Association between polycystic ovary syndrome and gut microbiota». *PLoS ONE*, 11, e0153196. DOI: 10.1371/journal.pone.0153196.

Polak, K. y col. (2016): «New markers of insulin resistance in polycystic ovary syndrome». *Journal of Endocrinological Investigation*, 40, 1-8. DOI: 10.1007/s40618-016-0523-8.

Otras

Gomez-Llorente, M. A. y col. (2017): «Obesity and asthma: a missing link». *International Journal of Molecular Science*, 18, 1490. DOI: 10.3390/ijms18071490.

Rinninella, E. y col. (2018): «The role of diet, micronutrients and the gut microbiota in age-related macular degeneration: new perspectives from the gut-retina axis». *Nutrients*, 10, 1677. DOI: 10.3390/nu10111677.

La barrera intestinal, la microbiota y sistema nervioso central

Generales

Borre, Y. E. y col. (2014): «Microbiota and neurodevelopmental windows: implications for brain disorders». *Trends in Molecular Medicine*, 20, 509-518. DOI: 10.1016/j.molmed.2014.05.002.

Cryan, J. F. y col. (2020): «The gut microbiome in neurological disorders». *Lancet Neurology*, 19, 179-194. DOI: 10.1016/S1474-4422(19)30356-4.

Galland, L. (2014): «The gut microbiome and the brain». *Journal of Medicinal Food*, 17, 1261-1272. DOI: 10.1089/jmf.2014.7000.

Kelly, J. R. y col. (2017): «Cross talk: The microbiota and neurodevelopmental disorders». *Frontiers in Neuroscience*, 11, 490. DOI: 10.3389/fnins.2017.00490.

Main, B. S. y Minter, M. R. (2017): «Microbial immuno-communication in neurodegenerative diseases». *Frontiers in Neuroscience*, 11, 151. DOI: 10.3389/fnins.2017.00151.

Mancini, A. y col. (2018): «Gut: liver: brain axis: the microbial challenge in the hepatic encephalopathy». *Food and Function*, 9, 1373-1388. DOI: 10.1039/c7fo01528c.

Quigley, E. M. M. (2017): «Microbiota-brain-gut axis and neurodegenerative diseases». *Current Neurology and Neuroscience Reports*, 17, 94. DOI: 10.1007/s11910-017-0802-6.

Rea, K.; Dinan, T. G. y Cryan, J. F. (2016): «The microbiome: A key regulator of stress and neuroinflammation». *Neurobiology of Stress*, 4, 23-33. DOI: 10.1016/j.ynstr.2016.03.001.

Sarkar, S. R. y Banerjee, S. (2019): «Gut microbiota in neurodegenerative disorders». *Journal of Neuroimmunology*, 328, 98-104. DOI: 10.1016/j.jneuroim.2019.01.004.

Tilocca, B. y col. (2020): «Gut-brain axis and neurodegeneration: state-of-the-art of meta-omics sciences for microbiota characterization». *International Journal of Molecular Sciences*, 21, 4045. DOI: 10.3390/ijms21114045.

Tremlett, H. y col. (2017): «The gut microbiome in human neurological disease: a review». *Annals of Neurology*, 81, 369-382. DOI: 10.1002/ana.24901.

Willyard, C. (2021): «How gut microbes could drive brain disorders». *Nature*, 590, 25. DOI: 10.1038/nature23910.

Zhu, S. y col. (2020): «The progress of gut microbiome research related to brain disorders». *Journal of Neuroinflammation*, 17, 25. DOI: 10.1186/s12974-020-1705-z.

Alzheimer

Cattaneo, A. y col. (2017): «Association of brain amyloidosis with pro-inflammatory gut bacterial taxa and peripheral inflammation markers in cognitively impaired elderly». *Neurobiology of Aging*, 49, 60-68. DOI: 10.1016/j.neurobiolaging.2016.08.019.

Garcez, M. L. y col. (2019): «Microbiota alterations in Alzheimer's disease: involvement of the kynurenine pathway and inflammation». *Neurotoxicity Research*, 36, 424-436. DOI: 10.1007/s12640-019-00057-3.

Harach, T. N. y col. (2016): «Reduction of a beta amyloid pathology in APPPS1 transgenic mice in the absence of gut microbiota». *Scientific Reports*, 7, 41802. DOI: 10.1038/srep41802.

Kowalski, K. y Mulak, A. (2019): «Brain-gut-microbiota axis in Alzheimer's disease». *Neurogastroenterology and Motility*, 25, 48-60. DOI: 10.5056/jnm18087.

Li, Z. y col. (2018): «The intestinal microbiome and Alzheimer's disease: A review». *Animal Models and Experimental Medicine*, 1, 180-188. DOI: 10.1002/ame2.12033.

Vogt, N. M. y col. (2017): «Gut microbiome alterations in Alzheimer's disease». *Scientific Reports*, 7, 13537. DOI: 10.1038/s41598-017-13601-y.

Wang, M.-M. y col. (2018): «Innate immune activation in Alzheimer's disease». *Annals of Translational Medicine*, 6, 177. DOI: 10.21037/atm.2018.04.20.

Disfunciones psiquiátricas

Alam, R.; Abdolmaleky, H. M. y Zhou, J. R. (2017): «Microbiome, inflammation, epigenetic alterations, and mental diseases». *Neuropsychiatric Genetics*, 174, 651-660. DOI: 10.1002/ajmg.b.32567.

Appleton, J. (2018): «The gut-brain axis: influence of microbiota on mood and mental health». *Integrative Medicine (Encinitas)*, 17, 28-32. PMID: 31043907.

Arentsen, T. y col. (2015): «Host microbiota modulates development of social preference in mice». *Microbial Ecology in Health and Disease*, 26, 29719. DOI: 10.3402/mehd.v26.29719.

Audet, M.-C. (2019): «Stress-induced disturbances along the gut microbiota-immune-brain axis and implications for mental health: Does sex matter?». *Frontiers in Neuroendocrinoly*, 54, 100772. DOI: 10.1016/j. yfrne.2019.100772.

Christian, L. M. y col. (2015): «Gut microbiome composition is associated with temperament during early childhood». *Brain, Behavior, and Immunity*, 45, 118-127. DOI: 10.1016/j.bbi.2014.10.018.

Clarke, G. y col. (2013): «The microbiome-gut-brain axis during early life regulates the hippocampal serotonergic system in a sex-dependent manner». *Molecular Psychiatry*, 18, 666-673. DOI: 10.1038/mp.2012.77.

Dinan, T. G. y Cryan, J. F. (2013): «Melancholic microbes: a link between gut microbiota and depression?». *Neurogastroenterology & Motility*, 25, 713-719. DOI: 10.1111/nmo.12198.

Dinan, T. G. y Cryan, J. F. (2017): «Brain-gut-microbiota axis and mental health». *Psychosomatic Medicine*, 79, 920-926. DOI: 10.1097/ PSY.0000000000000519.

Evrensel, A. y col. (2019): «Neuroinflammation, gut-brain axis and depression». *Psychiatry Investigation*, 17, 2-8. DOI: 10.30773/pi.2019.08.09.

Galley, J. D. y Bailey, M. T. (2014): «Impact of stressor exposure on the interplay between commensal microbiota and host inflammation». *Gut Microbes*, 5, 390-396. DOI: 10.4161/gmic.28683.

Jaglin, M. y col. (2018): «Indole, a signaling molecule produced by the gut microbiota, negatively impacts emotional behaviors in rats». *Frontiers in Neurosciences*, 12, 216. DOI: 10.3389/fnins.2018.00216.

Karl, J. P. y col. (2017): «Changes in intestinal microbiota composition and metabolism coincide with increased intestinal permeability in young adults under prolonged physiological stress». *American Journal of Physiology-Gastrointestinal and Liver Physiology*, 312, G559-G571. DOI: 10.1152/ajpgi.00066.2017.

Kelly, J. R. y col. (2015): «Breaking down the barriers: the gut microbiome, intestinal permeability and stress-related psychiatric disorders». *Frontiers in Cellular Neuroscience*, 9, 392. DOI: 10.3389/fncel.2015.00392.

Kraneveld, A. D. y col. (2014): «The neuro-immune axis: prospect for novel treatments for mental disorders». *Basic & Clinical Pharmacology & Toxicology*, 114, 128-136. DOI: 10.1111/bcpt.12154.

Lach, G. y col. (2018): «Anxiety, depression, and the microbiome: a role for gut peptides». *Neurotherapeutics*, 15, 36-59. DOI: 10.1007/s13311-017-0585-0.

Lee, S.-H. y col. (2020): «Emotional well-being and gut microbiome profiles by enterotype». *Scientific Reports*, 10, 20736. DOI: 10.1038/s41598-020-77673-z.

Lima-Ojeda, J. M.; Rupprecht, R. y Baghai, T. C. (2017): «"I am I and my bacterial circumstances": linking gut microbiome, neurodevelopment, and depression». *Frontiers in Psychiatry*, 8, 153. DOI: 10.3389/fpsyt.2017.00153.

Pennisi, E. (2019): «Gut bacteria linked to mental well-being and depression». *Science*, 363, 569. DOI: 10.1126/science.363.6427.569.

Petra, A. I. y col. (2015): «Gut-microbiota-brain axis and its effect on neuropsychiatric disorders with suspected immune dysregulation». *Clinical Therapeutics*, 37, 984-995. DOI: 10.1016/j.clinthera.2015.04.002.

Rieder, R. y col. (2017): «Microbes and mental health: A review». *Brain, Behavior, and Immunity*, 66, 9-17. DOI: 10.1016/j.bbi.2017.01.016.

Schachter, J. y col. (2017): «Effects of obesity on depression: A role for inflammation and the gut microbiota». *Brain, Bihavior and Immunity*, 69, 1-8. DOI: 10.1016/j.bbi.2017.08.026.

Slyepchenko, A. y col. (2017): «Gut microbiota, bacterial translocation, and interactions with diet: pathophysiological links between major depressive disorder and non-communicable medical comorbidities». *Psychotherapy and Psychosomatics*, 86, 31-46. DOI: 10.1159/000448957.

Sudo, N. (2019): «Role of gut microbiota in brain function and stress-related pathology». *Bioscience of Microbiota, Food and Health*, 38, 75-80. DOI: 10.12938/bmfh.19-006.

Sudo, N. y col. (2004): «Postnatal microbial colonization programs the hypothalamic-pituitary-adrenal system for stress response in mice». *The Journal of Physiology*, 558, 263-275. DOI: 10.1113/jphysiol.2004.063388.

Valles-Colomer, M. y col. (2019): «The neuroactive potential of the human gut microbiota in quality of life and depression». *Nature Microbiology*, 4, 623-632. DOI: 10.1038/s41564-018-0337-x.

Yarandi, Y. y col. (2016): «Modulatory effects of gut microbiota on the central nervous system: how gut could play a role in neuropsychiatric health and diseases». *Journal of Neurogastroenterology and Motility*, 22, 201-212. DOI: 10.5056/jnm15146.

Zalar, B.; Haslberger, A. y Peterlin, B. (2018): «The role of microbiota in depression – a brief review». *Psychiatria Danubina*, 30, 136-141. DOI: 10.24869/psyd.2018.136.

Esclerosis multiple

Buscarinu, M. C. y col. (2017): «Altered intestinal permeability in patients with relapsing-remitting multiple sclerosis: A pilot study». *Multiple Sclerosis*, 23, 442-446. DOI: 10.1177/ 1352458516652498.

Chu, F.; Shi, M. y Lang, Y. (2018): «Gut microbiota in multiple sclerosis and experimental autoimmune encephalomyelitis: Current applications and future perspectives». *Mediators of Inflammation*, 2018, 8168717. DOI: 10.1155/2018/8168717.

Gianfrancesco, M. A.; Acuna, B. y Shen, L. (2014): «Obesity during childhood and adolescence increases susceptibility to multiple sclerosis after accounting for established genetic and environmental risk factors». *Obesity Research & Clinical Practice*, 8, e435-47. DOI: 10.1016/j.orcp.2014.01.002.

Mizuno, M. y col. (2017): «The dual role of short fatty acid chains in the pathogenesis of autoimmune disease models». *PLoS ONE.* DOI: 10.1371/journal.pone.0173032.

Smith, A. L. y col. (2017): «Therapeutic targets for multiple sclerosis: current treatment goals and future directions». *Neurotherapeutics*, 14, 952-960. DOI: 10.1007/s13311-017-0548-5.

Esclerosis lateral amiotrófica

Boddy, S. L. y col. (2021): «The gut microbiome: a key player in the complexity of amyotrophic lateral sclerosis (ALS)». *BMC Medicine*, 19, 13. DOI: 10.1186/s12916-020-01885-3.

Casani-Cubel, J. y col. (2021): «The impact of microbiota on the pathogenesis of amyotrophic and the possible benefits of polyphenols. An overview». *Metabolites*, 11, 120. DOI: 10.3390/metabo11020120.

Di Gioia, D. D. y col. (2020): «A prospective longitudinal study on the microbiota composition in amyotrophic lateral sclerosis». *BMC Medicine*, 18, 153. DOI: 10.1186/s12916-020-01607-9.

Garbuzova-Davis, S. y Sanberg, P. R. (2014): «Blood-CNS Barrier Impairment in ALS patients versus an animal model». *Frontiers in Cellular Neuroscience*, 8, 21. DOI: 10.3389/fncel.2014.00021.

Gotkine, M. y col. (2020): «Amyotrophic lateral sclerosis and intestinal microbiota-toward establishing cause and effect». *Gut Microbes*, 11, 1833-1841. DOI: 10.1080/19490976.2020.1767464.

Lackner, A. A.; Mohan, M. y Veazey, R. S. (2009): «The Gastrointestinal tract and AIDS pathogenesis». *Gastroenterology*, 136, 1965-1978. DOI: 10.1053/j.gastro.2008.12.071.

McCombe, P. A. y col. (2019): «Gut microbiota in ALS: possible role in pathogenesis?». *Expert Review of Neurotherapeutics*, 19, 785-805. DOI: 10.1080/14737175.2019.1623026.

Wright, M. y col. (2018): «Potential role of the gut microbiome in ALS: A systematic review». *Biological Research for Nursing*, 20, 513-521. DOI: 10.1177/1099800418784202.

Wu, S. y col. (2015): «Leaky intestine and impaired microbiome in an amyotrophic lateral sclerosis mouse model». *Physiological Reviews*, 3, e12356. DOI: 10.14814/phy2.12356.

Zeng, Q. y col. (2020): «The alteration of gut microbiome and metabolism in amyotrophic lateral sclerosis patients». *Scientific Reports*, 10, 12998. DOI: 10.1038/s41598-020-69845-8.

Zhang, Y.-G. (2017): «Target intestinal microbiota to alleviate disease progression in amyotrophic lateral sclerosis». *Clinical Therapeutics*, 39, 322-336. DOI: 10.1016/j.clinthera.2016.12.014.

Parkinson

Caputi, V. y Giron, M. C. (2018): «Microbiome-gut-brain axis and toll-like receptors in Parkinson's disease». *International Journal of Molecular Sciences*, 19, 1689. DOI: 10.3390/ijms19061689.

Forsyth, C. B. y col. (2011): «Increased intestinal permeability correlates with sigmoid mucosa alpha-synuclein staining and endotoxin exposure markers in early Parkinson's disease». *PLoS One*, 6, e28032. DOI: 10.1371/journal.pone.0028032.

Gerhardt, S. y Mohajeri, M. H. (2018): «Changes of colonic bacterial composition in Parkinson's disease and other neurodegenerative diseases». *Nutrients*, 10, 708. DOI: 10.3390/nu10060708.

Gorecki, A. M. y col. (2019): «Altered gut microbiome in Parkinson's disease and the Influence of lipopolysaccharide in a human a-synuclein overexpressing mouse». *Frontiers in Neuroscience*, 13, 839. DOI: 10.3389/fnins.2019.00839.

Harach, T. y col. (2017): «Reduction of Abeta amyloid pathology in APPPS1 transgenic mice in the absence of gut microbiota». *Scientific Reports*, 7, 41802. DOI: 10.1038/srep41802.

Lorente-Picón, M. y Laguna, A. (2021): «New avenues for Parkinson's disease therapeutics: disease-modifying strategies based on the gut microbiota». *Biomolecules*, 11, 433. DOI: 10.3390/biom11030433.

Mulak, A. y Bonaz, B. (2015): «Brain-gut-microbiota axis in Parkinson's disease». *World Journal of Gastroenterology*, 21, 10609-10620. DOI: 10.3748/wjg.v21.i37.10609.

Sampson, T. R. y col (2016): «Gut microbiota regulate motor deficits and neuroinflammation in a model of Parkinson's». *Cell*, 167, 1469-1480. DOI: 10.1016/j.cell.2016.11.018.

Sampson, T. R. y col. (2020): «A gut bacterial amyloid promotes α-synuclein aggregation and motor impairment in mice». *eLife* 9, e53111. DOI: 10.7554/eLife.53111.

Santos, F. S. y col. (2019): «The gut and Parkinson's disease – a bidirectional pathway». *Frontiers in Neurology*, 10, 574. DOI: 10.3389/fneur.2019.00574.

Scheperjans, F. y col. (2015): «Gut microbiota are related to Parkinson's disease and clinical phenotype». *Movement Disorders*, 30, 350-358. DOI: 10.1002/mds.26069.

Sun, M.-F. y Shen, Y.-Q. (2018): «Dysbiosis of gut microbiota and microbial metabolites in Parkinson's Disease». *Ageing Research Reviews*, 45, 53-61. DOI: 10.1016/j.arr.2018.04.004.

Unger, M. M. y col. (2016): «Short chain fatty acids and gut microbiota differ between patients with Parkinson's disease and age-matched controls». *Parkinsonism Related Disorders*, 32, 66-72. DOI: 10.1016/j. parkreldis.2016.08.019.

Otras

Srikantha, P. y Mohajeri, M. H. (2019): «The possible role of the microbiota-gut-brain-axis in autism spectrum disorder». *International Journal of Molecular Sciences*, 20, 2115. DOI: 10.3390/ijms20092115.

Actuaciones de la vida moderna y la barrera intestinal-microbiota

Adquisición del microbioma

Ver referencias en Capítulo III.1

Blaser, M. J. (2017): «The theory of disappearing microbiota and the epidemics of chronic diseases». *Nature Reviews Immunology*, 17, 461-463. DOI: 10.1038/nri.2017.77.

Cox, L. M. y col. (2014): «Altering the intestinal microbiota during a critical developmental window has lasting metabolic consequences». *Cell*, 158, 705-721. DOI: 10.1016/j.cell.2014.05.052.

Gumusoglu, S. B. y col. (2020): «Chronic maternal interleukin-17 and autism-related cortical gene expression, neurobiology, and behavior». *Neuropsychopharmacoloy*, 45, 1008-1017. DOI: 10.1038/s41386-020-0640-0.

Groer y col. (2015): «Very low birth weight infants». *Birth Defects Research Part C: Embryo Today: Reviews*, 105, 252-264. DOI: 10.1002/bdrc.21115.

Kim, S. y col. (2017): «Maternal gut bacteria promote neurodevelopmental abnormalities in mouse offspring». *Nature*, 549, 528-532. DOI: 10.1038/nature23910.

Tochitani, S. y col. (2016): «Administration of non-absorbable antibiotics to pregnant mice to perturb the maternal gut microbiota is associated with alterations in offspring behavior». *PLoS One*, 11, e0138293. DOI: 10.1371/journal.pone.0138293.

Tochitani, S. (2021): «Vertical transmission of gut microbiota: Points of action of environmental factors influencing brain development». *Neuroscience Research*, 168, 83-94. DOI: 10.1016/j.neures.2020.11.006.

van den Elsen, L. W. J. y col. (2019): «Shaping the gut microbiota by breastfeeding: the gateway to allergy prevention?». *Frontiers in Pediatrics*, 7, 47. DOI: 10.3389/fped.2019.00047.

Wesemann, D. R. y Nagler, C. R. (2016): «The microbiome, timing, and barrier function in the context of allergic disease». *Immunity*, 44, 728-738. DOI: 10.1016/j.immuni.2016.02.002.

Dieta

Ver citas del Capítulo I.3 y III.3

Hultman, J. y col. (2015): «Meat processing plant microbiome and contamination patterns of cold-tolerant bacteria causing food safety and spoilage risks in the manufacture of vacuum-packaged cooked sausages». *Applied and Environmental Microbiology*, 81, 7088-7097. DOI: 10.1128/AEM.02228-15.

Khiaosa-Ard, R. y Zebel, Q. (2018): «Diet-induced inflammation: From gut to metabolic organs and the consequences for the health and longevity of ruminants». *Research in Veterinary Science*, 120, 17-27. DOI: 10.1016/j.rvsc.2018.08.005.

Lerner, A. y Torsten, M. (2015): «Changes in intestinal tight junction permeability associated with industrial food additives explain the rising incidence of autoimmune disease». *Autoimmunity Reviews*, 14, 479-489. DOI: 10.1016/j.autrev.2015.01.009.

Reddavide, R. y col. (2018): «The role of diet in the prevention and treatment of Inflammatory Bowel Diseases». *Acta Biomedica*, 89, 60-75. DOI: 10.23750/abm.v89i9-S.7952.

Roberts, C. L. y col (2013): «Hypothesis: Increased consumption of emulsifiers as an explanation for the rising incidence of Crohn's disease». *Journal of Crohn's and Colitis*, 7, 338-341. DOI: 10.1016/j.crohns.2013.01.004.

Ejercicio intenso

Cerqueira, E. y col. (2020): «Inflammatory effects of high and moderate intensity exercise – a systematic review». *Frontiers in Physiology*, 10, 1550. DOI: 10.3389/fphys.2019.01550.

Karl, J. P. y col. (2017): «Changes in intestinal microbiota composition and metabolism coincide with increased intestinal permeability in young adults under prolonged physiological stress». *American Journal of Physiology-Gastrointestinal and Liver Physiology*, 312, G559-G571. DOI: 10.1152/ajpgi.00066.2017.

Li, X. y col. (2013): «Combat-training increases intestinal permeability, immune activation and gastrointestinal symptoms in soldiers». *Alimentary Pharmacology and Therapeutics*, 37, 799-809. DOI: 10.1111/apt.12269.

Małkiewicz, M. A. y col. (2019): «Blood-brain barrier permeability and physical exercise». *Journal of Neuroinflammation*, 16, 15. DOI: 10.1186/s12974-019-1403-x.

Phua, L. C. y col. (2015): «Gastrointestinal symptoms and altered intestinal permeability induced by combat training are associated with distinct metabotypic changes». *Journal of Proteome Research*, 14, 4734-4742. DOI: 10.1021/acs.jproteome.5b00603.

van Houten, J. M. y col. (2015): «My gut feeling says rest: Increased intestinal permeability contributes to chronic diseases in high-intensity exercisers». *Medical Hypotheses*, 85, 882-886. DOI: 10.1016/j.mehy.2015.09.018.

Estrés

Ver citas de los Capítulos III.3 y III.4

van Bodegom, M. (2017): «Modulation of the hypothalamic-pituitary-adrenal axis by early life stress exposure». *Frontiers in Cellular Neuroscience*, 11, 87. DOI: 10.3389/fncel.2017.00087.
de Weerth, C. (2017): «Do bacteria shape our development? Crosstalk between intestinal microbiota and HPA axis». *Neuroscience and Biobehavioral Reviews*, 83, 458-471. DOI: 10.1016/j.neubiorev.2017.09.016.

Envejecimiento

Wilson, Q. N. y col. (2018): «Greater microbial translocation and vulnerability to metabolic disease in healthy aged female monkeys». *Scientific Reports*, 8, 11373. DOI: 10.1038/s41598-018-29473-9.

Reforzamiento de la barrera intestinal-microbiota

Actuaciones sobre la barrera intestinal

Ver citas del tema I.3

Bischoff, S. C. y col. (2014): «Intestinal permeability – a new target for disease prevention and therapy». *BMC Gastroenterology*, 14, 189. DOI: 10.1186/s12876-014-0189-7.
Holmberg, F. E. O. y col. (2018): «Intestinal barrier integrity and inflammatory bowel disease: Stem cell-based approaches to regenerate the barrier». *Journal of Tissue Engineering and Regenerative Medicine*, 12, 923-935. DOI: 10.1002/term.2506.
Khaleghi, S. y col. (2016): «The potential utility of tight junction regulation in celiac disease: focus on larazotide acetate». *Therapeutic Advances in Gastroenterology*, 9, 37-49. DOI: 10.1177/1756283X15616576.

Dieta

Aleksandrova, K.; Romero-Mosquera, B. y Hernandez, V. (2017): «Diet, gut microbiome and epigenetics: emerging links with inflammatory bowel diseases and prospects for management and prevention». *Nutrients*, 9, 962. DOI: 10.3390/nu9090962.

Kap, Y. S. y col. (2018): «Targeted diet modification reduces multiple. sclerosis-like disease in adult marmoset monkeys from an outbred colony». *Journal of Immunology*, 201, 3229-3243. DOI: 10.4049/jimmunol.1800822.

Leussink, V. I. (2019): «Aspects of nutrition for prevention and treatment of chronic neurological diseases». *Der Nervenarzt*, 90, 843-857. DOI: 10.1007/s00115-019-0756-9.

Nishida, A. y col. (2018): «Gut microbiota in the pathogenesis of inflammatory bowel disease». *Clinical Journal of Gastroenterology*, 11, 1-10. DOI: 10.1007/s12328-017-0813-5.

Santos-Marcos, J. A.; Perez-Jimenez, F. y Camargo, A. (2019): «The role of diet and intestinal microbiota in the development of metabolic syndrome». *The Journal of Nutritional Biochemistry*, 70, 1-27. DOI: 10.1016/j.jnutbio.2019.03.017.

Prebióticos y probióticos

Ver referencias del Capítulo III.3

Akbari, E. y col. (2016): «Effect of probiotic supplementation on cognitive function and metabolic status in Alzheimer's disease: a randomized, double-blind and controlled trial». *Front Aging Neuroscience*, 8, 256. DOI: 10.3389/fnagi.2016.00256.

Breyner, N. M. y col. (2017): «Microbial anti-inflammatory molecule (MAM) from *Faecalibacterium prausnitzii* shows a protective effect on DNBs and DSS-induced colitis model in mice through inhibition of NF-κB pathway». *Frontiers in Microbiology*, 8, 114. DOI: 10.3389/fmicb.2017.00114.

Bengmark, S. (2012): «Gut microbiota, immune development and function». *Pharmacological Research*, 69, 87-113. DOI: 10.1016/j.phrs.2012.09.002.

Birchenough, G. y Hansson, G. C. (2017): «Bacteria tell us how to protect our intestine». *Cell Host and Microbe*, 22, 3-4. DOI: 10.1016/j.chom.2017.06.011.

Chen, J. y Vitetta, L. (2020): «Butyrate in inflammatory bowel disease therapy». *Gastroenterology*, 158, 1511. DOI: 10.1053/j.gastro.2019.08.064.

Hörmannsperger, G.; von Schillde, M. A. y Haller, D. (2013): «Lactocepin as a protective microbial structure in the contex of IBD». *Gut Microbes*, 4, 152-157. DOI: 10.4161/gmic.23444.

Hsieh, Chen-Yu y col. (2015): «Strengthening of the intestinal epithelial tight junction by *Bifidobacterium bifidum*». *Physiological Reviews*, 3, e12327. DOI: 10.14814/phy2.12327.

Ouwehand, A. C. y col. (2008): «Bifidobacterium microbiota and parameters of immune function in elderly subjects». *FEMS Immunology & Medical Microbiology*, 53, 18-25. DOI: 10.1111/j.1574-695X.2008.00392.x.

Pedicord, V. A. (2016): «Exploiting a host-commensal interaction to promote intestinal barrier function and enteric pathogen tolerance». *Science Immunology*, 1, eaai7732. DOI: 10.1126/sciimmunol.aai7732.

Raval, U. y col. (2021): «The dichotomous role of the gut microbiome in exacerbating and ameliorating neurodegenerative disorders». *Expert Review of Neurotherapeutics*, 20, 673-686. DOI: 10.1080/14737175.2020.1775585.

Sarkar, S. R. y Banerjee, S. (2019): «Gut microbiota in neurodegenerative disorders». *J Neuroimmunology*, 328, 98-104. DOI: 10.1016/j.jneuroim.2019.01.004.

Schmidt, K. y col. (2015): «Prebiotic intake reduces the waking cortisol response and alters emotional bias in healthy volunteers». *Psychopharmacology (Berl)*, 232, 1793-1801. DOI: 10.1007/s00213-014-3810-0.

Suganya, K. y Byung-Soo, Koo (2020): «Gut-brain axis: role of gut microbiota on neurological disorders and how probiotics/prebiotics beneficially modulate microbial and immune pathways to improve brain functions». *International Journal of Molecular Sciences*, 21, 7551. DOI: 10.3390/ijms21207551.

Westfall, S. y col. (2017): «Microbiome, probiotics and neurodegenerative diseases: deciphering the gut brain axis». *Cell and Molecular Life Science*, 74, 3769-3787. DOI: 10.1007/s00018-017-2550-9.

Wlodarska, M. *y col.* (2017): «Indoleacrylic acid produced by commensal peptostreptococcus species suppresses inflammation». *Cell Host and Microbe*, 22, 25-37.e6. DOI: 10.1016/j.chom.2017.06.007.

Vourakis, M.; Mayer, G. y Rousseau, G. (2021): «The Role of Gut Microbiota on Cholesterol Metabolism in Atherosclerosis». *International Journal of Molecular Sciences*, 22, 8074. DOI: 10.3390/ijms22158074.

Trasplante fecal

Ver referencias del Capítulo III.3

D'Amato, A. y col. (2020): «Faecal microbiota transplant from aged donor mice affects spatial learning and memory via modulating hippocampal synaptic plasticity- and neurotransmission-related proteins in young recipients». *Microbiome*, 8, 140. DOI: 10.1186/s40168-020-00914-w.

Bárcena, C. y col. (2019): «Health span and life span extension by fecal microbiota transplantation into progeroid mice». *Nature Medicine*, 25, 1234-1242. DOI: 10.1038/s41591-019-0504-5.

Boehme, M. y col. (2021): Microbiota from young mice counteracts selective age-associated behavioral deficits. Natue Aging, 1, 666-676. DOI: 10.1038/s43587-021-00093-9.

García-García-de-Paredes, A. y col. (2014): «Trasplante de microbiota fecal». *Gastroenterología y Hepatolología*, 38, 123-134. DOI: 10.1016/j.gastrohep.2014.07.010.

Olvera-Rosales, L.-B. y col. (2021): «Impact of the gut microbiota balance on the health-disease relationship: the importance of consuming probiotics and prebiotics». *Foods*, 10, 1261. DOI: 10.3390/foods10061261.

Parker, A. y col. (2022): «Fecal microbiota transfer between young and aged mice reverses hallmarks of the aging gut, eye, and brain». *Microbiome*, 10, 68. DOI: 0.1186/s40168-022-01243-w.

Vendrik, K. y col. (2020): «Fecal Microbiota Transplantation in Neurological disorders». *Frontiers in Cellular and Infection Microbiology*, 10, 98. DOI: 10.3389/fcimb,2020.00098.

Vitamina D

Ver referencias de Capítulos I.3 y III.3

Ghareghani, M. y col. (2018): «Latitude, vitamin D, melatonin, y gut microbiota act in concert to initiate multiple sclerosis: a new mechanistic pathway». *Frontiers in Immunology*, 9, 2484. DOI: 10.3389/fimmu.2018.02484.

Gubatan, J. y Moss, A. C. (2018): «Vitamin D in inflammatory bowel disease: more than just a supplement». *Current Opinion in Gastroenterology*, 34, 217-225. DOI: 10.1097/MOG.0000000000000449.

Riccio, R. y Rossano, R. (2018): «Diet, Gut Microbiota, and Vitamins D + A in Multiple Sclerosis». *Neurotherapeutics*, 15, 75-91. DOI: 10.1007/s13311-017-0581-4.

Esteve, I. R.; Wyen-Berghe, C. y Sanz-Valero, J. (2018): «Effects of nutritional status on the multiple sclerosis disease: systematic review». *Neurotherapeutics*, 15, 75-91. DOI: 10.20960/nh.1229.

Yamamoto, E. A. y Jørgensen, T. N. (2019): «Relationships between vitamin D, gut microbiome, and systemic autoimmunity». *Frontiers in Immunology*, 10, 3141. DOI: 10.3389/fimmu.2019.03141.

El nervio vago y la enfermedad

Bonaz, B. L. y Bernstein, C. N. (2013): «Brain-gut interactions in inflammatory bowel disease». *Gastroenterology*, 144, 36-49. DOI: 10.1053/j.gastro.2012.10.003.

Chandra, R. y col. (2017): «α-Synuclein in gut endocrine cells and its implications for Parkinson's disease». *Journal of Clinical investigation*, 2, e92295. DOI: 10.1172/jci.insight.92295.

Houser, M. C. y Tansey, M. G. (2017): «The gut-brain axis: is intestinal inflammation a silent driver of Parkinson's disease pathogenesis?». *NPJ Parkinsons Diseases*, 3, 3. DOI: 10.1038/s41531-016-0002-0.

Kim, S. y col. (2019): «Transneuronal propagation of pathologic a-synuclein from the gut to the brain models Parkinson's disease». *Neuron*, 103, 627-641.e7. DOI: 10.1016/j.neuron.2019.05.035.

Rietdijk, C. D. y col. (2017): «Exploring Braak's hypothesis of Parkinson's disease». *Frontiers in Neurology*, 13, 8, 37. DOI: 10.3389/fneur.2017.00037.

CONCLUSIÓN

En las últimas décadas ha crecido exponencialmente el interés científico por ahondar en el conocimiento de la barrera y microbiota intestinal, máxime cuando diversos estudios asocian el desarrollo de las enfermedades crónicas con disfunciones en dichas estructuras. La barrera intestinal desempeña dos funciones esenciales para nuestro organismo: la nutrición y la defensa frente al vasto número de microorganismos que la habitan: el microbioma (alrededor de 10^{13}) y los que llegan con la comida. El microbioma supone una continua amenaza antigénica con potencial de producir inflamación, situación que no se desencadena mientras permanezca en la luz intestinal; es su paso al medio interno lo que puede generar respuestas inmunitarias exageradas con consecuencias indeseables.

La barrera defensiva se organiza como un sistema de capas intercomunicadas que separan nuestro medio interno del intestinal, este último en comunicación con el exterior. El epitelio intestinal tiene una sola capa de células para eficazmente nutrir nuestro organismo, por lo que representa una barrera de defensa débil, cuyas células, además, dejan espacios entre ellas más o menos comunicados con el medio intestinal por las uniones ocluyentes. Del lado externo del epitelio está lo que podríamos llamar el «foso», formado por el moco que alberga las sustancias antimicrobianas y la SIgA, esta última producida por las células plasmáticas del tejido linfoide asociado al intestino (TLI) y secretada por el epitelio. Todos los componentes del «foso» atrapan los microorganismos y los mantiene lejos del epitelio y algunos de ellos los matan (las sustancias antimicrobianas, incluidos los ácidos biliares). Las células del TLI se localizan entre las células del epitelio, en la lámina propia y tejido linfoide organizado, algunas de ellas (células dendríticas) se asoman al medio intestinal por entre las células epiteliales o pasean por el espacio subepitelial e intercelular (linfocitos intraepiteliales), de esta manera el TLI vigila, capta y responde tanto a los microorganismos o sus componentes (antígenos) del medio intestinal como a los que atravesaron el epitelio.

La barrera intestinal detecta a los microorganismos mediante los receptores innatos (PRRs) y los de la inmunidad adaptativa (receptores de las células B y T) y sus respuestas dependen de la localización de los microorganismos (antígenos). Para los comensales de la luz intestinal la respuesta es de tolerancia. Cuando la barrera ha sido violada y los antígenos intestinales han alcanzado el medio interno la respuesta es: 1) neutralizarlos y eliminarlos a fin de evitar su llegada al sistema circulatorio (sanguíneo y linfático) y posterior diseminación por todo el organismo, y 2) reforzar la barrera para detener su entrada. Cuando esto no se consigue, las uniones ocluyentes siguen desreguladas durante tiempo y se produce la entrada excesiva de antígenos intestinales, desencadenando la inflamación sistémica crónica subclínica que subyace a las enfermedades crónicas. Por tanto, la integridad de las uniones ocluyentes es un elemento crítico en la función defensiva de la barrera intestinal.

La microbiota nos proporciona múltiples beneficios. Todas nuestras células están expuestas a muchas de las moléculas producidas por el microbioma y a las generadas y/o modificadas por nuestro organismo en respuesta a las señales microbianas, pero por el momento desconocemos en su totalidad la composición microbiana intestinal, la naturaleza de dichas sustancias y los efectos de estas sobre nuestra homeostasis. No solo la microbiota afecta a la barrera intestinal, el moco, las sustancias antimicrobianas, los ácidos biliares y nuestro sistema inmunitario determinan el tipo de microbiota que nos coloniza. Por tanto, la necesidad de separar el microbioma de nuestro medio interno no significa que estemos a la greña, al contrario, los millones de años de coevolución han generado una relación entre ambos de mutuo beneficio y muy probablemente el ser humano como hoy lo conocemos no existiría sin ella.

La evidencia acumulada indica que ciertas actuaciones del estilo de vida actual, como el tipo de parto y lactancia, antibióticos, estrés, dieta hipercalórica y pobre en fibra, etc., alteran nuestra salud modificando la homeostasis de la barrera y microbioma intestinal. También sugiere que las herramientas clínicas a desarrollar para impedir, atenuar o curar la enfermedad crónica deberían estar encaminadas a mejorar nuestro estilo de vida, mantener un microbioma sano y reforzar la barrera intestinal. Es más fácil manipular el microbioma que el cerebro, por ejemplo, y la manipulación del microbioma disbiótico de las gestantes impediría posibles alteraciones fetales y del neonato, que con el tiempo se traducirían en enfermedad. Elaborar un tratamiento seguro y útil para reparar la barrera y el microbioma intestinal no es fácil. Se han desarrollado terapias de restauración de la barrera como el anticuerpo anti-TNFα, el acetato de larazotide (antagonista de zonulina) y estabilizadores del moco (fosfatidilcolina), los dos primeros refuerzan las uniones ocluyentes. Asimismo, se han propuesto los probióticos, prebióticos, simbióticos y el trasplante fecal, pero, aunque numerosos estudios así lo avalan, se necesitan muchos más para probar su eficacia.

Por otro lado, no todos los pacientes podrían beneficiarse de los mismos productos reparadores, necesitándose una medicina personalizada.

Hay que mencionar que para la mayoría de las enfermedades crónicas queda por demostrar inequívocamente si las modificaciones en la barrera y microbiota intestinal son la causa o consecuencia de la enfermedad. Como algunos investigadores consideran, junto con la explosión del conocimiento microbiano ha llegado la exageración, afirmando relaciones causales entre la microbiota y nuestro organismo cuando solo son correlaciones. Las actuaciones de la vida moderna, *per se*, pueden no ser las causantes de la enfermedad, pero en individuos susceptibles podrían aumentar el riesgo a padecerla. Ello explicaría el enorme incremento en la incidencia de las enfermedades crónicas ocurrido desde el pasado siglo.

La contribución del intestino a la salud se conoce desde antiguo. Hipócrates (460-370 a.C.), médico de la antigua Grecia, estableció: «toda enfermedad comienza en el intestino». Dos mil cuatrocientos años después, Elie Mechnikov atribuyó a las bacterias del yogurt (probiótico) la longevidad de los pobladores de una región de Bulgaria y escribió: «la muerte se inicia en el colón» y últimamente decimos: «somos lo que comemos».